国家执业药师资格考试 必背采分点

药事管理与法规

主编◎蒋妮

扫码加入读者圈
与作者深入交流
获取最新大纲变化资讯

中国中医药出版社
·北 京·

图书在版编目（CIP）数据

药事管理与法规/蒋妮主编.—3版.—北京：中国中医药出版社，2018.12
2019国家执业药师资格考试必背采分点
ISBN 978-7-5132-5300-0

Ⅰ.①药… Ⅱ.①蒋… Ⅲ.①药政管理-资格考试-自学参考资料 ②药事法规-资格考试-自学参考资料 Ⅳ.①R95

中国版本图书馆CIP数据核字（2018）第250512号

中国中医药出版社出版
北京市朝阳区北三环东路28号易亨大厦16层
邮政编码 100013
传真 010-64405750
保定市西城胶印有限公司印刷
各地新华书店经销

开本787×1092 1/32 印张15 字数249千字
2018年12月第3版 2018年12月第1次印刷
书号 ISBN 978-7-5132-5300-0

定价 45.00元
网址 www.cptcm.com

社 长 热 线 010-64405720
购 书 热 线 010-89535836
维 权 打 假 010-64405753

微信服务号 zgzyycbs
微商城网址 https://kdt.im/LIdUGr
官 方 微 博 http://e.weibo.com/cptcm
天猫旗舰店网址 https://zgzyycbs.tmall.com

如有印装质量问题请与本社出版部联系（010-64405510）
版权专有 侵权必究

药事管理与法规
编委会

主　审　田　燕
主　编　蒋　妮
副主编　刘　明　武国宇
编　委　于　涛　王红微　白雅君
　　　　　　孙石春　刘艳君　齐丽娜
　　　　　　孙丽娜　李　东　张黎黎
　　　　　　张家翾　董　慧

前言

国家执业药师资格考试属于职业准入考试，凡符合条件经过考试并成绩合格者，颁发《执业药师资格证书》，表明其具备执业药师的学识、技术和能力。本资格在全国范围内有效。考试分药学专业和中药学专业。由于考试重点、难点较多，广大考生在复习考试中很难适应，这对于专业基础比较薄弱、信心不足的考生来说，非常有必要借助考试辅导用书来提高自身的应试能力。

应广大考生要求，多年从事执业药师资格考试考前培训的权威专家团队依据最新版"国家执业药师资格考试大纲"，编写了这套《国家执业药师资格考试必背采分点》丛书。本套丛书共7本，分别为《药事管理与法规》《药学专业知识（一）》《药学专业知识（二）》《药学综合知识与技能》《中药学专业知识（一）》《中药学专业知识（二）》《中药学综合知识与技能》。丛书将考试大纲和复习指导用书融为一体，根据考试真题或常考习题，划出"必背采分点"，便于考生利用碎片时间复习；同时加入考试真题，帮助学生熟悉出题思路，使其临考不至于慌乱，并对难点和重点给予考点提示，便于考生掌握。本套丛书主要供参加国家执业药师资格考试的考生使用。

我们相信，只要考生们认真学习，在本套丛书的帮助下一定能够顺利通过国家执业药师资格考试。

《国家执业药师资格考试必背采分点》丛书编委会
2018 年 12 月

编写说明

本书是2019年《国家执业药师资格考试必背采分点》丛书之一，由多年从事执业药师资格考试考前培训的权威专家根据最新版执业药师资格考试大纲及考试指南的内容要求精编而成。

本书将考试大纲和复习指导用书融为一体，书中内容按照章节编排，包括执业药师与药品安全、医药卫生体制改革与药品供应保障制度、药品监督管理体制与法律体系、药品研制与生产管理、药品经营与使用管理、中药管理、特殊管理的药品管理、药品标准与药品质量监督检验、药品广告管理与消费者权益保护、药品安全法律责任和医疗器械、保健食品和化妆品的管理。以历年考试真题或常考习题为重点，划出"必背采分点"，便于记忆；同时加入考试真题，并对难点和重点给出少量的"考点提示"，复习重点突出，便于考生掌握考试脉络。本书具有很强的针对性和实用性，供参加2019年国家执业药师资格考试的考生使用。

本书出版之际，国务院机构改革工作正在逐步部署和落实。全书关于药品监督管理部门的职责、机构，药品管理工作相关部门职责等内容，还不能及时按照2018年国务院机构改革具体方案进行更新，考生可通过扫描本书二维码随时关注有关权威信息、掌握相关机构改革的进展情况。

  本书涉及内容广,不妥之处恳请各位读者提出宝贵意见,以便再版时修订提高。

《药事管理与法规》编委会

2018 年 12 月

目 录

第一章　执业药师与药品安全 …………………… 1
　第一节　执业药师管理 …………………………… 1
　第二节　执业药师的职业道德与服务规范 ……… 16
　第三节　药品与药品安全管理 …………………… 19

第二章　医药卫生体制改革与药品供应保障制度 … 26
　第一节　深化医药卫生体制改革 ………………… 26
　第二节　药品供应保障制度 ……………………… 30
　第三节　国家基本药物制度 ……………………… 34

第三章　药品监督管理体制与法律体系 ………… 49
　第一节　药品监督管理机构 ……………………… 49
　第二节　药品监督管理技术支撑机构 …………… 56
　第三节　药品管理立法 …………………………… 62
　第四节　药品监督管理行政法律制度 …………… 72

第四章　药品研制与生产管理 …………………… 97
　第一节　药品研制与注册管理 …………………… 97
　第二节　药品生产管理 …………………………… 118

第五章　药品经营与使用管理 …………………… 141
　第一节　药品经营管理 …………………………… 141

第二节　药品使用管理 …………………………… 184
第三节　处方药和非处方药分类管理 …………… 225
第四节　医疗保障用药管理 ……………………… 239
第五节　药品不良反应报告与监测管理 ………… 253

第六章　中药管理 …………………………………… 264
第一节　中药和中药创新发展 …………………… 264
第二节　中药材管理 ……………………………… 267
第三节　中药饮片管理 …………………………… 279
第四节　中成药与医疗机构中药制剂管理 ……… 288

第七章　特殊管理的药品管理 …………………… 300
第一节　麻醉药品和精神药品的管理 …………… 300
第二节　医疗用毒性药品的管理 ………………… 319
第三节　药品类易制毒化学品的管理 …………… 323
第四节　含特殊药品复方制剂的管理 …………… 329
第五节　兴奋剂的管理 …………………………… 337
第六节　疫苗的管理 ……………………………… 344

第八章　药品标准与药品质量监督检验 ………… 354
第一节　药品标准管理 …………………………… 354
第二节　药品说明书和标签管理 ………………… 357
第三节　药品质量监督检验和药品质量公告 …… 371

第九章　药品广告管理与消费者权益保护 ……… 380
第一节　药品广告管理 …………………………… 380

第二节	反不正当竞争法 ············· 392
第三节	消费者权益保护 ············· 397

第十章 药品安全法律责任 ················ 407
 第一节 药品安全法律责任概述 ············· 407
 第二节 生产、销售假药、劣药的法律责任 ······ 411
 第三节 违反药品监督管理规定的法律责任 ······ 427
 第四节 违反特殊管理药品规定的法律责任 ······ 434
 第五节 药品监督管理部门及其工作人员违法
    行为的法律责任 ················ 442
 第六节 违反中医药法相关规定的法律责任 ······ 444

第十一章 医疗器械、保健食品和化妆品的管理
            ············· 445
 第一节 医疗器械管理 ················ 445
 第二节 保健食品、特殊医学配方食品和婴幼儿
    配方食品管理 ················ 454
 第三节 化妆品管理 ················· 461

第一章 执业药师与药品安全

第一节 执业药师管理

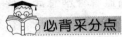 必背采分点

1. **实施执业药师资格制度**是深化医药人事制度改革,实行科学化管理,提高药学技术人员素质,加强药师队伍建设的有效措施,也是维护社会公共利益,净化医药市场,规范药品生产、经营、使用行为,保证药品质量,保障人民用药安全有效的重大措施。

2. 为保证执业药师资格制度的科学发展,我国发布了**《执业药师资格制度暂行规定》《执业药师资格考试实施办法》**(人发〔1999〕34号)及一系列关于执业药师考试、注册、继续教育等规定的规章和规范性文件。

3. 根据《执业药师资格制度暂行规定》,执业药师是指经全国统一考试合格,**取得"执业药师资格证书"并经注册登记**,在药品生产、经营、使用单位中执业的

药学技术人员。

4. "执业药师资格证书"在**全国范围**内有效。

5. 通过全国统一考试取得"执业药师资格证书"的人员，单位根据工作需要可聘任其为**主管药师或主管中药师**专业技术职务。

6. 在我国，国家**人力资源和社会保障部与国家食品药品监督管理总局**共同负责全国执业药师资格制度的政策制定、组织协调、资格考试、注册登记和监督管理工作。

7. 在职责分工上，**国家食品药品监督管理总局**主要负责组织拟定考试科目和考试大纲、编写培训教材、建立试题库及考试命题工作，并指导注册登记和监督管理工作。按照培训与考试分开的原则，统一规划并组织考前培训。

8. 国家人力资源和社会保障部主要负责**审定考试科目、考试大纲和试题**，会同国家食品药品监督管理总局对考试工作进行监督、指导并确定合格标准。

9. 我国执业药师资格制度是 **1994 年** 开始实施的，是国家专业技术人员执业资格制度中开展最早的职业资格制度之一。

10. 我国执业药师制度从无到有，已经建立了执业药师管理的**制度体系、组织体系、工作体系**，执业药师管理制度逐步完善，执业药师队伍不断扩大。

11. 我国于 1994 年、1995 年分别开始实施执业药师、执业中药师资格制度,这时执业药师和执业中药师分别由**原国家医药管理局、国家中医药管理局**管理。

12. 1998 年,国务院机构改革,明确中药、西药领域的执业药师资格认证、注册和监管工作统一由**原国家药品监督管理局**管理。

13. 1999 年 4 月,原人事部与原国家药品监督管理局修订印发《执业药师资格制度暂行规定》和《执业药师资格考试实施办法》(人发〔1999〕34 号),将执业药师与执业中药师合并统称为执业药师,实行**全国统一大纲、统一考试、统一注册、统一管理**,国家不断修订和完善相应的执业药师管理规定,逐渐形成了一套较为完整的考试、注册、继续教育和监督管理等内容的执业药师管理规定。

14. 2009 年 4 月,中共中央、国务院发布了《关于深化医药卫生体制改革的意见》,要求建立严格有效的医药卫生监管体制,规范药品临床使用,发挥执业药师**指导合理用药、药品质量管理**方面的作用。

15. 2012 年 1 月,国务院印发《国家药品安全"十二五"规划》,要求推动执业药师立法,完善执业药师制度,药品经营 100% 符合《**药品经营质量管理规范**》要求,新开办零售药店均配备执业药师,2015 年零售药店和医院药房全部实现营业时有执业药师指导合理用药。

16. **学习和借鉴一些国家和地区药师制度的成功经验和理论成果**是健全和完善我国执业药师制度的重要途径。

17. 国际上绝大多数国家和地区都制定颁布《药师法》《药房法》或者相应的药师管理法律,并形成一套比较完备的规范药师**准入、注册、继续教育、执业行为**的法律法规体系。

18. 英国所有药学院基本上都采用统一的学制,即**四年本硕连读**,英国的本科一般是3年,硕士是1年,实习1年才有资格去申请注册药师,此制度即俗称的"4+1"。

19. 英国药师与药房技术员执业必须注册,而且执行**"滚动式注册"**。

20. 英国药师与药房技术员在注册前,申请注册者应当完成为期**52周**的预注册培训计划。

21. 英国药师分为**社区药师、医院药师、基础保健药师**、工业领域药师、学术领域药师、其他领域(如军事领域等)药师六个方面药师。

22. **新加坡**的医疗保健系统在亚洲处于领先地位。

23. 新加坡近些年非常重视药师制度建设,在**高等药学教育、药师实践能力、药师精英培养**方面进行了诸多探索。

24. 为了规范药师注册行为和执业行为，新加坡为药师制度制定了一套较完备的法律法规。最主要的是**《药师注册条例2007》**，另外与药师制度相关的法律还有《药品法》等。

25. **新加坡国立大学（NUS）理学院药学部**是目前新加坡唯一的一所培养专业药师的高等药学院校。

26. NUS 的药学毕业生，在申请药师注册之前，必须接受**12 个月（包括在校期间 3 个月的实践）**的注册前培训。

27. NUS 的药学毕业生在经过培训之后需通过**新加坡药师理事会（SPC）**组织的适任考试，才可以申请药师注册并执业。

28. 新加坡药师必须参加继续教育（CPE），继续教育以每**2 年**为一周期，如果注册药师仅注册而没有执业，处于静止状态，也必须参加继续教育。

29. 新加坡药师的主要职责有：对医师处方进行审核、**调剂调配药品**、**药物治疗管理**及使用评估等。

30. 新加坡药师的执业内容已经从原先的"以药品为中心"逐步转变为"**以患者为中心**"。

31. 执业药师资格考试工作，主要依据**《执业药师资格制度暂行规定》《执业药师资格考试实施办法》**两个规定。

32. 目前，执业药师资格考试工作由人力资源和社会保障部与国家食品药品监督管理总局共同负责，日常工作委托**国家食品药品监督管理总局执业药师资格认证中心**承担，考务工作由**人社部人事考试中心**负责。

33. 我国执业药师资格考试一般**每年举办一次**。

34. 我国执业药师资格考试报名时间一般为每年的3月至6月份，考试时间为每年的**10月份**，考试分为4个半天，每个科目的考试时间均为2.5小时。

35. 参加执业药师资格考试的人员在报考条件中对专业工作年限的具体规定：对中专学历的人员要求从事药学或中药学专业工作满**七年**；对大专学历的人员要求从事药学或中药学专业工作满**五年**；对本科学历的人员要求从事药学或中药学专业工作满**三年**；对第二学士学历、研究生班毕业或取得硕士学位的人员要求从事药学或中药学专业工作满**一年**；取得博士学历的人员可直接申请参加考试。

36. 按照国家有关规定评聘为高级专业技术职务，具备"中药学徒、药学或中药学专业中专毕业，连续从事药学或中药学专业工作满20年"，或者"取得药学、中药学专业或相关专业大专以上学历，连续从事药学或中药学专业工作满15年"条件之一者，可**免试部分**考试科目。

37. 国家执业药师资格考试分为**中药学类、药学类**

两类。每一类别都包括四个考试科目。

38. 国家执业药师资格考试的考试科目有药事管理与法规、药学专业知识（一）、药学专业知识（二）、药学综合知识与技能、中药学专业知识（一）、中药学专业知识（二）、中药学综合知识与技能。其中，**药事管理与法规**为中药学类和药学类的共同考试科目。

39. 按照国家有关规定评聘为高级专业技术职务，具备参加免试部分科目条件的执业药师，只需参加**药事管理与法规、综合知识与技能**两个科目的考试。

40. 参加执业药师全部科目考试的人员须在**连续两年内**通过全部科目的考试，才能获得执业药师资格。

41. 根据相关规定，凡符合执业药师资格考试相应规定的香港、澳门、台湾居民，报名参加考试时，需要提交身份证明、国家教育部认可的相应专业学历或学位证书，以及相应专业机构从事相关专业工作年限的证明，台湾居民还应当提交**"台湾居民来往大陆通行证"**。

42. 执业药师应当按照**执业类别、执业范围、执业地区**到执业单位所在地省级执业药师注册机构进行注册。

43. 执业药师只能在**一个执业药师注册机构**注册，在一个执业单位按照注册的执业类别、执业范围执业。

44. 申请注册的执业药师，必须具备的条件有：①取得"执业药师资格证书"；②遵纪守法，遵守职业道德；③身体健康，能坚持在执业药师岗位工作；④**经**

执业单位同意。

45. 执业药师再注册时，还应有**继续教育学分证明**。

46. 首次注册在取得执业资格证书一年后申请的，除按首次注册提交材料外，还应提交**继续教育学分证明**。

47. 有下列情形之一的申请注册人员，不予注册：①**不具备完全民事行为能力的**；②因受刑事处罚，自刑罚执行完毕之日到申请注册之日不满2年的；③受过取消执业药师执业资格处分不满2年的；④国家规定不宜从事执业药师业务的其他情形的（主要包括甲、乙类传染病传染期，精神病发病期等健康状况不适宜或者不能胜任执业药师业务工作的）。

48. 已取得内地"执业药师资格证书"的香港、澳门永久性居民申请执业注册时，除按《执业药师注册管理暂行办法》提交注册申请资料外，还须出具**"台港澳人员就业证"、香港药剂师执照或澳门药剂师执照原件**，并同时提交复印件，且执业单位应与"台港澳人员就业证"上所注明的用人单位相一致。

49. 执业药师首次（再次）注册应填写**《执业药师首次（或再次）注册申请表》**，并按要求准备相关材料，交执业药师注册机构办理注册手续。

50. 注册机构在受理申请人的注册申请材料时，对于申请材料存在可以当场更正的错误，应允许申请人当场更正；对于申请材料不齐全或者不符合规定形式的，应当场（或者在 5 个工作日内）一次告知申请人需要补正的全部内容，逾期不告知的，自**收到注册申请材料之日**起即为受理，并于 20 个工作日内做出是否注册的决定，特殊情况可延长 10 个工作日。

51. 执业药师注册有效期为**三年**。

52. 执业药师办理再次注册时，同时变更执业单位的，须提交**新执业单位合法开业证明**。

53. 注册机构应当自受理变更注册申请之日起**7个工作日**内做出准予变更注册的决定，收回原"执业药师注册证"，颁发新的"执业药师注册证"。

54. 执业药师注册后如有下列情况之一的，应予以注销注册：①死亡或被宣告失踪的；②受刑事处罚的；③被吊销"执业药师资格证书"的；④受开除行政处分的；⑤因健康或其他原因不能从事执业药师业务的；⑥**无正当理由不在岗执业超过半年以上者**；⑦注册许可有效期届满未延续的。

55. 执业药师注销手续由执业药师本人或其所在单位向**注册机构**申请办理。

56. 为贯彻落实《行政许可法》提出的转变政府管理模式，建设公正透明、廉洁勤政、高效便民的政府，实行政务公开、阳光审批，提高行政效能和政府公信力的要求，国家食品药品监督管理部门于 2008 年 1 月运行执业药师注册管理网络信息系统，实现执业药师注册行政许可项目的**网上申报、网上审批、网上公告、网上监督**。

57. 执业药师的主要职责是**保障药品质量、指导合理用药**。

58. 执业药师必须遵守职业道德，忠于职守，以**对药品质量负责、保证公众用药安全有效**为基本准则。

59. 执业药师是经过国家执业资格认证的药学技术人员，执业药师的执业行为直接关系到**药品质量、药学服务质量**，直接关系到药品监管政策实施效果。

60. 执业药师在**指导合理用药、减少医疗费用**等方面具有举足轻重的作用，是我国药品安全工作的守护者。

61. 2013年5月，国务院办公厅印发《国家食品药品监督管理总局主要职责内设机构和人员编制规定》，明确执业药师继续教育管理由**中国执业药师协会（2014年5月更名为中国药师协会）**承担。

62. 2015年7月30日，中国药师协会根据国家食品药品监督管理总局"三定"规定的要求，印发了《**执业药师继续教育管理试行办法**》（国药协发〔2015〕8号），自**2016年1月**起施行。

63. 执业药师继续教育内容必须适应执业药师岗位职责的需求，注重**科学性、针对性、实用性、先进性**。

64. 执业药师继续教育内容应以**药学服务**为核心，以提升执业能力为目标。

65. 执业药师继续教育包括的内容有：①**药事管理相关法律法规、部门规章和规范性文件**；②职业道德准则、职业素养和执业规范；③药物合理使用的技术规范；④常见病症的诊疗指南；⑤药物治疗管理与公众健康管理；⑥与执业相关的多学科知识与进展；⑦国内外药学领域的新理论、新知识、新技术和新方法；⑧药学服务信息技术应用知识等。

66. 执业药师继续教育形式体现有效、方便、经济的原则，可采取**面授、网授、函授**等多种方式进行，积极探索网络化培训方式，有效运用现代科学技术拓展培训空间，提升培训效率。

67. 执业药师继续教育实行学分制。执业药师每年应当参加中国药师协会或省级（执业）药师协会组织的不少于**15 学分**的继续教育学习。

68. 执业药师继续教育采取学分登记制，实行电子化管理。登记内容主要包括**继续教育内容、形式、考核结果、学分数、施教机构**等信息。

历年考题

【A 型题】1. 下列药学技术人员，符合国家药师资格考试报名条件中的专业、学历和工作年限要求的是（　　）

A. 甲某，药学专业中专学历，从事药学专业工

作25年,主管药师(中级职称),报考药学类专业执业药师资格考试(免2科)
B. 乙某,中药学专业大学专科学历,从事中药学专业工作10年,副主任中药师(副高级职称),报考中药学类执业药师资格考试(免2科)
C. 丙某,香港居民,药学专业大学本科学历,从事药学专业工作2年,报考药学类执业药师资格考试
D. 丁某,临床医学专业大学本科学历,从事药学专业工作4年,报考药学类执业药师资格考试

【考点提示】D。在报考条件中对专业工作年限的具体规定:对中专学历的人员要求从事药学或中药学专业工作满七年;对大专学历的人员要求从事药学或中药学专业工作满五年;对本科学历的人员要求从事药学或中药学专业工作满三年;对第二学士学历、研究生班毕业或取得硕士学位的人员要求从事药学或中药学专业工作满一年;博士学历的人员可直接申请参加考试。

按照国家有关规定,评聘为高级专业技术职务,具备"中药学徒、药学或中药学专业中专毕业,连续从事药学或中药学专业工作满20年",或者"取得药学、中药学专业或相关专业大专以上学历,连续从事药学或中药学专业工作满15年"条件之一者,可免试部分考试科目。

【A型题】2. 关于执业药师资格考试和注册管理的说法，正确的是（　　）

　　A. 香港、澳门、台湾居民，按照规定的程序和报名条件，可以报名参加国家执业药师资格考试

　　B. 不在中国就业的外国人，符合规定的学历条件，可以报名参加国家职业药师资格考试

　　C. 执业药师执业单位包括医药院校、科研单位、药品检验机构

　　D. 在香港、澳门注册的药剂师可以直接递交注册申请资料办理执业药师注册

【考点提示】 A。按照原人事部《关于做好香港、澳门居民参加内地统一举行的专业技术人员资格考试有关问题的通知》（国人部发〔2005〕9号）和原人事部、国务院台湾事务办公室《关于向台湾居民开放部分专业技术人员资格考试有关问题的通知》（国人部发〔2007〕78号）规定，凡符合执业药师资格考试相应规定的香港、澳门、台湾居民，按照规定的程序和报名条件，可报名参加考试。需要提交身份证明、国家教育部认可的相应专业学历或学位证书，以及相应专业机构从事相关专业工作年限的证明，台湾居民还应当提交"台湾居民来往大陆通行证"。

【A型题】3. 下列内容不属于执业药师职责范畴的

是（　　）

  A. 指导公众合理使用处方药

  B. 指导公众合理使用非处方药

  C. 执行药品不良反应报告制度

  D. 为无处方患者提供用药处方

【考点提示】 D。执业药师的主要职责是保障药品质量与指导合理用药。《执业药师资格制度暂行规定》（人发〔1999〕34号）中明确了执业药师具体职责：①执业药师必须遵守职业道德，忠于职守，以对药品质量负责、保证公众用药安全有效为基本准则；②执业药师必须严格执行《药品管理法》及国家有关药品研制、生产、经营、使用的各项法规及政策，对违反《药品管理法》及有关法规的行为或决定，有责任提出劝告、制止、拒绝执行并向上级报告；③执业药师在执业范围内负责对药品质量的监督和管理，参与制定、实施药品全面质量管理及对本单位违反规定的处理；④执业药师负责处方的审核及监督调配，提供用药咨询与信息，指导合理用药，开展治疗药物的监测及药品疗效的评价等临床药学工作。

【A型题】 4. 在执业药师管理职责分工中，由省级食品药品监督管理部门组织实施的是（　　）

  A. 执业药师考前培训

  B. 执业药师资格考试考务工作

C. 执业药师继续教育

D. 执业药师执业注册许可

【考点提示】D。国家食品药品监督管理总局为全国执业药师注册管理机构，各省级食品药品监督管理部门为本辖区执业药师注册机构。执业药师应当按照执业类别、执业范围、执业地区到执业单位所在地省级执业药师注册机构进行注册。

【X型题】5. 执业药师的主要职责是保障药品质量和指导用药，具体职责包括（　　）

A. 临床药学工作　　　　B. 开展治疗药物监测

C. 提供用药信息　　　　D. 处方审核

【考点提示】ABCD。参见第3题【考点提示】。

【X型题】6. 张某，药学本科毕业之后，在医院药剂科工作2年，然后在药品零售企业工作2年。关于其申请执业药师资格考试或者执业的说法，正确的有（　　）

A. 张某已具备参加当年度执业药师资格考试的条件

B. 若张某取得"执业药师资格证书"，即可以执业药师身份执业

C. 若张某取得"执业药师资格证书"，只能在其户籍所在地注册

D. 张某成为执业药师后，应当按照规定参加执业药师继续教育

E. 张某成为执业药师后，应在注册有效期满前3个月办理再注册手续

【考点提示】ADE。申请参加执业药师资格考试的人员必须满足的条件有：①中华人民共和国公民和获准在我国境内就业的其他国籍人员。②具有药学、中药学或相关专业中专以上（含中专）学历，并有一定的专业工作实践经历（工作年限）我国执业药师实行注册制度，取得执业药师资格的药学人员，经执业单位同意，并按规定完成继续教育，到执业单位所在省级执业药师注册机构办理注册手续。凡持有"执业药师资格证书"而未经注册的人员，不得从事执业药师执业活动。执业药师持证者须在有效期满前3个月到原执业药师注册机构申请办理再次注册手续。

第二节 执业药师的职业道德与服务规范

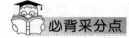 必背采分点

1. 《中国执业药师职业道德准则》（简称《准则》）包含五条职业道德准则，适用于**中国境内的执业药师**，

包括依法履行执业药师职责的其他药学技术人员。

2. 执业药师在执业过程中应当接受**各级药品监督管理部门、执业药师协会、社会公众**的监督。

3.《中国执业药师职业道德准则》的具体内容有：救死扶伤，不辱使命；**尊重患者，平等相待**；依法执业，质量第一；进德修业，珍视声誉；尊重同仁，密切协作。

4. 执业药师应当将患者及公众的身体健康和生命安全放在首位，以专业知识、技能和良知，尽心、尽职、尽责为患者及公众提供药品和药学服务。这体现了《准则》中的**救死扶伤，不辱使命**。

5. 执业药师应当遵守药品管理法律、法规，恪守职业道德，依法独立执业，确保药品质量和药学服务质量，科学指导用药，保证公众用药安全、有效、经济、适当。这体现了《准则》中的**依法执业，质量第一**。

6.《执业药师业务规范（试行）》自2016年1月1日起施行，适用于**直接面向公众提供药学服务的执业药师**。

7. 根据《执业药师业务规范（试行）》，执业药师的业务活动包括**处方调剂、用药咨询、药物警戒、健康教育**等。

8. 执业药师在执行业务活动中，应当以**遵纪守法、爱岗敬业、遵从伦理、服务健康、自觉学习、提升能力**为基本准则。

药事管理与法规

9. 2004年9月，国际药学联合会（FIP）在**新奥尔良**举行会议，批准发布了《药师道德准则的职业标准》，明确提出了药师的作用、责任和基本义务，使各国药师协会通过制定自己的职业道德准则，指导药师与患者、与其他相关职业的人员、与社会的关系。

10. 为规范药师的职业道德和行为，1848年美国费城药学院制定了美国第一个关于药师的职业道德规范，即**《药师职业道德规范》**。

11. 在美国药学会制定的《药师职业道德规范》中，药师首先必须考虑的是**维护患者的健康和安全**。作为一个卫生人员，药师应奉献自己的全部才智给每一个患者。

12. 《药师职业道德规范》规定，药师绝不允许调配、推销、分发**质量差、没有达到法定标准要求、缺乏疗效的药物、医疗器械或辅助品**给患者。

13. 为适应20世纪90年代以后药学事业发展的新形势，1993年，美国药学会颁布了全新的《药师职业道德规范》，新规范中淡化了药师在调剂制剂方面的职责和要求，进一步强调了**药师与患者的契约关系和对社会的责任**。

14. 在美国，药师除必须遵守由美国药学会制定的药师职业道德规范外，在进入药学领域执业之前还应按照**《药师誓言》**进行宣誓。

第三节 药品与药品安全管理

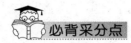

1. 《药品管理法》界定的药品包括诊断药品。诊断药品包括体内使用的诊断药品和按药品管理的用于血源筛查的体外诊断试剂和采用放射性核素标记的体外诊断试剂。其他的更多体外诊断试剂在我国是按**医疗器械**进行管理的。

2. 药品质量特性是指药品与满足预防、治疗、诊断人的疾病,有目的地调节人的生理机能的要求有关的固有特性。主要表现为**有效性、安全性、稳定性、均一性**。

3. 药品的有效性是指在规定的**适应证、用法、用量**的条件下,能满足预防、治疗、诊断人的疾病,有目的地调节人的生理机能的要求。

4. 我国对药品的有效性按在人体达到所规定的效应程度分为**"痊愈""显效""有效"**。

5. 国际上对药品的有效性有的采用**"完全缓解""部分缓解""稳定"**来区别。

6. 药品的**安全性**是指按规定的适应证和用法、用量使用药品后,人体产生毒副反应的程度。

7. 药品的稳定性是指在规定的条件下保持其**有效**

性、安全性的能力。

8. 药品的特殊性表现在**专属性、两重性、质量的重要性、时限性**。

9. 药品的专属性表现在**对症治疗，患什么病用什么药**。

10. 链霉素使用得当可以抗菌治病，使用不当会导致永久性耳聋。这体现了药品特殊性中的**两重性**。

11. **法定的国家药品标准**是保证药品质量和划分药品合格与不合格的唯一依据。

12. 药品质量的重要性还反映在国家推行 GLP、GCP、GMP、GSP、GAP 等质量管理制度，以规范药品的**研制、生产、流通、使用**行为，实行严格的质量监督管理，确保药品质量。

13. 广义的药品安全问题是指**药品质量问题、不合理用药、药品不良反应**等。

14. 药品安全是一个相对的概念，取决于上市前对药品安全评价的**认知局限性**，也取决于对药品风险与收益量化评价的**艰难性**。

15. 药品安全的重要性体现在：①**药品安全是重大的基本民生问题**。②药品安全是重大的经济问题。③药品安全是重大的政治问题。

16. 药品产业链长，有**研发、生产、流通、使用**

等多个环节，每个环节都存在着可能危害消费者的风险。

17. 药品安全管理就是药品安全的风险管理，最核心的要求就是要将**事前预防、事中控制、事后处置**有机结合起来，坚持预防为先，发挥多元主体作用，落实好各方责任，形成全链条管理，切实把药品安全风险管控起来。

18. 药品安全风险的特点有**复杂性、不可预见性、不可避免性**。

19. 药品安全的自然风险又称为"必然风险""固有风险"，是药品的内在属性，属于药品的**设计风险**。

20. 药品安全的人为风险属于药品的**制造风险、使用风险**，主要来源于不合理用药、用药差错、药品质量问题、政策制度设计及管理导致的风险，是我国药品安全风险的关键因素。

21. 药品安全风险管理是一系列药物警戒行动和干预，旨在识别、预防和减少药品相关风险，是对药品整个生命周期全面和持续降低风险的过程，旨在**实现效益风险最小化**。

22. 药品安全风险管理的目的在于**使药品风险最小化，从而保障公众用药安全**。

23. 在我国，加强药品安全风险管理可以从三个方面着手。首要措施是**健全药品安全监管的各项法律法规**。

24. 目前，国家食品药品监督管理总局设有**药品化妆品注册管理司**、**药品化妆品监管司**、**药品评价中心**、**药品不良反应监测中心**等机构，形成了我国药品安全监管的行政和技术支撑体系。

25. "<u>十三五</u>"时期是我国全面建成小康社会的决胜阶段。

26. 2015 年 11 月，国家食品药品监督管理总局发布《关于现有从业药师使用管理问题的通知》（食药监办人〔2015〕165 号），有条件地延长现有从业药师资格期限至**2020 年**。

27. 我国药品安全管理的发展目标中指出：到**2020 年**，药品质量安全水平、药品安全治理能力、医药产业发展水平和人民群众满意度将明显提升。

28. 《"十三五"国家药品安全规划》提出了**加快推进仿制药质量和疗效一致性评价、深化药品医疗器械审评审批制度改革**、健全法规标准体系、加强全过程监管、全面加强能力建设等 5 项主要任务。

29. 《"十三五"国家药品安全规划》确定执业药师服务水平显著提高的发展目标，至 2020 年，每万人口执业药师数超过**4 人**，所有零售药店主要管理者具备执业药师资格、营业时有执业药师指导合理用药。

执业药师与药品安全 第一章

历年考题

【A 型题】1. 根据《中华人民共和国药品管理法》对药品的界定，下列不属于药品的是（　　）

A. 生化药品　　　　B. 血液制品
C. 化学原料药　　　D. 兽药

【考点提示】D。《药品管理法》规定，药品是指用于预防、治疗、诊断人的疾病，有目的地调节人的生理机能并规定有适应证或者功能主治、用法和用量的物质，包括中药材、中药饮片、中成药、化学原料药及其制剂、抗生素、生化药品、放射性药品、血清、疫苗、血液制品和诊断药品等。

【C 型题】（2~3 题共用题干）

某市食品药品监督管理局接到举报，反映该市甲兽药店销售人用药品。实地调查发现，甲兽药店药柜上摆放有多个品种的人用药品。经查实，兽药店所经营的人用药品达 30 余种，货值金额 5000 元，主要是非处方药，部分药品已销售，销售金额已达到 1000 元。当事的兽药店有"兽药经营许可证"，无药品生产许可证。

2. 关于兽药与药品管理法中的药品关系的说法，正确的是（　　）

A. "药品生产许可证"经营范围中包括兽药的，

可以同时经营兽药

B. 取得"兽药经营许可证"的,可以经营人用药品

C. 兽药规定有治疗疾病的用法和用量,在我国药品管理法中,也是将其作为药品进行参照管理

D. 我国药品管理法中药品特指人用药品,不包括兽药

3. 下列关于甲兽药店违法行为定性与处理的说法,正确的是（ ）

A. 甲兽药店经营人用药品,应以无证经营药品论处

B. 甲兽药店经营人用药品,应以销售假劣药品论处

C. 销售的药品主要是非处方药,甲兽药店有权经营

D. 本案甲兽药店违法行为应当由当地兽药管理部门查处,不应当由当地药品监督管理部门查处

【考点提示】D、A。药品特指人用药品,不包括兽药和农药。甲兽药店经营人用药品,应以无证经营药品论处。

【X型题】4.《"十三五"国家药品安全规划》确定的到2020年完善执业药师制度工作的目标和任务包括（ ）

A. 所有零售药店主要管理者具备执业药师资格

B. 实施执业药师国家资格互认,完善国际执业药师交流

C. 健全执业药师制度体系，强化继续教育与实训培养
D. 所有零售药店营业时有执业药师指导合理用药

【考点提示】 ACD。《"十三五"国家药品安全规划》确定执业药师服务水平显著提高的发展目标，至2020年，每万人口执业药师数超过4人，所有零售药店主要管理者具备执业药师资格、营业时有执业药师指导合理用药。另外，将执业药师队伍建设（列入专业素质提升项目）作为"十三五"国家药品安全规划的重要任务，要求健全执业药师制度体系，建立执业药师管理信息系统，实施执业药师能力与学历提升工程，强化继续教育和实训培养。

第二章 医药卫生体制改革与药品供应保障制度

第一节 深化医药卫生体制改革

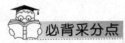
必背采分点

1. 2009 年 4 月 6 日《中共中央国务院关于深化医药卫生体制改革的意见》发布,标志着我国医药卫生体制进入深化改革新阶段。

2. 医药卫生体制改革必须立足国情,一切从实际出发,坚持正确的改革原则。该原则强调:①坚持以人为本,把维护人民健康权益放在第一位;②坚持立足国情,建立中国特色医药卫生体制;③坚持公平与效率统一,政府主导与发挥市场机制作用相结合;④坚持统筹兼顾,把解决当前突出问题与完善制度体系结合起来。

3. 基本医药卫生制度中的四大体系包括公共卫生服务体系、医疗服务体系、医疗保障体系、药品供应保障体系。

4. 完善保障医药卫生体系有效规范运转的体制机制

包括：①建立协调统一的医药卫生管理体制；②建立高效规范的医药卫生机构运行机制；③建立政府主导的多元卫生投入机制；④建立科学合理的医药价格形成机制；⑤建立严格有效的医药卫生监管体制；⑥**建立可持续发展的医药卫生科技创新机制和人才保障机制**；⑦建立实用共享的医药卫生信息系统；⑧建立健全医药卫生法律制度。

5. 建立健全药品供应保障体系总体要求是加快建立以**国家基本药物制度**为基础的药品供应保障体系，保障人民群众安全用药。

6. 中央政府统一制定和发布国家基本药物目录，按照**防治必需、安全有效、价格合理、使用方便、中西药并重**的原则，结合我国用药特点，参照国际经验，合理确定品种和数量。

7. 建立健全药品供应保障体系的主要内容包括：**建立国家基本药物制度、规范药品生产流通、完善药品储备制度**。

8. "十三五"期间，在推进改革进程中，将坚持以人民健康为中心，坚持**保基本、强基层、建机制**，坚持政府主导与发挥市场机制作用相结合，坚持推进供给侧结构性改革，坚持医疗、医保、医药联动改革，坚持突出重点、试点示范、循序推进。

9. 到 2017 年深化医药卫生体制改革主要目标有：

药事管理与法规

家庭医生签约服务覆盖率达到**30%**以上，重点人群签约服务覆盖率达到**60%**以上。

10. 到2017年深化医药卫生体制改革主要目标有：试点城市公立医院药占比（不含中药饮片）总体降到**30%**左右，百元医疗收入（不含药品收入）中消耗的卫生材料降到**20元**以下。

11. 到2020年深化医药卫生体制改革主要目标有：基本建立具有中国特色的权责清晰、管理科学、治理完善、运行高效、监督有力的现代医院管理制度，建立**维护公益性、调动积极性、保障可持续**的运行新机制和科学合理的补偿机制。

12. "十三五"期间，要在**分级诊疗、现代医院管理、全民医保、药品供应保障、综合监管**等5项制度建设上取得新突破。

历年考题

【A型题】1. 关于建立健全覆盖城乡居民基本医疗卫生制度的基本内容的说法，错误的是（　　）

A. 加快建立健全公共卫生服务体系

B. 加快建设覆盖城乡居民的多层次医疗保障体系

C. 完善以公立医院和非公立医院并重的医疗服务体系

D. 建立健全以国家基本药物制度为基础的药品供应保障体系

【考点提示】C。进一步完善医疗服务体系。坚持非营利性医疗机构为主体、营利性医疗机构为补充，公立医疗机构为主导、非公立医疗机构共同发展的办医原则，建设结构合理、覆盖城乡的医疗服务体系。大力发展农村医疗卫生服务体系，完善以社区卫生服务为基础的新型城市医疗卫生服务体系，健全各类医院的功能和职责，建立城市医院与社区卫生服务机构的分工协作机制，充分发挥中医药（民族医药）的作用，建立城市医院对口支援农村医疗卫生工作的制度。

【X型题】2. 根据《中共中央国务院关于深化医药卫生体制改革的意见》，建立国家基本药物制度的措施有（　　）

A. 对基本药物实施公开招标采购，统一配送
B. 对国家基本药物实行全国统一采购价格
C. 县级以上医院应全部配备和使用国家基本药物
D. 基本药物全部纳入基本医疗保障药品报销目录
E. 基本药物报销比例要明显高于非基本药物报销比例

【考点提示】ADE。建立基本药物的生产供应保障

体系，在政府宏观调控下充分发挥市场机制的作用，基本药物实行公开招标采购，统一配送，减少中间环节，保障群众基本用药。规范基本药物使用，制定基本药物临床应用指南和基本药物处方集。城乡基层医疗卫生机构应全部配备、使用基本药物，其他各类医疗机构也要将基本药物作为首选药物并确定使用比例。基本药物全部纳入基本医疗保障药物报销目录，报销比例明显高于非基本药物。

第二节 药品供应保障制度

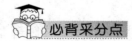 必背采分点

1. 国务院印发的《"十三五"深化医药卫生体制改革规划》将建立规范有序的**药品供应保障制度**作为深化医药卫生体制改革的重要任务。

2. 在国家基本药物目录（2012年版）中，2007年10月1日前批准上市的化学药品仿制药口服固体制剂应在**2018年底前**完成一致性评价。

3. "十三五"期间，要完善药品价格谈判机制，建立**统分结合、协调联动**的国家、省两级药品价格谈判制度。

4. "十三五"期间,对部分专利药品、独家生产药品进行**公开透明、多方参与**的价格谈判,逐步增加国家谈判药品品种数量,并做好医保等政策衔接。

5. **改革完善药品生产流通使用政策**是推进健康中国建设、深化医药卫生体制改革的重要内容,是"医疗、医保、医药"联动改革的重要一环,是加快建设药品供应保障制度的核心任务。

6. 《关于进一步改革完善药品生产流通使用政策的若干意见》规定,生产环节关键是**提高药品质量疗效,促进医药产业结构调整**;流通环节重点是**整顿流通秩序,推进药品流通体制改革**;使用环节改革强调**调整利益驱动机制,规范医疗和用药行为**。

7. 省(区、市)和公立医院改革试点城市要率先推行"两票制",鼓励其他地区实行"两票制",争取到**2018 年**在全国推开。

8. **食品药品监管、卫生计生、人力资源社会保障、价格、税务、工商管理、公安**等部门要定期联合开展专项检查,严厉打击租借证照、虚假交易、伪造记录、非法渠道购销药品、商业贿赂、价格欺诈、价格垄断及伪造、虚开发票等违法违规行为,依法严肃惩处违法违规企业和医疗机构,严肃追究相关负责人的责任;涉嫌犯罪的,及时移送司法机关处理。

9. 规范零售药店互联网零售服务,推广"<u>网订店取</u>""<u>网订店送</u>"等新型配送方式。

10. 国家卫生健康委员会要组织开展临床用药综合评价工作,落实处方点评、中医药辨证施治等规定,重点监控**抗生素、辅助性药品、营养性药品**的使用,对不合理用药的处方医生进行公示,并建立约谈制度。

11. 短缺药,又称小品种药,是指<u>**临床必需、用量小、市场供应不稳定、易出现临床短缺**</u>的药品。

12. 根据《关于改革完善短缺药品供应保障机制的实施意见》,我国将按照<u>**"分级应对、分类管理、会商联动、保障供应"**</u>的原则,建立短缺药品信息收集和汇总分析机制。

历年考题

【A 型题】1. 根据《关于进一步改革完善药品生产流通使用政策的若干意见》,国家将实行药品领域全链条、全流程的重大改革。下列关于推动药品流通体制改革措施的说法,错误的是(　　)

A. 鼓励药品流通企业批发零售一体化经营

B. 力争到 2018 年底实现零售药店分级分类管理,全面实现零售连锁化

C. 整治药品流通领域的突出问题,严厉打击租借

医药卫生体制改革与药品供应保障制度

证照等违法违规行为

D. 规范零售药店互联零售服务，推广"网订店取""网订店送"等新型配送方式

【考点提示】B。鼓励药品流通企业批发零售一体化经营。推进零售药店分级分类管理，提高零售连锁率。推进零售药店分级分类管理，全面实现零售连锁化未设定具体时间。

【B型题】（2~4题共用选项）

A. 深化医药卫生体制改革，推进健康中国建设
B. 整顿流通秩序，推进药品流通体制改革
C. 提高药品质量疗效，促进医药产业结构调整
D. 调整利益驱动机制，规范医疗和用药行为

根据《关于进一步改革完善药品生产流通使用政策的若干意见》

2. 药品生产环节重大改革的关键是（　　）
3. 药品使用环节重大改革强调的是（　　）
4. 药品流通环节重大改革的重点是（　　）

【考点提示】C、D、B。药品生产环节重大改革的关键是提高药品质量疗效，促进医药产业结构调整。药品使用环节重大改革强调的是调整利益驱动机制，规范医药和用药行为。药品流通环节重大改革的重点是整顿流通秩序，推进药品流通体制改革。

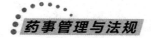

第三节 国家基本药物制度

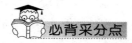

1. 2009年卫生部等九部委联合发布《关于建立国家基本药物制度的实施意见》（卫药政发〔2009〕78号）（简称《实施意见》）和《国家基本药物目录管理办法（暂行）》（卫药政发〔2009〕79号），标志着<u>我国建立国家基本药物制度正式全面启动</u>。

2. 基本药物是指适应<u>基本医疗卫生需求</u>、剂型适宜、价格合理、能够保障供应、公众可公平获得的药品。

3. 国家基本药物制度是对基本药物的<u>遴选、生产、流通、使用、定价、报销、监测评价</u>等环节实施有效管理的制度，与公共卫生、医疗服务、医疗保障体系相衔接。

4. 国家基本药物制度首先在<u>政府举办的基层医疗卫生机构</u>实施，主要内容包括国家基本药物目录的遴选调整、生产供应保障、集中招标采购和统一配送、零差率销售、全部配备使用、医保报销、财政补偿、质量安全监管及绩效评估等相关政策办法。

5. 建立实施基本药物制度的目标包括：①提高群众

获得基本药物的可及性,保证群众基本用药需求;②维护群众的基本医疗卫生权益,促进社会公平正义;③改变医疗机构"**以药补医**"的运行机制,体现基本医疗卫生的公益性;④规范药品生产流通使用行为,促进合理用药,减轻群众负担。

6. 2009年《实施意见》确定,**国家基本药物工作委员会**负责协调解决制定和实施国家基本药物制度过程中各个环节的相关政策问题,确定国家基本药物制度框架,确定国家基本药物目录遴选和调整的原则、范围、程序和工作方案,审核国家基本药物目录,各有关部门在职责范围内做好国家基本药物遴选调整工作。

7. 国家基本药物工作委员会的办公室设在**国家卫生和计划生育委员会**,承担国家基本药物工作委员会的日常工作。

8. 国家基本药物目录遴选调整应当**科学、公正、公开、透明**。

9. **《国家基本药物目录管理办法》**规定了我国国家基本药物的遴选和目录调整等管理要求,为基本药物制度的建立和完善奠定了良好的基础。

10. 国家基本药物应当是《中华人民共和国药典》(以下简称《中国药典》)收载的,**国家卫生计生部门、国家食品药品监督管理部门**颁布药品标准的品种。

11. 除急救、抢救用药外，独家生产品种纳入国家基本药物目录应当**经过单独论证**。

12. 《国家基本药物目录管理办法》（简称《基药办法》）规定，不纳入国家基本药物目录遴选范围的药品有：①**含有国家濒危野生动植物药材的**；②主要用于滋补保健作用，易滥用的；③非临床治疗首选的；④因严重不良反应，国家食品药品监督管理部门明确规定暂停生产、销售或使用的；⑤违背国家法律、法规，或不符合伦理要求的；⑥国家基本药物工作委员会规定的其他情况。

13. 《基药办法》规定，**国家卫生和计划生育委员会**会同有关部门起草国家基本药物目录遴选工作方案和具体的遴选原则，经国家基本药物工作委员会审核后组织实施。

14. 按照国家基本药物工作委员会确定的原则，**国家卫生和计划生育委员会**负责组织建立国家基本药物专家库，报国家基本药物工作委员会审核。

15. 国家基本药物专家库主要由**医学、药学、药物经济学、医疗保险管理、卫生管理和价格管理**等方面专家组成，负责国家基本药物的咨询和评审工作。

16. 制定国家基本药物目录的程序中，咨询专家组根据**循证医学、药物经济学**对纳入遴选范围的药品进行技术评价，提出遴选意见，形成备选目录。

17. 评审专家组对国家基本药物备选目录进行审核投票，形成目录初稿。目录初稿征得有关部门意见，修改完善后形成送审稿。送审稿经国家基本药物工作委员会审核后，授权**国家卫生和计划生育委员会**发布。

18. 国家基本药物目录在保持数量相对稳定的基础上，实行动态管理，原则上**每 3 年**调整一次。

19. 2012 年版《国家基本药物目录》的药品分为**化学药品和生物制品、中成药、中药饮片**三个部分。

20. 2012 年版《国家基本药物目录》规定，国家药品标准是指**《中华人民共和国药典》、卫生部部颁标准、国家食品药品监督管理部门局颁标准**收载的药材及饮片标准。

21. 根据 2012 年版《国家基本药物目录》，化学药品和生物制品、中成药分别按**药品品种**编号，有"注释"的除外。

22. 2012 年版《国家基本药物目录》中，品种的剂型主要依据**2010 年版《中华人民共和国药典》"制剂通则"**等有关规定进行归类处理，未归类的剂型以目录中标注的为准。

23. 2012 年版《国家基本药物目录》收录**口服剂型、注射剂型、外用剂型**和其他剂型。

24. 国务院食品药品监督管理部门负责基本药物的评价性抽验，加大年度药品抽验计划中基本药物的抽验比例，组织开展基本药物品种的再评价工作，并将再评价结果及时通报**国家卫生和计划生育委员会**。

25. 各省级食品药品监督管理部门负责基本药物的监督性抽验工作，每年组织常规检查不得少于**两次**，至少对辖区内基本药物生产企业生产的基本药物进行一次抽验。

26. 地方各级食品药品监督管理部门应当进一步加强对城市社区和农村基本药物质量监督管理，充分发挥**农村药品监督网**在保证基本药物质量监督管理中的作用。

27. 国家食品药品监督管理总局组织对基本药物的标准逐一进行评估，对同一药品存在不同标准的，按照**标准先进性**的原则予以统一提高，加快推进基本药物标准提高工作。

28. 根据《关于加强基本药物质量监督管理的规定》（以下简称《规定》），基本药物生产企业改变基本药物剂型和规格必须严格按照**《药品注册管理办法》**的规定办理。

29. 省级食品药品监督管理部门应当组织对基本药物生产企业进行**处方和工艺核查**，建立基本药物生产核查品种档案，核查结果不符合要求的，企业不得组织生产。

30. 基本药物生产企业应当建立健全**药品不良反应报告、调查、分析、评价和处理制度**，主动监测，及时分析、处理和上报药品不良反应信息，对存在安全隐患的，应当按规定及时召回。

31. 根据《规定》，基本药物配送企业应当严格按照《药品经营质量管理规范》的要求，加强对基本药物**进货、验收、储存、出库、运输**等环节的管理。

32. 省级食品药品监督管理部门应当加强对基本药物配送企业的监督管理，对在监督检查中发现的违法行为，依法予以查处，并将查处结果通报**本省基本药物招标采购机构**。

33. 《规定》要求医疗机构和零售药店必须按照规定加强对基本药物**进货、验收、储存、调配**等环节的管理，保证基本药物质量。

34. 食品药品监督管理部门应当加强对医疗机构和零售药店基本药物质量的日常监督检查，对违法行为要依法予以查处，对医疗机构的查处结果应当及时通报**同级卫生行政部门**。

35. 为了贯彻《实施意见》精神，以落实企业追溯管理责任为基础，强化企业主体责任，建设**来源可查、去向可追、责任可究**的药品追溯体系，在听取各方意见的基础上，2016年2月，国家食品药品监督管理总局暂停执行《关于药品生产经营企业全面实施药品电子监管有关事宜的公告》（2015年第1号）中药品电子监管的有关规定，并通过修订《药品经营质量管理规范》，将药品电子监管系统调整为药品追溯体系，强调以药品生产经营企业为责任主体，建立药品追溯体系。

36. 2000年，六部委联合发布了《关于医疗机构药品集中招标采购试点工作若干规定的通知》，标志着我国**药品集中招标采购政策**的开始。

37. 2009年，卫生部、国务院纠风办和发展改革委等六部门，大力推进**以政府为主导以省为单位**的网上药品集中采购工作。

38. 《国务院关于深化医药卫生体制改革的意见》中提出，基本药物实行**公开招标采购、统一配送、减少中间环节**，保障群众基本用药。

39. 基本药物采购管理坚持以省（区、市）为单位的网上药品集中采购方向，实行一个平台、上下联动、公开透明、分类采购，采取**招生产企业、招采合一、量价挂钩、双信封制、全程监控**等措施，加强药品采购全过程综合监管，切实保障药品质量和供应。

40. 临床用量大、采购金额高、多家企业生产的基本药物，发挥省级集中批量采购优势，由省级药品采购机构采取**双信封制公开招标采购**，医院作为采购主体，按中标价格采购药品。

41. 部分专利药品、独家生产药品，建立**公开透明、多方参与**的价格谈判机制。

42. 国家对临床必需、用量小、市场供应短缺的基本药物，可通过**招标采取定点生产**等方式确保供应。

43. 低价药的筛选标准是：中成药日服用费用不超过 5 元，化学药日服用费用不超过 3 元，实行**集中挂网，由医院直接采购**。

44. 对麻醉药品、精神药品、防治传染病和寄生虫病的免费用药、国家免疫规划疫苗、计划生育药品及中药饮片，按国家现行规定采购，确保**公开透明**。

45. 医院使用的所有药品（不含中药饮片）均应通过**省级药品集中采购平台**采购。

46. 省级药品采购机构应汇总医院上报的采购计划和预算，依据**国家基本药物目录、医疗保险药品报销目录、基本药物临床应用指南和处方集**等，合理编制本行政区域医院药品采购目录，分类列明招标采购药品、谈判采购药品、医院直接采购药品、定点生产药品等。

47. 实行定点生产的品种，委托**国家卫生健康委员会药具管理中心**承担基本药物定点生产企业招标的组织实施工作，根据"基本药物定点生产试点协调机制"确定的《基本药物定点生产企业招标方案》，制定招标实施细则，在规定的时间发布招标文件，组织评审，并将结果报"基本药物定点生产试点协调机制"核准。

48. 基本药物采购要遵循**质量优先、价格合理**的原则。

49. 基本药物采购坚持采用**"双信封"**的招标制度，即在编制标书时分别编制经济技术标书和商务标书，企业同时投两份标书。

50. 采购机构确定供货企业后，供货企业要将拟供货的药品样品送**省级食品药品监管部门**备案。

51. 《关于印发推进药品价格改革意见的通知》规定，除**麻醉药品、第一类精神药品**仍暂时由国家发展改革委实行最高出厂价格和最高零售价格管理外，对其他药品政府定价均予以取消，不再实行最高零售限价管理，按照分类管理原则，通过不同的方式由市场形成价格。

52. 医保基金支付的药品，通过制定**医保支付标准探索**引导药品价格合理形成的机制。

53. 医保目录外的血液制品、国家统一采购的预防免疫药品、国家免费艾滋病抗病毒治疗药品和避孕药具，通过**招标采购或谈判**形成价格。

54. 2009年发布的《中共中央国务院关于深化医药卫生体制改革的意见》要求完善基本药物的医保报销政策，并提出基本药物全部纳入**基本医疗保障药物报销目录**，报销比例明显高于非基本药物。

55. 国家人力资源和社会保障部公布的《国家基本医疗保险药品目录（2009年版）》分为**甲、乙**两类。

56. 2009年版《国家基本药物目录（基层部分）》中的307种药品全部包含在503种甲类药品中，并规定基本药物实行100%报销，这针对的是**城镇职工基本医疗保险、城镇居民医疗保险**的参保者。

57. 《关于建立国家基本药物制度的实施意见》要求实施基本药物制度的政府办城市社区卫生服务机构和县（基层医疗卫生机构），要全部配备使用基本药物并实现**零差率销售**。

58. 为维持药物零差率销售的正常运行，国务院办公厅下达了《关于建立健全基层医疗卫生机构补偿机制的意见》，明确提出要建立多渠道补偿机制，落实政府对基层医疗卫生机构的专项补助经费，具备条件的地区可以实行**收支两条线**，中央财政要通过"**以奖代补**"等方式进行补助，支持各地实施基本药物制度。

59. 对各地不同的基本药物增补和补偿方式进行归纳，可将各地基本药物补偿模式分为四大类，即**收支两条线，多种渠道、多头补偿，以奖代补，政府全额补贴**。

60. 多种渠道、多头补偿模式主要是以**财政、医保基金**为主，调整医疗服务费、药事补偿及风险基金和社会捐助等为辅的多头补偿机制。

61. 根据《2010~2011年基层医疗卫生机构实施国

药事管理与法规

家基本药物制度和综合改革以奖代补专项资金管理办法》，奖补资金遵循"**突出改革、转变机制、注重实效、鼓励先进**"的原则分配，中央财政奖补资金为一次性补助资金，分配因素主要根据各地基层医疗卫生机构实施基本药物制度和推进综合改革的工作进度、实施成效、人口情况及区域间财力差异确定。

62. 政府全额补贴是对基层医疗卫生机构因零差率销售减少的收入，按照**15%的药品差价**或者按照上年度药品销售利润为基数进行补偿，体现了政府主导作用和医疗公益性的初衷，但对政府财政要求很高。

63. 2015年10月颁布的《关于控制公立医院医疗费用不合理增长的若干意见》中要求，推行临床路径管理，采取处方负面清单管理，落实**处方点评、抗生素使用、辅助用药、耗材使用管理**等制度。

历年考题

【A型题】1. 应经单独论证才能纳入《国家基本药物目录》遴选范围的是（　　）

　　A. 含有国家濒危野生动物、植物药材的中成药

　　B. 非临床治疗首选的化学药品

　　C. 除急救、抢救用药外的独家生产品种

　　D. 易滥用的、主要用于滋补保健作用的中成药

医药卫生体制改革与药品供应保障制度 第二章

【考点提示】C。除急救、抢救用药外，独家生产品种纳入国家基本药物目录应当经过单独论证。

【A 型题】2. 国家基本药物使用管理中提出的基本药物优先选择和合理使用制度是指（　　）

A. 公立医院对基本药物实行"零差率"销售
B. 政府举办的医疗卫生机构全部配备和优先使用基本药物
C. 政府举办的基层医疗卫生机构全部配备和使用基本药物，其他医疗机构按照规定使用基本药物
D. 所有零售药店均配备基本药物，并对基本药物实行"零差率"销售

【考点提示】C。建立基本药物优先选择和合理使用制度是指，政府举办的基层医疗卫生机构全部配备和使用基本药物，其他各类医疗机构也都必须按规定使用基本药物。

【A 型题】3. 根据《关于建立国家基本药物制度的实施意见》，国家基本药物工作委员会的职能不包括（　　）

A. 确定国家基本药物目录遴选原则、范围、程序
B. 确定国家基本药物目录遴选和调整的工作方案

C. 确定国家基本药物制度框架
D. 审核国家基本药物目录
E. 制定国家基本药物最高零售指导价

【考点提示】E。2009年《实施意见》确定，国家基本药物工作委员会负责协调解决制定和实施国家基本药物制度过程中各个环节的相关政策问题，确定国家基本药物制度框架，确定国家基本药物目录遴选和调整的原则、范围、程序和工作方案，审核国家基本药物目录，各有关部门在职责范围内做好国家基本药物遴选调整工作。

【B型题】(4~6题共用选项)
A. 应用安全、疗效确切、质量稳定、使用方便
B. 安全、有效、方便、廉价
C. 临床必需、安全有效、价格合理、使用方便、市场能够保证供应
D. 防治必需、安全有效、价格合理、使用方便、中西药并重、基本保障、临床首选、基层能够配备

4. 非处方药遴选的主要原则是(　　)
5. 国家基本药物遴选的主要原则是(　　)
6. 医疗保险药品目录遴选药品的主要原则

是( )

【考点提示】 A、D、C。

4. 非处方药的遴选原则为应用安全、疗效确切、质量稳定、使用方便。

5. 国家基本药物遴选应当按照防治必需、安全有效、价格合理、使用方便、中西药并重、基本保障、临床首选和基层能够配备的原则,结合我国用药特点,参照国际经验,合理确定品种(剂型)和数量。

6. 纳入《基本医疗保险药品目录》的药品,应是临床必需、安全有效、价格合理、使用方便、市场能够保证供应的药品。

【X型题】 7. 根据《国家基本药物目录管理办法》,应当从国家基本药物目录中调出的品种有( )

A. 发生药品不良反应的
B. 根据药物经济学评价,可被风险效益比或成本效益比更优的品种所替代的
C. 国家食品药品监督管理局部门撤销其药品批准证明文件的
D. 相应的国家药品标准被修改的

【考点提示】 BC。《国家基本药物目录管理办法》规定属于下列情形之一的品种,应当从国家基本药物目

录中调出：①药品标准被取消的；②国家食品药品监督管理部门撤销其药品批准证明文件的；③发生严重不良反应，经评估不宜作为国家基本药物使用的；④根据药物经济学评价，可被风险效益比或成本效益比更优的品种所替代的；⑤国家基本药物工作委员会认为应当调出的其他情形。

【X型题】8. 国家调整基本药物目录品种和数量的依据有（　　）

  A. 已上市药品循证医学、药物经济学评价

  B. 国家基本药物的应用情况监测和评估

  C. 我国基本医疗卫生需求和基本医疗保障水平变化

  D. 我国疾病谱的变化

【考点提示】ABCD。国家基本药物目录的品种和数量调整应当根据以下因素确定：①我国基本医疗卫生需求和基本医疗保障水平变化；②我国疾病谱变化；③药品不良反应监测评价；④国家基本药物应用情况监测和评估；⑤已上市药品循证医学、药物经济学评价；⑥国家基本药物工作委员会规定的其他情况。

第三章 药品监督管理体制与法律体系

第一节 药品监督管理机构

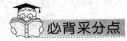
必背采分点

1. **1950 年**，卫生部成立了第一届中国药典编纂委员会，组织编印了第一部《中国药典》（1953 年）。

2. **1963 年**，卫生部颁布了综合性药政管理行政法规《关于药政管理的若干规定》，对药厂进行了第一次全国范围的大整顿。

3. 1998 年，我国进行了**第四次**行政管理体制改革。

4. 2000 年，国务院批转药品监督管理体制改革方案，明确省级以下药品监督管理机构实行**垂直管理**。

5. 省级和省级以下药品监督管理机构所属技术机构的设置，按照**区域设置**、**重组联合**的原则，统筹规划，合理布局。

6. 2003 年，继续围绕**转变政府职能**这个主题，我国进行了第五次行政管理体制改革。

7. 《关于调整省级以下食品药品监督管理体制有关问题的通知》要求将食品药品监督管理机构省级以下垂直管理改为**由地方政府分级管理**，业务接受上级主管部门和同级卫生部门的组织指导和监督。

8. 药品监督管理部门是指依照法律法规的授权和相关规定，承担药品**研制、生产、流通、使用**环节监督管理职责的组织机构。

9. 工商行政管理、质量技术监督部门相应的食品安全监督管理队伍和检验检测机构划转**食品药品监督管理部门**。

10. 国务院食品安全委员会的具体工作由**国家食品药品监督管理总局**承担。

11. 国家食品药品监督管理总局加挂**国务院食品安全委员会**办公室牌子。

12. 国家药品监督管理部门需要加强规范食品药品行政执法行为，完善**行政执法与刑事司法有效衔接**的机制，推动加大对食品药品安全违法犯罪行为的依法惩处力度。

13. 国家药品监督管理部门参与制定**食品安全风险监测计划、食品安全标准**，根据食品安全风险监测计划开展食品安全风险监测工作。

14. 国家药品监督管理部门负责制定食品药品安全科技发展规划并组织实施，推动**食品药品检验检测体系、电子监管追溯体系、信息化建设**。

15. 《关于地方改革完善食品药品监督管理体制的指导意见》要求加快推进地方食品药品监督管理体制改革，对生产、流通、消费环节的食品安全和药品的安全性、有效性实施统一监督管理，充实加强基层监管力量，确保食品药品监管工作**上下联动、协同推进，平稳运行、整体提升**，进一步提高食品药品监督管理水平。

16. 《关于地方改革完善食品药品监督管理体制的指导意见》要求整合监管职能和机构，省、市、县级政府原则上参照**国务院整合食品药品监督管理职能和机构**的模式，结合本地实际，将原食品安全办、原食品药品监管部门、工商行政管理部门、质量技术监督部门的食品安全监管和药品管理职能进行整合，组建食品药品监督管理机构，对食品药品实行集中统一监管，同时承担本级政府食品安全委员会的具体工作。

17. 地方各级食品药品监督管理机构领导班子由**同级地方党委**管理，主要负责人的任免须事先征求上级业务主管部门的意见，业务上接受上级主管部门的指导。

18. 根据《国务院办公厅关于印发国家卫生和计划生育委员会主要职责内设机构和人员编制规定的通知》，

国家设立新的卫生行政部门,即**国家卫生和计划生育委员会**,为国务院组成部门,不再保留卫生部。

19. 卫生计生部门负责组织推进公立医院改革,建立公益性为导向的绩效考核和评价运行机制,建设和谐医患关系,提出**医疗服务和药品价格政策**的建议。

20. 卫生计生部门负责组织制定国家药物政策和国家基本药物制度,组织制定国家基本药物目录,拟订国家基本药物**采购**、**配送**、**使用**的管理制度,会同有关部门提出国家基本药物目录内药品生产的鼓励扶持政策建议,参与制定药品法典,规范公立医院和基层医疗卫生机构药品采购,合理规定药品平均价格。

21. **国家食品药品监督管理总局会同国家卫生和计划生育委员会**建立重大药品不良反应和医疗器械不良事件相互通报机制和联合处置机制。

22. **国家中医药管理局**负责拟定中医药和民族医药事业发展的规划、政策和相关标准;负责指导中药及民族药的发掘、整理、总结和提高;负责中药资源普查,促进中药资源的保护、开发和合理利用。

23. **人力资源和社会保障部门**统筹建立覆盖城乡的社会保障体系。

24. **工商行政管理部门**负责药品生产、经营企业的工商登记、注册;负责药品广告监督,处罚发布虚假违法药品广告的行为。

25. 海关负责药品进出口口岸的设置；药品进口与出口的**监管、统计、分析**。

26. 新闻宣传部门负责加强**药品安全新闻宣传、舆论引导**工作。

27. **公安部门**负责组织指导食品药品犯罪案件侦查工作。

28. 公安部门与**国家食品药品监督管理总局**建立行政执法和刑事司法工作衔接机制。

29. **监察部门**依法加强监督，对拒不执行国家法律法规、违法违规审批，以及制售假劣药品和医疗器械问题严重的地区和部门，严肃追究有关领导和人员的责任。

历年考题

【A 型题】1. 下列属于国家食品药品监督管理总局职责的是（　　）

A. 负责药品价格的监督管理工作

B. 拟订并完善执业药师资格准入制度，指导监督执业药师注册工作

C. 规范公立医院和基层医疗机构药品采购，合理规定药品平均价格

D. 组织指导食品药品犯罪案件侦查工作

【考点提示】B。国家食品药品监督管理总局拟订并完善执业药师资格准入制度，指导监督执业药师注册工作。

【A型题】2. 承担中药材生产扶持项目管理和国家药品储备管理工作的职能部门是（　　）

A. 国家卫生和计划生育委员会
B. 国家食品药品监督管理总局
C. 国家中医药管理局
D. 工业和信息化部门

【考点提示】D。工业和信息化管理部门负责拟定和实施生物医药产业的规划、政策和标准；承担医药行业管理工作；承担中药材生产扶持项目管理和国家药品储备管理工作。同时，配合药监部门加强对互联网药品广告的整治。

【B型题】（3~5题共用选项）

A. 国家卫生和计划生育委员会
B. 人力资源和社会保障部
C. 国家发展和改革会员会
D. 商务部

3. 制定并发布《国家基本医疗保险、工伤保险和生育保险药品目录》的部门是(　　)

4. 负责组织制定国家药物政策和国家基本药物制度的部门是(　　)

5. 负责研究制定药品流通行业发展规划的部门是(　　)

【考点提示】B、A、D。

3. 人力资源和社会保障部门统筹建立覆盖城乡的社会保障体系。负责统筹拟订医疗保险、生育保险政策、规划和标准；拟订医疗保险、生育保险基金管理办法；组织拟订定点医疗机构、药店的医疗保险服务和生育保险服务管理、结算办法及支付范围等工作，包括制定并发布《国家基本医疗保险、工伤保险和生育保险药品目录》。

4. 国家卫生和计划生育委员会负责组织制定国家药物政策和国家基本药物制度，组织制定国家基本药物目录，拟订国家基本药物采购、配送、使用的管理制度，会同有关部门提出国家基本药物目录内药品生产的鼓励扶持政策建议，参与制定药品法典，规范公立医院和基层医疗卫生机构药品采购，合理规定药品平均价格。

5. 商务部作为药品流通行业的管理部门，负责研究制定药品流通行业发展规划、行业标准和有关政策，配合实施国家基本药物制度，提高行业组织化程度和现代化水平，逐步建立药品流通行业统计制度，推进行业信用体系建设，指导行业协会实行行业自律，开展行业培训，加强国际合作与交流。

第二节　药品监督管理技术支撑机构

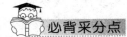

1. 在国家食品药品监督管理部门中，与执业药师执业工作相关的药品监督管理技术支撑机构主要包括：**中国食品药品检定研究院、国家药典委员会、药品审评中心**、食品药品审核查验中心、药品评价中心、国家中药品种保护审评委员会、行政事项受理服务和投诉举报中心、执业药师资格认证中心等。

2. 中国食品药品检定研究院的前身系**中国药品生物制品检定所**，最初是由原中央人民政府卫生部药物食品检验所和生物制品检定所于1961年合并成立的卫生部药品生物制品检定所。

3. 中国药品生物制品检定所于1986年更名，对外使用"中国药品检验总所"的名称，2010年9月26日更名为**中国食品药品检定研究院**，是国家食品药品监督管理总局的直属事业单位,是国家检验药品、生物制品质量的法定机构。

4. 中国食品药品检定研究院组织开展药品、医疗器械及有关包装材料与容器国家标准物质的**规划、计划、研究、制备、标定、分发、管理**工作。

5. 中国食品药品检定研究院负责生产用菌毒种、细胞株的检定工作,承担医用标准菌毒种、细胞株的**收集、鉴定、保存、分发、管理**工作。

6. 中国食品药品检定研究院承担食品药品检验检测机构的**实验室间比对及能力验证、考核与评价**等技术工作,参与相关规划编制和信息化建设,承担相关业务指导和信息统计等工作。

7. 国家药典委员会成立于 1950 年,是法定的**国家药品标准工作专业管理机构**。

8. 组织编制与修订《中华人民共和国药典》及其增补本的机构是**国家药典委员会**。

9. 国家药典委员会参与**拟订药品、药用辅料、直接接触药品包装材料和容器**标准的管理制度,建立和完善药品标准管理体系及相关工作机制。

10. 国家药典委员会组织开展**药品标准化战略、药品标准管理政策、技术法规研究**,承担药品医学临床信息的分析评估工作。

药事管理与法规

11. 国家食品药品监督管理总局药品审评中心是国家药品**注册技术审评机构**，是国家食品药品监督管理总局的直属事业单位。

12. **国家食品药品监督管理总局药品审评中心**负责对申请注册的药品进行技术审评，组织开展相关的综合评审工作。

13. 国家食品药品监督管理总局药品审评中心参与起草药品注册管理相关法律法规和规范性文件，负责制定**药品审评规范**并组织实施。

14. 食品药品审核查验中心的前身为**原国家食品药品监督管理局药品认证管理中心**。

15. 食品药品审核查验中心承担相关国家核查员的**聘任、考核、培训**等日常管理工作，指导地方核查员队伍建设。

16. 国家食品药品监督管理总局药品评价中心是**国家食品药品监督管理总局**的直属事业单位。

17. 国家食品药品监督管理总局药品评价中心经中央机构编制委员会办公室批准，2006年6月起，药品评价中心加挂"**国家药品不良反应监测中心**"牌子。

18. 国家药品不良反应监测中心指导地方相关监测与再评价工作。组织开展相关监测与再评价的**方法研究、培训、宣传、国际交流合作**。

19. 国家药品不良反应监测中心参与拟订、调整**国家基本药物目录、非处方药目录**。

20. **国家中药品种保护审评委员会办公室**是国家中药品种保护审评委员会的常设办事机构。

21. 国家中药品种保护审评委员会与国家食品药品监督管理总局保健食品审评中心实行**一套机构、两块牌子**管理。

22. 涉及保健食品技术审评事项时，以**国家食品药品监督管理总局保健食品审评中心**的名义实施。

23. **国家中药品种保护审评委员会**承担食品许可、中药品种保护、保健食品、化妆品审评和备案相关的信息化建设和数据库管理工作。

24. 国家食品药品监督管理总局行政事项受理服务和投诉举报中心负责国家食品药品监督管理总局依法承担的行政许可项目的**受理、转办、审批结果送达工作**。

25. 国家食品药品监督管理总局行政事项受理服务和投诉举报中心负责国家食品药品监督管理总局**行政许可项目受理、审批网络系统的运行管理**，并承担行政许可审批进度查询。

26. 食品药品投诉举报机构主要通过**12331电话、网络、信件、走访**4个渠道，受理食品、药品、保健食品、化妆品、医疗器械5类产品在研制、生产、流通、使用4个环节违法行为的投诉举报；全面履行受理、转办、跟踪、协调、汇总、分析、处理、反馈8项职能任务。

27. 执业药师资格认证中心开展**执业药师资格准入制度**及执业药师队伍发展战略研究，参与拟订完善执业药师资格准入标准并组织实施。

28. 执业药师资格认证中心承担执业药师资格考试相关工作。组织开展执业药师资格考试命审题工作，编写**考试大纲和应试指南**。负责执业药师资格考试命审题专家库、考试题库的建设和管理。

历年考题

【A型题】1. 组织开展药品质量相关的评价技术与方法研究，承担仿制药品质量与疗效一致性评价工作的药品监督管理技术机构是（　　）

　　A. 国家食品药品监督管理总局药品评价中心
　　B. 国家食品药品监督管理总局药品审评中心
　　C. 国家药典委员会
　　D. 中国食品药品检定研究院

【考点提示】D。中国食品药品检定研究院组织开展药品质量相关的评价技术与方法研究，承担仿制药质量和疗效一致性评价相关工作。

【A型题】2. 国家食品药品监督管理总局行政事项受理服务和投诉举报中心设置的食品药品投诉举报电话是(　　)

A. 120　　　　　　　B. 12315
C. 12320　　　　　　D. 12331

【考点提示】D。12331投诉举报电话作为接收公众投诉举报的主渠道,目前在国家食品药品监督管理总局和各省(自治区、直辖市)食品药品监管部门已全部开通。

【B型题】(3～5题共用选项)

A. 国家食品药品监督管理总局药品评价中心
B. 国家食品药品监督管理总局药品审评中心
C. 国家食品药品监督管理总局药品审核查验中心
D. 中国食品药品检定研究院

3. 负责组织对药品注册申请进行技术审评的机构是(　　)

4. 负责标定和管理国家药品标准品、对照品的机构是(　　)

5. 受国家食品药品监督管理总局委托,对取得认证证书的企业实施跟踪检查和监督抽查的机构是(　　)

【考点提示】B、D、C。国家食品药品监督管理总局药品审评中心负责对申请注册的药品进行技术审评，组织开展相关的综合评审工作。中国食品药品检定研究院负责标定和管理国家药品标准品、对照品。国家食品药品监督管理总局药品审核查验中心受国家食品药品监督管理总局委托，对取得认证证书的企业实施跟踪检查和监督抽查。

第三节　药品管理立法

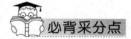

1. 药品管理立法是指由特定的国家机关，依据法定的权限和程序，**制定、认可、修订、补充、废除**药品管理法律规范的活动。

2. 药品管理立法的目的是**加强药品监督管理，保证药品质量，保障人体用药安全**，维护人民身体健康和用药的合法权益。

3. 法是由国家制定或者认可，体现统治阶级意志，并由**国家强制力**保证实施的具有普遍效力的行为规范的总称。

4. 根据《中华人民共和国宪法》和《中华人民共和国立法法》，我国的法有**宪法、法律、行政法规、地**

方性法规、自治条例和单行条例、部门规章、地方政府规章几个层次。

5. 法的特征体现为**规范性、国家意志性、国家强制性、普遍性、程序性**。

6. 法的规范性是指法所具有的**规定人们的行为模式、指导人们行为**的性质。

7. 法所规定的行为模式包括：①**人们可以怎样行为(可为模式)**；②人们不得怎样行为（勿为模式）；③人们应当或者必须怎样行为（应为模式）

8. 法是由国家制定或者认可的，体现了国家对人们行为的评价，具有**国家意志性**。

9. **国家的存在**是法存在的前提条件。

10. 一切法的产生，大体上都是通过**制定、认可**这两种途径。

11. 法不同于其他社会规范，它具有特殊的强制性，即**国家强制性**。

12. **国家的强制力**是法实施的最后保障手段。

13. 法的普遍性包含两方面的内容，即**法的效力对象的广泛性、法的效力的重复性**。

14. 法具有普遍性，在国家权力管辖范围内普遍有效，是从法的**属性**上来讲的。

15. 法律渊源，也就是法的效力渊源，即根据法的效力来源不同，而划分的法的不同形式，如制定法（包括宪法、法律、行政法规等）、**判例法、习惯法、法理**等。

16. 在我国，对法的渊源的理解，一般指**效力意义上的渊源**，主要是各种制定法。

17. 宪法是由**全国人民代表大会**依据特别程序制定的根本大法，由全国人大及其常委会监督实施，并由全国人大常委会负责解释，对违反宪法的行为予以追究。

18. **宪法**具有最高效力。

19. 我国现行《宪法》是1982年12月4日由**第五届全国人大第五次会议**通过的，此后又通过了四个宪法修正案。

20. 法律系指**全国人大及其常委会**制定的规范性文件，由国家主席签署主席令公布。

21. 法律分为基本法律和基本法律以外的其他法律两大类。基本法律是由**全国人大**制定和修改的刑事、民事、国家机构和其他方面的规范性文件，如全国人大制定的《中华人民共和国刑法》；另一类为基本法律以外的其他法律，即由**全国人大常委会**制定和修改的规范性文件，如全国人大常委会制定的《药品管理法》。

22. 在全国人大闭会期间，**全国人大常委会**也有权对全国人大制定的法律在不同该法律基本原则相抵触的条件下进行部分补充和修改。

23. 法律的解释权属于**全国人大常委会**。

24. 行政法规由**国务院有关部门或者国务院法制机构**具体负责起草，重要行政管理的法律、行政法规草案由国务院法制机构组织起草。

25. 行政法规由**总理**签署国务院令公布。

26. 有关国防建设的行政法规，可以由**国务院总理、中央军事委员会主席共同**签署国务院、中央军事委员会令公布。

27. 根据《立法法》的规定，**省、自治区、直辖市的人民代表大会及其常务委员会**根据本行政区域的具体情况和实际需要，在不同宪法、法律、行政法规相抵触的前提下，可以制定地方性法规。

28. 省、自治区的人民政府所在地的市、经济特区所在地的市和国务院已经批准的较大的市的人民代表大会及其常务委员会根据本市的具体情况和实际需要，在不同宪法、法律、行政法规和本省、自治区的地方性法规相抵触的前提下，可以制定地方性法规，报**省、自治区的人民代表大会常务委员会**批准后施行。

29. 设区的市、自治州的人民代表大会及其常务委员会根据本市的具体情况和实际需要，在不同宪法、法律、行政法规和本省、自治区的地方性法规相抵触的前提下，可以对城乡建设与管理、环境保护、历史文化保护等方面的事项制定地方性法规，报**省、自治区的人民代表大会常务委员会**批准后施行。

30. 根据《立法法》规定，民族自治地方的**人民代表大会**有权依照当地民族的政治、经济和文化特点，制定自治条例和单行条例。

31. 自治区的自治条例和单行条例，报**全国人民代表大会常务委员会**批准后生效。自治州、自治县的自治条例和单行条例，报**省、自治区、直辖市的人民代表大会常务委员会**批准后生效。

32. 自治条例和单行条例可以依照当地民族的特点，对法律和行政法规的规定做出变通规定，但不得违背**法律或者行政法规**的基本原则，不得对宪法和民族区域自治法的规定及其他有关法律、行政法规专门就民族自治地方所做的规定做出变通规定。

33. 国务院各部、委员会、中国人民银行、审计署和具有行政管理职能的直属机构，可以根据**法律和国务院的行政法规、决定、命令**，在本部门的权限范围内，制定规章。

34. 涉及两个以上国务院部门职权范围的事项，**应当提请国务院制定行政法规或者由国务院有关部门联合制定规章**。

35. 部门规章应当经部务会议或者委员会会议决定，由**部门首长**签署命令予以公布。

36. 省、自治区、直辖市和设区的市、自治州的人民政府，可以根据**法律、行政法规和本省、自治区、直辖市的地方性法规**，制定规章。

37. 地方政府规章应当经政府常务会议或者全体会议决定，由**省长、自治区主席、市长或自治州州长**签署命令予以公布。

38. 国际条约是指我国作为国际法主体同外国缔结的**双边、多边协议**和其他具有条约、协定性质的文件。

39. 我国国际条约的缔约权由**全国人大常委会、国家主席和国务院共同**行使。

40. 法律效力是指法律的适用范围，即法律在什么领域、什么时期和对谁有效的问题，也就是法律规范**在空间上、时间上和对人的效力问题**。

41. 由国家制定的法律和经中央机关制定的规范性文件，在**全国**范围内生效。地方性法规只在**本地区**内有效。

42. 法律的时间效力一般有三个原则，**即不溯及既往原则、后法废止前法原则、法律条文到达时间的原则**。

43. 法律对人的效力分为**属地主义、属人主义、保护主义**。

44. **属地主义**是指不论人的国籍如何，在哪国领域内就适用哪国法律。

45. **属人主义**是指不论人在国内或国外，是哪国公民就适用哪国法律。

46. 法律效力的层次是指规范性法律文件之间的**效力等级关系**。

47. 《立法法》规定，法律之间对同一事项的新的一般规定与旧的特别规定不一致，不能确定如何适用时，由**全国人民代表大会常务委员会**裁决。行政法规之间对同一事项的新的一般规定与旧的特别规定不一致，不能确定如何适用时，由**国务院**裁决。同一机关制定的新的一般规定与旧的特别规定不一致时，由**制定机关**裁决。

48. 法律责任是指人们对自己的违法行为所应承担的带有强制性的否定法律后果。它包括**民事责任、行政责任、刑事责任**。

49. 法律责任的前提是人们的违法行为，包括**侵权行为、不履行义务行为**等。法律责任总是基于一定的违法行为而产生。

50. 法律责任的内容是否定性的法律后果，包括**法律制裁、法律负担、强制性法律义务、法律不予承认或者撤销、宣布行为无效**等。

51. 法律责任必须由**司法机关或者法律授权的国家机关**予以追究。

52. 药品管理法律体系按照法律效力等级依次包括**法律、行政法规、部门规章、规范性文件**。

53. 与药品监督管理职责密切相关的法律主要有 2 部,分别为**《中华人民共和国药品管理法》《中华人民共和国禁毒法》**。

54. 与药品管理有关的法律有**《中华人民共和国刑法》《中华人民共和国广告法》**《中华人民共和国价格法》《中华人民共和国消费者权益保护法》《中华人民共和国反不正当竞争法》《中华人民共和国专利法》等。

55. **《中华人民共和国药品管理法》**是我国药品监管的基本法律依据,1984 年 9 月 20 日第五届全国人大常委会第七次会议通过,自 1985 年 7 月 1 日起施行。

56. 《药品管理法》取消了药品地方标准,统一上升为**国家药品标准**。

57. 《药品注册管理办法》《药物非临床研究质量管理规范》属于药品管理现行有效的**部门规章**。

58. 法律关系是指法律规范在调整社会关系中形成的人们之间的**权利、义务**关系。

59. 药品管理法律关系主体包括**国家机关、机构和组织、公民个人(自然人)**。

60. 药品管理法律关系主体中,国家机关主要分为两种情况:①政府的药品监督管理主管部门和有关部门，依法与其管辖范围内的相对方，形成的行政法律关系；**②政府的药品监督管理主管部门内部的领导与被领导、管理与被管理的关系**。

61. 药品管理法律关系主体中，机构和组织大致分为三种情况：①以药品监督管理相对人的身份，同药品监督管理机构形成行政法律关系；②以提供药品和药学服务的身份，同需求药品和药学服务的机关、机构和组织、公民个人形成**医药卫生服务关系**；③与内部职工形成管理关系。

62. 药品管理法律关系主体中，公民个人（自然人）可分为特定主体和一般主体。特定主体主要指**药学技术人员**，一般主体指所有的公民。

63. 药品管理法律关系客体包括药品、人身、精神产品。其中，**药品**是药品管理法律关系主体之间权利义务所指向的主要客体。

64. 药品管理法的法律事实是法律规范所规定的，能够引起法律关系产生、变更和消灭的客观情况或现象，大体可以分为**事件、行为**两类。

历年考题

【A 型题】1. 药品管理法律体系按照法律效力等级由高到低排序，正确的是(　　)

A. 法律、部门规章、行政法规、规范性文件
B. 法律、行政法规、部门规章、规范性文件
C. 部门规章、行政法规、规范性文件、法律
D. 规范性文件、部门规章、行政法规、法律

【考点提示】B。药品管理法律体系按照法律效力等级依次包括法律、行政法规、部门规章、规范性文件。

【X型题】2. 下列有关法律效力层次的说法，正确的有（　　）

A. 在同一位阶的法之间，特别规定优于一般规定
B. 下位法违反上位法规定的，由有关机关依法予以改变或者撤销
C. 上位法的效力高于下位法
D. 在同一位阶的法之间，旧的规定优于新的规定

【考点提示】ABC。法律效力的层次是指规范性法律文件之间的效力等级关系。法的效力层次可以概括为：①上位法的效力高于下位法。按《立法法》的规定，下位法违反上位法规定的，由有关机关依照该法规定的权限予以改变或者撤销。②在同一位阶的法之间，特别规定优于一般规定，新的规定优于旧的规定。

第四节 药品监督管理行政法律制度

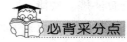

必背采分点

1. 行政许可是指行政机关根据公民、法人或者其他组织的申请,经**依法审查**,准予其从事特定活动的行为。

2. 设定和实施行政许可的原则有**法定原则,公开、公平、公正原则,便民和效率原则,信赖保护原则**。

3. 设定和实施行政许可,应当依照法定的**权限、范围、条件、程序**。

4. 行政许可所依据的法律、法规、规章修改或者废止,或者准予行政许可所依据的客观情况发生重大变化的,为了公共利益的需要,行政机关可以**依法变更或者撤回已经生效的行政许可**。

5. 药品生产许可的表现形式为颁发**"药品生产许可证""医疗机构制剂许可证"**;药品经营许可的表现形式为颁发**"药品经营许可证"**;药品上市许可的表现形式为颁发**"药品注册证"**;进口药品上市许可的表现形式为颁发**"进口药品注册证""医药产品注册证"**等;国务院行政法规确认了执业药师执业许可的表现形式为颁发

"执业药师注册证"。

6. 《国务院关于第三批取消中央指定地方实施行政许可事项的决定》中，取消了药物临床试验机构资格认定初审（审批部门为省级卫生计生行政部门和省级食品药品监督管理部门），由**国家食品药品监督管理总局**直接受理审批，审批时征求国家卫生计生委意见，并进一步明确各自责任。

7. 《国务院关于第三批取消中央指定地方实施行政许可事项的决定》中，取消了省级食品药品监督管理部门对药用辅料（不含新药用辅料和进口药用辅料）注册审批，将药用辅料注册**纳入药品审批一并**办理。

8. 行政相对人（或者其代理人）向行政机关提出行政许可申请时，行政机关负有向申请人提供格式文本的义务；**公示行政许可事项和条件的义务**；对公示内容进行解释、说明的义务。

9. 行政相对人（或者其代理人）向行政机关提出行政许可申请时，行政许可申请人负有**提供真实信息**的义务；享有要求行政机关进行解释、说明的权利。

10. 行政机关受理行政许可申请时，申请材料不全需要补全的，行政机关应当**在法定期限内一次性告知申请人**。

11. 撤销行政许可的情形有：①行政机关工作人员

滥用职权、玩忽职守做出准予行政许可决定的。②**超越法定职权做出准予行政许可决定的**。③违反法定程序做出准予行政许可决定的。④对不具备申请资格或者不符合法定条件的申请人准予行政许可的。⑤依法可以撤销行政许可的其他情形。

12. 被许可人以**欺骗、贿赂**等不正当手段取得行政许可的,应当予以撤销。

13. 《行政许可法》规定,在撤销行政许可时可能对公共利益造成重大损害的**不予撤销**。

14. 行政强制包括**行政强制措施、行政强制执行**。

15. 实施行政强制,应当坚持**教育与强制相结合**。

16. 公民、法人或者其他组织对行政机关实施行政强制,享有**陈述权、申辩权**。

17. 行政强制措施,是指行政机关在行政管理过程中,为制止违法行为、防止证据损毁、避免危害发生、控制危险扩大等情形,依法对公民的人身自由实施**暂时性限制**,或者对公民、法人或者其他组织的财物实施**暂时性控制**的行为。

18. 行政强制措施的种类包括:①**限制公民人身自由**;②查封场所、设施或者财物;③扣押财物;④冻结存款、汇款;⑤其他行政强制措施。

19. 行政强制执行,是指行政机关或者行政机关申请**人民法院**,对不履行行政决定的公民、法人或者其他组织,依法强制履行义务的行为。

20. 行政强制执行的方式包括:①**加处罚款或者滞纳金**;②划拨存款、汇款;③拍卖或者依法处理查封、扣押的场所、设施或者财物;④排除妨碍、恢复原状;⑤代履行;⑥其他强制执行方式。

21. 行政处罚的原则有:①**处罚法定原则**。②处罚公正、公开原则。③处罚与违法行为相适应的原则。④处罚与教育相结合的原则。⑤不免除民事责任,不取代刑事责任原则。

22. 处罚与违法行为相适应的原则是指,设定和实施行政处罚必须以事实为依据,与违法行为的**事实、性质、情节、社会危害程度**相当。

23. 公民、法人或者其他组织因违法受到行政处罚,其违法行为对他人造成损害的,**应当承担民事责任**。

24. 公民、法人或者其他组织因违法行为构成犯罪,应当依法追究刑事责任,不得**以行政处罚代替刑事处罚**。

25. 《中华人民共和国行政处罚法》(简称《行政处罚法》)第8条明确规定了行政处罚的种类,包括**人身罚、资格罚、财产罚、声誉罚**。

26. 人身罚是指特定行政主体限制和剥夺违法行为人人身自由的行政处罚,**如行政拘留**。

27. 对人身自由的行政处罚只能由**公安机关**实施,药品监管部门没有人身自由行政处罚权。

28. 资格罚是指行政主体**限制、暂停、剥夺**做出违法行为的行政相对人某种行为能力或资格的处罚措施。

29. 根据《行政处罚法》规定,资格罚主要包括**责令停产停业、吊销许可证或者执照**等。

30. 《药品管理法》规定的行政处罚中的资格罚包括:吊销"药品生产许可证"、"药品经营许可证"、医疗机构执业许可证书、药物临床试验机构的资格,**撤销进口药品注册证书**,撤销药品广告批准文号,撤销GMP(或GSP)认证证书,撤销检验资格,责令停产、停业等。

31. 财产罚是指行政主体依法对违法行为人给予的**剥夺财产权**的处罚形式。

32. 财产罚是运用最广泛的一种行政处罚,其形式主要有**罚款、没收财物(没收违法所得、没收非法财物等)**两种。

33. 没收违法所得、没收非法财物,是行政主体依法将违法行为人的**违法所得、违禁物品、违法行为工具**等强制收归国有的一种处罚形式。

34. 声誉罚是指对违法者的**名誉、荣誉、信誉或精神上的利益**造成一定损害的处罚方式,是行政处罚中最轻的一种。

35. 声誉罚的具体形式主要有**警告、通报批评**两种。

36. 《行政处罚法》中设置的声誉罚只有**警告**,是指行政主体对实施了违法行为但情节较为轻微并造成实际危害后果的相对人的谴责和警戒。

37. 行政处罚除法律、行政法规另有规定外,由**违法行为发生地的县级以上地方人民政府具有行政处罚权的行政机关**管辖。

38. 两个以上依法享有行政处罚权的行政机关如对同一行政违法案件都有管辖权,行政机关对该案件的管辖发生争议,双方协商不成的,应报请**共同的上一级行政机关**指定管辖。

39. 行政处罚的适用条件:①必须已经实施了违法行为,且该违法行为违反了行政法规范;②**行政相对人具有责任能力**;③行政相对人的行为依法应当受到处罚;④违法行为未超过追究时效。

40. 受行政处罚的当事人有下列情形之一的,应当依法从轻或者减轻行政处罚:①**主动消除或者减轻违法行为危害后果的**;②受他人胁迫有违法行为的;③配合行政机关查处违法行为有立功表现的;④已满十四周岁不满十八周岁的人有违法行为的。

41. 公民、法人或者其他组织违反行政管理秩序的行为,依法应当给予**行政处罚**。

42. 行政机关在做出行政处罚决定之前，应当**告知当事人做出行政处罚决定的事实、理由、依据**，并告知当事人依法享有的权利。

43. 行政处罚决定程序有**简易程序（当场处罚程序）、一般程序（普通程序）**两大类。

44. 当违法事实清楚、有法定依据、拟做出数额较小的罚款（对公民处 50 元以下，对法人或者其他组织处 1000 元以下的罚款）或者警告时，可以**适用简易程序，当场处罚**。

45. 简易程序包括：①表明身份（执法人员应向当事人出示执法身份证件）。②确认违法事实，说明处罚理由和依据。③**制作行政处罚决定书**。④交付行政处罚决定书。⑤备案。

46. 一般程序包括立案、调查、处理决定、说明理由并告知权利、**当事人的陈述和申辩**、制作处罚决定书、送达行政处罚决定书。

47. 对于在**两年以内**未发现的行政违法行为，不予立案追究。

48. 一般程序调查时，行政执法人员不得少于**二人**，并应出示证件。

49. 进行一般程序处理决定时，应根据不同情况，分别作出**行政处罚、不予行政处罚、移送司法机关处理**决定。

50. 听证程序依次为**听证申请的提出、听证通知、听证的主持与参与、辩论、制作听证笔录**。

51. 当事人要求听证的，应当在**行政机关告知后三日内**提出。

52. 行政机关应当在**听证的七日前**，将举行听证的时间、地点和其他相关事项通知当事人。

53. 听证应由**行政机关指定非本案调查人员**主持。

54. 行政复议，是指公民、法人或者其他组织认为行政主体的具体行政行为侵犯其合法权益，依法向法定的行政复议机关提出复议申请，行政复议机关依照法定程序对被申请复议的具体行政行为的**合法性、适当性**进行审查并做出决定的一种法律制度。

55. 行政复议的基本原则有**合法原则、公正原则、公开原则、及时原则、便民原则、全面审查原则**。

56. 行政复议的基本原则中，合法原则包括**主体合法、依据和内容合法、程序合法**三项内容。

57. 行政复议机关在行政复议过程中，除涉及**国家秘密、商业秘密、个人隐私**外，整个过程都要向行政复议的各方当事人公开。

58. 行政复议机关在行政复议过程中需要公开的内容包括：**行政行为依据**，行政复议组织机构、场所和工作制度，行政复议审查过程，裁决结果及执行情况。

59. 行政复议的受案范围是指法律规定的**行政复议机关受理行政争议案件**的权限范围。

60. 公民、法人或者其他组织对行政机关做出的**限制人身自由或者对财产的查封、扣押、冻结**等行政行为不服的，可申请行政复议。

61. 公民、法人或者其他组织对抽象行政行为不能单独提起行政复议，只能**在对具体行政行为提起行政复议时一并提起**。

62. 行政复议申请人的条件：①申请人必须是**行政相对人**，包括公民、法人或者其他组织及外国人、无国籍人。②申请人是认为具体行政行为侵害其合法权益的人。③申请人必须是以自己的名义申请行政复议的公民、法人或者其他组织。

63. 根据《行政复议法》第10条的规定，行政复议申请人资格转移的情况有：①有权申请行政复议的公民死亡，其**近亲属**可以申请行政复议。②有权申请行政复议的法人或者其他组织终止，承受其权利的法人或者其他组织可以申请行政复议。

64. 行政复议申请人的近亲属包括**配偶、父母、子女、兄弟姐妹、祖父母、外祖父母、孙子女、外孙子女**。

65. 行政复议被申请人包括**行政机关，法律、法规授权的组织**。

66. 行政复议被申请人的条件：①**被申请人必须是行政主体**。②被申请人必须实施了具体行政行为。③被申请人必须是相应具体行政行为受申请人指控并由行政复议机关通知参加行政复议的行政主体。

67. 申请人对行政机关做出的具体行政行为不服，直接申请复议的，该**行政机关**是被申请人。

68. 两个或两个以上行政机关以共同名义做出同一具体行政行为的，**共同做出具体行政行为的行政机关**是被申请人。

69. 行政机关委托的组织做出的具体行政行为引起行政复议，**委托的行政机关**是被申请人。

70. 行政机关与其他组织以共同名义做出具体行政行为的，**行政机关**为被申请人。

71. 下级行政机关依照法律、法规、规章规定，经上级行政机关批准做出具体行政行为的，**批准机关**为被申请人。

72. 行政机关设立的派出机构、内设机构或者其他组织，未经法律、法规授权，对外以自己名义做出具体行政行为的，**该行政机关**为被申请人。

73. 做出具体行政行为决定的行政机关被撤销的，**继续行使其职权的行政机关**是被申请人。

74. 因与被申请复议的具体行政行为有利害关系，

申请参加或者由行政复议机关通知其参加到行政复议过程中的公民、法人或者其他组织称为**行政复议第三人**。

75. 对行政复议案件拥有**管辖权**的机关,就是行政复议机关。

76. 一般情况下,行政复议案件由被申请人的**上一级行政机关**管辖。

77. 一般级别管辖包括**选择管辖、政府管辖、垂直管辖**。

78. 对地方各级人民政府做出的具体行政行为不服的,由**上一级人民政府**管辖。

79. 省政府依法设立的派出机关即行政公署可以管辖对所属**县级地方政府**的具体行政行为申请复议的案件。

80. 对实行垂直领导的国家行政机关,如海关、金融、国税、外汇管理等行政机关和国家安全机关的具体行政行为不服的,向**上一级主管部门**申请行政复议。

81. 申请人对经国务院批准实行省以下垂直领导的部门做出的具体行政行为不服的,可以选择向该部门的**本级人民政府或者上一级主管部门**申请行政复议,但是省、自治区、直辖市另有规定的,依照省、自治区、直辖市的规定办理。

82. 特殊级别管辖主要包括**自身管辖、共同管辖、**

派出管辖、授权管辖、撤销管辖、转送管辖。

83. 对国务院部门或者省、自治区、直辖市人民政府的具体行政行为不服的，向做出该具体行政行为的国务院部门或者省、自治区、直辖市人民政府申请复议。

84. 《行政复议法实施条例》第 23 条规定，申请人对两个以上国务院部门共同做出的具体行政行为不服的，可以向其中任何一个国务院部门提出行政复议申请，由做出具体行政行为的国务院部门共同做出行政复议决定。

85. 申请人对两个或者两个以上行政机关以共同名义做出的具体行政行为不服的，向其共同上一级行政机关申请行政复议。

86. 对县级以上地方人民政府依法设立的派出机关（包括地区行政公署、街道办事处、区公所）的具体行政行为不服的，向设立该派出机关的人民政府申请复议。

87. 对法律、法规授权组织做出的具体行政行为不服的，分别向直接管理该组织的地方人民政府、地方人民政府工作部门或者国务院部门申请行政复议。

88. 对被撤销的行政机关在撤销前所做出的具体行政行为不服的，向继续行使其职权的行政机关的上一级行政机关申请行政复议。

89. 根据《行政复议法》第 15 条第 2 款的规定，对特殊情况下的复议管辖，申请人也可以向具体行政行为发生地的**县级地方人民政府**提出行政复议申请，由该县级地方人民政府在 7 日内，将该申请转送到有关的行政复议机关。

90. 行政复议机构接受和审查申请，除不予受理和依法转送的申请外，行政复议申请自**行政复议机构收到之日**起即为受理。

91. 行政复议程序分为**申请、受理、审理、决定、执行**五个阶段。

92. 公民、法人或者其他组织认为具体行政行为侵犯其合法权益，可以自**知道该具体行政行为之日起 60 日内**提出行政复议申请。

93. 公民、法人或者其他组织提起行政复议申请时，因不可抗力或其他正当理由耽误法定申请期限，申请期限自**障碍消除之日**起继续计算。

94. 行政复议机关收到行政复议申请后，应在**5 日内**进行审查，对不符合规定的行政复议申请，决定不予受理，并书面告知申请人；对于符合规定，但是不属于本机关受理的行政复议申请，应当告知申请人向有关行政复议机关提出。

95. 公民、法人或者其他组织依法提出行政复议申请，行政复议机关无正当理由不予受理的，上级行政机关应当责令其受理；必要时，**上级行政机关**也可以直接受理。

96. 行政复议决定的类型包括：①**维持决定**；②责令履行法定职责；③撤销、确认决定；④变更决定；⑤责令赔偿决定；⑥驳回复议请求决定。

97. 被申请人不履行或者无正当理由拖延履行行政复议决定的，**行政复议机关或者其有关上级机关**应当责令其限期履行。

98. 申请人逾期不起诉又不履行行政复议决定的，或者不履行终局裁决的行政复议决定的，可以：①维持具体行政行为的行政复议决定，**由做出具体行政行为的行政机关**依法强制执行，或者申请人民法院强制执行。②变更具体行政行为的行政复议决定，由**行政复议机关**依法强制执行，或者申请人民法院强制执行。

99. 行政诉讼的特殊原则有：**当事人在行政诉讼中法律地位平等的原则**、审查行政行为合法性原则、不停止行政行为执行的原则、不适用调解原则、司法变更原则。

100. 行政诉讼原则上只审查**行政行为的合法性**，对合理性问题不涉及。

101. 行政行为不因公民、法人或者其他组织提起诉讼而停止执行。但有下列情形之一的可停止执行：①被告人认为需要停止执行的；②**原告或者利害关系人申请**

停止执行，法院裁定停止的；③法院认为应当停止执行的；④法律、法规规定停止执行的。

102. 人民法院审理**行政赔偿、补偿**及行政机关行使法律、法规规定的自由裁量权的案件可以调解。

103. 只有在行政处罚明显不当，或者**行政行为涉及对款额的确定、认定确有错误**，人民法院才可以做出变更判决。

104. 申请行政许可，行政机关拒绝或者在法定期限内不予答复，或者对行政机关做出的有关行政许可的其他决定不服的，可以申请**行政诉讼**。

105. 人民法院也受理法律、法规规定可以提起诉讼的其他行政案件。但对下列案件，人民法院不受理：①国防、外交等国家行为；②行政法规、规章或者行政机关制定、发布的具有普遍约束力的决定、命令；③**行政机关对其工作人员的奖惩、任免等决定**；④法律规定由行政机关最终裁决的行政行为；⑤公安、国家安全等机关依照刑事诉讼法的明确授权实施的行为；⑥行政调解行为及法律规定的仲裁行为；⑦不具有强制力的行政指导行为；⑧驳回当事人对行政行为提起申诉的重复处理行为；⑨对公民、法人或者其他组织权利义务不产生实际影响的行为。

106. 行政诉讼管辖包括**级别管辖、地域管辖、裁定**

管辖。

107. 上级人民法院管辖以外的第一审行政案件由**基层人民法院**管辖。

108. 中级人民法院管辖下列第一审行政案件：①对国务院部门或者县级以上地方人民政府所做的行政行为提起诉讼的案件；②海关处理的案件；③**本辖区内重大、复杂的案件**；④其他法律规定由中级人民法院管辖的案件。

109. 本辖区重大、复杂的第一审行政案件由**高级人民法院**管辖。

110. 全国范围内重大、复杂的第一审行政案件由**最高人民法院**管辖。

111. 地域管辖又称区域管辖，是指**同级人民法院之间**受理第一审行政案件的分工和权限。

112. 根据《行政诉讼法》的规定，行政案件由**最初做出行政行为的行政机关所在地人民法院**管辖。经复议的案件，也可以由**复议机关所在地人民法院**管辖。

113. 对限制人身自由的强制措施不服提起的行政诉讼，由**被告所在地或者原告所在地人民法院**管辖。

114. 原告所在地包括**原告户籍所在地、经常居住地、被限制人身自由地**。

115. 因不动产提起的行政诉讼，由**不动产所在地人民法院**管辖。

116. 原告向两个以上有管辖权的人民法院提起诉讼，由**最先立案的人民法院**管辖。

117. 行政诉讼参加人包括**原告、被告、共同诉讼人、第三人、行政诉讼代理人**。

118. 经过复议的案件，复议机关决定维持原行政行为的，**做出原行政行为的行政机关和复议机关**是共同被告。

119. 两个以上行政机关做出同一具体行政行为的，**共同做出行政行为的行政机关**是共同被告。

120. 行政机关委托的组织所做的行政行为，**委托的行政机关**是被告。

121. 当事人不服经上级行政机关批准的行政行为，向人民法院提起诉讼的，应当以**在对外发生效力的文书上署名的机关**为被告。

122. 共同诉讼分为**必要的共同诉讼、普通的共同诉讼**。

123. 按照代理权产生的依据不同，可将行政诉讼代理人分为三类，即**法定代理人、指定代理人、委托代理人**。

124. 可以作为行政诉讼证据的有：**书证、物证、视听资料、电子数据**、证人证言、当事人的陈述、鉴定意见、勘验笔录、现场笔录等。

125. 行政诉讼法规定，被告对做出的具体行政行为负有**举证责任**，应当提供做出该具体行政行为的证据和所依据的规范性文件。

126. 被告对被诉行政行为的举证期限是在**收到起诉状副本之日起 15 日内**提交答辩状及证据、依据。

127. 被告向人民法院提供证据不局限于被告做出行政行为的事实依据，还包括**被诉行政行为所依据的规范性文件即法律依据**。

128. 被告在法定期限内不提供或无正当理由逾期提供证据、依据的，应当认定为该行政行为没有证据，被告要承担**败诉**的法律后果。

129. 行政诉讼程序一般分为**起诉与立案、审理与裁判、执行**等几个阶段。

130. 起诉是指公民、法人或者其他组织认为自己的合法权益受到行政机关行政行为的侵害，而向**人民法院**提出诉讼请求，要求其通过行使审判权，依法保护自己合法权益的诉讼行为。

131. 起诉必须具备的条件有：①原告是行政行为的相对人及其他与行政行为有利害关系的公民、法人或者其他组织；②有明确的被告；③**有具体的诉讼请求和事实根据**；④属于人民法院的受案范围和受诉人民法院管辖。

132. 根据行政诉讼法的规定，经过行政复议的案件，公民、法人或者其他组织对行政复议决定不服的，可在**收到复议决定书之日起 15 日内**向人民法院起诉；直接向人民法院提起诉讼的，应当自**知道或者应当知道做出行政行为之日起 6 个月**内提出。

133. 行政案件的审理方式，主要有**开庭审理、书面审理**两种。

134. 我国行政诉讼的审理，一审程序一律**开庭审理**；二审的审理分为**书面审理、开庭审理**两种方式。

135. 开庭审理应遵循的程序：审判长宣布开庭、法庭调查、法庭辩论、合议庭评议、宣判。其中**法庭调查**是开庭审理的核心，其任务是通过核实各种证据材料，审查证据的证明效力，以认定案件事实，审查和确认具体行政行为是否正确和合法。

136. 法院宣告判决一律**公开**进行。

137. 人民法院审理下列第一审案件，认为事实清楚、权利义务关系明确、争议不大的，可以适用简易程序：①被诉行政行为是依法当场做出的；②案件涉及款额**两千元以下**的；③属于政府信息公开案件的。

138. 发回重审，按审判监督程序再审的案件不适用**简易程序**。

139. 裁判是指人民法院运用国家审判权对行政案件做出**判决、裁定**的合称。

140. 根据《行政诉讼法》有关规定，人民法院在行政诉讼一审程序中适用的判决有**驳回诉讼请求判决、撤销判决**、重作判决、履行判决、变更判决、给付判决、确认违法判决、确认无效判决、承担责任判决、补偿判决。

141. 行政行为证据确凿、适用法律法规正确、符合法定程序的，或者原告申请被告履行法定职责或者给付义务理由不成立的，人民法院应当判决**驳回原告诉讼请求**。

142. 被诉行政行为主要证据不足、适用法律法规错误、违反法定程序、超越职权、滥用职权和明显不当的，人民法院应判决**撤销或部分撤销**。

143. 行政行为依法应当撤销，但撤销会给国家利益、社会公共利益造成重大损害的适用**违法判决**。

144. 人民法院应当在**立案之日起 6 个月内**做出第一审判决。

145. 对人民法院已经发生法律效力的判决、裁定、调解书，当事人必须履行。如果公民、法人或者其他组织拒绝履行判决、裁定的，行政机关或者第三人可以向**第一审人民法院**申请强制执行，或者由行政机关依法强制执行。

146. 行政机关拒绝履行判决、裁定、调解书的，一审人民法院可以在规定期限内，从期满之日起对该行政

药事管理与法规

机关负责人**按日处 50 元至 100 元的罚款**。

147. 行政机关拒绝履行判决、裁定、调解书的，一审人民法院可以向**监察机关或者该行政机关的上一级行政机关**提出司法建议。

历年考题

【A 型题】1. 按照全面深化行政审批制度改革，进一步简政放权的精神，国家分批取消或调整了一部分与药品相关的行政审批事项，下列项目属于已取消审批的事项是（　　）

  A. 药品委托生产许可

  B. 中药材 GAP 认证

  C. 药品零售企业 GSP 认证

  D. 互联网药品交易服务企业审批

【考点提示】B。国务院印发的《关于取消 13 项国务院部门行政许可事项的决定》（国发〔2016〕10 号）中，规定取消中药材生产质量管理规范（GAP）认证。

【A 型题】2. 现行药品管理法律和行政法规确定的行政许可项目不包括（　　）

  A. 药品检验人员执业许可

  B. 药品生产许可

C. 进口药品上市许可
D. 执业药师执业许可

【考点提示】A。根据《药品管理法》《药品管理法实施条例》《麻醉药品和精神药品管理条例》等法律、行政法规及其他设定行政许可的相关法律依据，国家对药品注册、安全监管与稽查设定了一系列行政许可项目。如药品生产许可，表现形式为颁发"药品生产许可证"和"医疗机构制剂许可证"；药品经营许可，表现形式为颁发"药品经营许可证"；药品上市许可，表现形式为颁发"药品注册证"；进口药品上市许可，表现形式为颁发"进口药品注册证""医药产品注册证"等；国务院行政法规确认了执业药师执业许可，表现形式为颁发"执业药师注册证"。

【A型题】3.《中华人民共和国行政复议法》规定，行政复议的受案范围不包括（　　）
A. 对行政机关做出的警告行政处罚不服的
B. 对行政机关做出的对财产查封的行政行为不服的
C. 对认为行政机关没有依法办理行政许可事项的
D. 对行政机关做的行政处分或其他人事不服的

【考点提示】D。根据《行政复议法》第8条规定，下列两类事项不属于行政复议范围：①对行政机关做出的行政处分或者其他人事处理决定。②对民事纠纷的调解或者其他处理行为。

【A型题】4. 某县药品经营企业对本县药品监督管理部门做出的行政处罚决定不服,欲申请行政复议。受理该行政复议申请的机关可以是(　　)

　　A. 所在地市级药品监督管理部门
　　B. 所在地省级人民政府
　　C. 所在地市级人民政府
　　D. 本县人民法院

【考点提示】A。申请人对经国务院批准实行省以下垂直领导的部门做出的具体行政行为不服的,可以选择向该部门的本级人民政府或者上一级主管部门申请行政复议,但是省、自治区、直辖市另有规定的,依照省、自治区、直辖市的规定办理。

【A型题】5.《中华人民共和国药品管理法》第七十五条规定,从事生产、销售假药及生产、销售劣药情节严重的企业或者其他单位,其直接负责的主管人员和其他直接责任人员十年内不得从事药品生产、经营活动。这种行政处罚的种类属于(　　)

　　A. 人身罚　　　　　　B. 财产罚

C. 声誉罚　　　　　　　D. 资格罚

【考点提示】D。资格罚是指行政主体限制、暂停或剥夺做出违法行为的行政相对人某种行为能力或资格的处罚措施。根据《行政处罚法》规定，资格罚主要包括责令停产停业、吊销许可证或者执照等。

【B型题】（6～7题共用选项）
　A. 限制人身自由　　　　B. 吊销许可证
　C. 较少数额罚款　　　　D. 没收违法所得

6. 在行政处罚时可使用简易程序的是（　　）

7. 只能由公安机关实施，药品监督管理部门没有执行权的行政处罚是（　　）

【考点提示】C、A。在行政处罚时，当违法事实清楚、有法定依据、拟作出数额较小的罚款（对公民处50元以下，对法人或者其他组织处1000元以下的罚款）或者警告时，可以适用简易程序，当场处罚。限制人身自由只能由公安机关实施，药品监督管理部门没有执行权。

【B型题】（8～9题共用选项）
　A. 行政许可　　　　　　B. 行政处罚
　C. 行政复议　　　　　　D. 行政诉讼
　E. 行政指导

8. 某药店对药品监督管理部门做出的责令停业决定不服，可以向上级行政机关提出（　　）

9. 某公民对药品监督管理部门拒绝颁发药品经营许可证的决定不服，可以向人民法院提出（　　）

【考点提示】 C、D。公民、法人或者其他组织对行政机关做出的警告、罚款、没收违法所得、没收非法财物、责令停产停业、暂扣或吊销许可证、暂扣或吊销执照、行政拘留等行政处罚不服的，可申请行政复议。对行政拘留、暂扣或者吊销许可证和执照、责令停产停业、没收违法所得、没收非法财物、罚款、警告等行政处罚不服的，可以向人民法院提出行政诉讼。

【X型题】 10. 根据《中华人民共和国行政处罚法》，行政机关做出行政处罚决定之前，应当告知当事人有权利要求举行听证的行政处罚包括（　　）

A. 警告　　　　　　　　B. 责令停产停业
C. 较小数额罚款　　　　D. 较大数额罚款
E. 吊销许可证

【考点提示】 BDE。行政机关做出责令停产停业、吊销许可证或者执照、较大数额罚款等行政处罚决定之前，应当告知当事人有要求举行听证的权利。

第四章　药品研制与生产管理

第一节　药品研制与注册管理

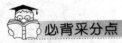

1. 药品研制是指在化学、生物学、医学、统计学、药学等诸多以生命学科为主的理论指导下，运用先进的科学理论和技术完成药物研究和开发一系列的试验和验证项目，使研究成果达到预期的效果并最终能够获得批准，供<u>临床诊断、预防、治疗使用</u>的全部活动。

2. 新药研制是通过发现、识别、筛选和测定新的化学或生物物质，分析其有效的生物活性，继而进行成药性研究，按照国家规定，通过临床前和临床研究，获得申请上市所需要的试验数据和资料，经<u>国家药品监督管理部门</u>审评和批准，最终实现新药的问世。

3. 以创新程度最高的新化学实体（先导化合物）为例，可将新药研制分为三个阶段，分别为临床前研究

阶段、新药的临床试验阶段、生产和上市后研究阶段。

4. 新药研制阶段中,**临床前研究阶段**主要包括新活性成分的发现与筛选,并开展药理药效研究和毒理试验(安全性评价试验)。

5. 药物临床前研究应当参照国家发布的有关技术指导原则进行,其中安全性评价研究必须在通过**《药物非临床研究质量管理规范》(GLP)** 认证的实验室完成,研究者如果采用其他评价方法和技术进行试验的,应当提交证明其科学性的资料。

6. 安全性评价的初步目的是通过**毒理学试验**对受试物的毒性反应进行暴露,在非临床试验中提示受试物的安全性。

7. 安全性评价的基本内容包括**安全性药理、单次给药毒性、重复给药毒性**、急性毒性、慢性毒性、遗传毒性、生殖毒性、致癌性、依赖性、与局部给药相关的特殊毒性试验等。

8. 药物研究机构应当具有与试验研究项目相适应的**人员、场地、设备、仪器、管理制度**;所用实验动物、试剂和原材料应当符合国家有关规定和要求。

9. 申请人委托其他机构进行药物研究或者进行单项试验、检测、样品的试制、生产等,应当**与被委托方签订合同**。

10. **研究主持人**应当对申报资料中的药物研究数据的真实性负责。

11. 临床试验阶段是决定候选药物能否成为新药上市销售的关键阶段，这一阶段必须获得国家药品监督管理部门的批准，在具有药物临床试验资质的机构中实施，并严格遵守**《药物临床试验质量管理规范》（GCP）**的规定。

12. 药物临床试验是指任何在人体（患者或健康志愿者）进行的药物系统性研究，以证实或揭示试验药物的作用、不良反应及（或）试验药物的**吸收、分布、代谢、排泄**，以确定试验药物的疗效与安全性，也包括生物等效性试验。

13. 临床试验分为**Ⅰ期、Ⅱ期、Ⅲ期、Ⅳ期**。

14. 新药在批准上市前，申请新药注册应当完成**Ⅰ期、Ⅱ期、Ⅲ期**临床试验。

15. 在某些特殊情况下，经批准也可仅进行**Ⅱ期、Ⅲ期**临床试验或仅进行**Ⅲ期**临床试验。

16. Ⅰ期临床试验观察人体对于新药的**耐受程度、药代动力学**，为制定给药方案提供依据。病例数为20~30例。

17. Ⅱ期临床试验的目的是初步评价药物对目标适应证患者的治疗作用和安全性，也包括为**Ⅲ期临床试验**

研究设计和给药剂量方案的确定提供依据。

18. Ⅱ期临床试验的研究设计可以根据具体的研究目的，采用多种形式，**包括随机盲法对照临床试验**。病例数应不少于100例。

19. Ⅲ期临床试验是**治疗作用确证阶段**。

20. Ⅲ期临床试验的目的是进一步验证药物对目标适应证患者的治疗作用和安全性，评价**利益与风险关系**，最终为药物注册申请的审查提供充分依据。

21. Ⅲ期临床试验根据不同的病种和剂型要求，病例数不得少于**300例**。

22. 生物等效性试验是指用生物利用度研究的方法，以药代动力学参数为指标，比较同一种药物的相同或者不同剂型的制剂在相同的试验条件下，其活性成分**吸收程度、速度**有无统计学差异的人体试验。

23. 一般仿制药的研制需要进行**生物等效性试验**。

24. 药物临床试验的受试例数应当符合**临床试验的目的和相关统计学的要求**，并且不得少于所规定的最少临床试验病例数。

25. 临床试验用药物应在符合**《药品生产质量管理规范》（GMP）**的车间制备，必须严格执行《药品生产质量管理规范》的要求，并经检验合格后方可用于临床试验。

26. 药物临床试验应当在**批准后 3 年内**实施。

27.《国务院关于改革药品医疗器械审评审批制度的意见》对临床试验申请的审评审批进行优化。对新药的临床试验申请,实行**一次性批准**,不再采取分期申报、分期审评审批的方式;审评时重点审查临床试验方案的科学性和对安全性风险的控制,保障受试者的安全。

28.《关于深化审评审批制度改革鼓励药品医疗器械创新的意见》中规定,临床试验主要研究者应**具有高级职称,参加过 3 个以上临床试验**。

29. 2017 年 7 月 27 日修订并发布的《非临床研究质量管理规范》适用于**为申请药品注册而进行的药物非临床安全性评价研究**,药物非临床安全性评价研究的相关活动应当遵守该规范。

30. 专题负责人应当确保研究所有的资料,包括试验方案的原件、原始数据、标本、**相关检测报告、留样受试物和对照品**、总结报告的原件以及研究有关的各种文件,在研究实施过程中或者研究完成后及时归档,最长不超过两周,按标准操作规程的要求整理后,作为研究档案予以保存。

31. 用于注册申报材料的研究,其档案保存期应当在**药物上市后至少五年**;未用于注册申报材料的研究

（如终止的研究），其档案保存期为**总结报告批准日后至少五年**；其他不属于研究档案范畴的资料应当在其生成后保存**至少十年**。

32. 药物临床试验包括新药临床试验（含生物等效性试验）和上市后的**Ⅳ期临床试验**。

33. 为保证药物研究实验记录真实、及时、准确、完整，提高药物临床试验质量，保障受试者的合法权益，药物临床试验实行**过程管理**。

34. 药物临床试验必须实施**《药物临床试验质量管理规范》（GCP）**，并执行《药品研究实验记录暂行规定》《药品临床研究若干规定》《药物临床试验机构资格认定办法》等相应规章。

35. 在进行人体试验前，必须周密考虑该试验的**目的及要解决的问题**，预期的受益应超过可能出现的损害。

36. 临床试验应符合伦理道德标准，保证**受试者在自愿参与前被告知足够的试验信息，理解并签署知情同意书**，保护受试者的安全、健康和权益。

37. 注册申请人提出临床试验申请前，应**先将临床试验方案提交临床试验机构伦理委员会审查批准**。

38. 在药物临床试验的过程中，**伦理委员会、知情同意书**是保障受试者权益、确保试验的科学性和可靠性的主要措施。

39. 临床试验开始前应当制定试验方案，方案由研究者与申办者共同商定并签字，报**伦理委员会**审批后实施。

40. 试验中的任何观察、检查结果均应**及时、准确、完整、规范、真实**地记录于病历和正确地填写至病例报告表中。

41. 临床试验总结报告内容包括**实际病例数，脱落和剔除的病例及其理由**，疗效评价指标统计分析和统计结果解释的要求，对试验药物的疗效和安全性及风险和受益之间关系的简要概述和讨论等。

42. 我国《药物临床试验质量管理规范》规定，临床试验用药物**不得**销售。

43. 试验用药物的使用由研究者负责，必须保证仅用于**该临床试验的受试者**，由专人负责并记录。

44. 试验用药物的使用记录应包括**数量、装运、递送、接受、分配、应用后剩余药物的回收与销毁**等方面的信息。

45. 多中心试验是由多位研究者按同一试验方案在不同地点和单位同时进行的临床试验，各中心**同期开始与结束**试验。

46. 在我国境内开展多中心临床试验的，经临床试验组长单位伦理审查后，其他成员单位应**认可组长单位的审查结论，不再重复审查**。

47. 药品注册，是指国家药品监督管理部门根据药品注册申请人的申请，依照法定程序，对拟上市销售药品的**安全性、有效性、质量可控性**等进行审查，并决定是否同意其申请的审批过程。

48. 境外申请人办理进口药品注册，应当由其**驻中国境内的办事机构或者由其委托的中国境内代理机构**办理。

49. 药品注册申请包括**新药申请、仿制药申请、进口药品申请、补充申请、再注册申请**。

50. 对已上市药品改变剂型、改变给药途径、增加新适应证的药品，虽不属于新药，但药品注册按照**新药申请的程序**申报。

51. 改变剂型但不改变给药途径，以及增加新适应证的注册申请获得批准后**只发给药品批准文号，不发给新药证书**。

52. 生物制品按照**新药申请的程序**申报。

53. 根据《国务院关于改革药品医疗器械审评审批制度的意见》，将药品分为**新药、仿制药**。

54. 根据物质基础的原创性和新颖性，将新药分为**创新药、改良型新药**。

药品研制与生产管理 **第四章**

55. 进口分包装的药品也应当执行**进口药品注册标准**。

56. 多个单位联合研制的新药,应当由其中的一个单位申请注册,其他单位不得重复申请;需要联合申请的,应当**共同署名**作为该新药的申请人。

57. 新药申请获得批准后,每个品种,包括同一品种的不同规格,只能由**一个单位**生产。

58. 国家药品监督管理部门主管全国药品注册工作,负责对**药物临床试验**、**药品生产和进口**进行审批。

59. 省级药品监督管理部门受国家药品监督管理部门委托,对药品注册申报资料的**完整性、规范性、真实性**进行审查,并对试验现场进行核查。

60. **药品检验机构**负责对注册药品进行质量标准复核。

61. 为了保证新药的审批质量,最大限度地降低药品研制的成本,采用**分类审批管理**的办法。

62. 《关于发布化学药品注册分类改革工作方案的公告》中化学药品新注册分类共分为 5 个类别,分别为:①**境内外均未上市的创新药**。②境内外均未上市的改良型新药。③境内申请人仿制境外上市但境内未上市原研药品的药品。④境内申请人仿制已在境内上市原研药品的药品。⑤境外上市的药品申请在境内

· 105 ·

上市。

63. 原研药品是指境内外首个获准上市，且具有**完整和充分的安全性、有效性数据**作为上市依据的药品。

64. 新注册分类中，第①②类别药品，按照《药品注册管理办法》中**新药**的程序申报；第③④类别药品，按照《药品注册管理办法》中**仿制药**的程序申报；第⑤类别药品，按照《药品注册管理办法》中进口药品的程序申报。

65. 药品注册申请与审批程序分为**申请临床试验、申请生产上市**两个阶段。

66. 《关于调整原料药、药用辅料和药包材审评审批事项的公告》（2017年第146号）规定，国家取消**药用辅料与直接接触药品的包装材料和容器审批**，原料药、药用辅料和药包材在审批药品制剂注册申请时一并审评审批。

67. 对在中国首次申请上市的药品，注册申请人应提供**是否存在人种差异的临床试验数据**。

68. 新药临床前研究完成后，需向**所在地省级药品监督管理部门**报送有关资料，药品监督管理部门对申报资料进行形式审查。

69. 药品审评中心收到新药申报资料后，组织药学、医学和其他学科技术人员对申报资料进行技术审评，必要时可以要求申请人补充资料。国家药品监督管理部门依据技术审评的意见做出审批决定。符合规定的,发给**《药物临床试验批件》**。

70. 新药完成临床试验后,申请人向所在地省级药品监督管理部门报送申请生产的申报资料,并同时向**中国食品药品检定研究院**报送制备标准品的原材料及有关标准物质的研究资料。

71. 仿制药要求与原研药品具有相同的**活性成分、剂型、规格、适应证、给药途径和用法用量**,不强调处方工艺与原研药品一致,但强调仿制药品必须与原研药品质量和疗效一致。

72. 仿制药申请时,申请人应当填写《药品注册申请表》,向**所在地省级药品监督管理部门**报送有关资料和生产现场检查申请。

73. 已申请中药品种保护的,自**中药品种保护申请受理之日起至做出行政决定**期间,暂停受理同品种的仿制药申请。

74. 省级药品监督管理部门受理仿制药申请后组织对研制情况和原始资料进行现场核查,并应当根据申请人提供的生产工艺和质量标准组织进行生产现场检查,现场抽取**连续生产的3批样品**,送药品检验所检验;在规定的时限内对申报资料进行审查,提出审查意见。

75. 《关于药品注册审评审批若干政策的公告》规定，仿制药按照**与原研药质量和疗效一致**的原则受理和审评审批。

76. 《药品注册管理办法》要求，申请进口的药品，**应当获得境外制药厂商所在生产国家或者地区**的上市许可。

77. 对于提出进口药品临床试验申请、进口药品上市申请的**化学药品新药及治疗用生物制品创新药**，取消应当获得境外制药厂商所在生产国家或者地区的上市许可的要求。

78. 罕见病治疗药品医疗器械注册申请人可提出**减免临床试验**的申请。

79. 对境外已批准上市的罕见病治疗药品医疗器械，可附带条件批准上市，企业应制定**风险管控计划**，按要求开展研究。

80. 《国务院关于改革药品医疗器械审评审批制度的意见》规定，对创新药实行**特殊审评审批**制度。

81. 《新药注册特殊审批管理规定》规定，对符合下列情形的新药注册申请实行特殊审批：①未在国内上市销售的从植物、动物、矿物等物质中提取的有效成分及其制剂，新发现的药材及其制剂；②**未在国内外获准**

上市的化学原料药及其制剂、生物制品**；③治疗艾滋病、恶性肿瘤、罕见病等疾病且具有明显临床治疗优势的新药；④治疗尚无有效治疗手段的疾病的新药。

82. 防治艾滋病、恶性肿瘤、重大传染病和罕见病等疾病的创新药注册申请实行**单独排队，加快审评审批**。

83. 临床急需且专利到期前3年的药品临床试验申请和专利到期前1年的药品生产申请实行**单独排队，加快审评审批**。

84. 新药证书号的格式为**国药证字H（Z、S）**+4位年号+4位顺序号，其中H代表化学药品，Z代表中药，S代表生物制品。

85. 国家药品监督管理部门核发的药品批准文号、"进口药品注册证"或者"医药产品注册证"的有效期为**5年**。

86. 药品批准文号、"进口药品注册证"或者"医药产品注册证"有效期届满，需要继续生产或者进口的，申请人应当在有效期届满前**6个月**申请再次注册。

87. 已上市的仿制药质量一致性评价工作首先在**2007年修订的《药品注册管理办法》施行前批准上市的仿制药**中进行。

88. 原则上，企业应采用**体内生物等效性试验**的方法进行质量一致性评价,允许企业采取体外溶出度试验的方法进行评价。

89. 国务院药品监督管理部门对疗效不确、不良反应大或者其他原因危害人体健康的药品,应当**撤销批准文号或者进口药品注册证书**。

90. 《药品管理法实施条例》第41条规定,国务院药品监督管理部门对已批准生产、销售的药品进行再评价,根据药品再评价结果,可以采取**责令修改药品说明书,暂停生产、销售和使用**的措施;对不良反应大或者其他原因危害人体健康的药品,应当撤销该药品的批准证明文件。

91. 《中国上市药品目录集》收录药品的范围包括四类:一是基于完整规范的安全性和有效性的研究数据获得批准的**创新药、改良型新药及进口原研药品**;二是按化学药品新注册分类批准的仿制药;三是通过质量和疗效一致性评价的药品;四是经食品药品监督管理总局评估确定具有安全性和有效性的其他药品。

92. 《中国上市药品目录集》所收录药品的目录按照**所收载的药品活性成分笔画**顺序排列。对于复方制剂,以**药品名称中的第一种药品活性成分的笔画**顺序排列。

93. 参比制剂是指在我国批准上市,**用于仿制药注**

册申请的参照药品。

94. 标准制剂是指在我国批准上市，**用于人体生物等效性研究的对照药品。**

95. 参比制剂和标准制剂由食品药品监管总局基于**药品的安全性、有效性和质量可控性**确定，必要时组织专家讨论。

96. 药学等效药品应具有相同的**活性成分、剂型、规格和给药途径**，但形状、刻痕、释放机理、包装、辅料（包括着色剂、矫味剂、防腐剂）、有效期、说明书及贮藏条件等可能存在差异。

97. 药学等效药品如果同时还具有生物等效，则是治疗等效药品，可认为具有与**参比制剂**相同的临床有效性和安全性。

98. 为帮助使用者快速了解收录的药品是否与标准制剂具有治疗等效（兼具药学等效和生物等效的药品治疗等效），参照国际经验，《中国上市药品目录集》设定了**治疗等效性评价代码。**

99：等效性评价代码（TE 代码）包含 1 至 2 个字母，首字母代表**药学等效药品是否具有治疗等效性**，第二个字母代表**其他评价信息。**

100：通过仿制药质量与疗效一致性评价的**改剂型药品、改规格药品和改盐基药品**暂不标识 TE 代码。

药事管理与法规

历年考题

【A 型题】1. 根据《国务院关于改革药品医疗器械审评审批制度的意见》（国发〔2015〕44 号），新药是指（　　）

  A. 与原研药品质量和疗效一致的药品
  B. 未曾在中国境内上市销售的药品
  C. 未曾在中国境内外上市销售的药品
  D. 已有国家标准的药品

【考点提示】C。根据《国务院关于改革药品医疗器械审评审批制度的意见》（国发〔2015〕44 号），将药品分为新药和仿制药。将新药由现行的"未曾在中国境内上市销售的药品"调整为"未在中国境内外上市销售的药品"。

【A 型题】2. 根据《药品注册管理办法》，下列药品批准文号格式符合规定的是（　　）

  A. 国卫药注字 J20160008
  B. 国药准字 S20143005
  C. 国食药准字 Z20163026
  D. 国食药监字 H20130085

【考点提示】B。药品批准文号的格式为：国药准字 H（Z、S、J）+4 位年号 +4 位顺序号，其中 H 代表化学药品，Z代表中药，S代表生物制品，J代表进口药品分包装。

【A型题】3. 根据《全国人民代表大会常务委员会关于授权国务院在部分地区开展药品上市许可持有人制度试点和有关问题的决定》，在试点地区的下列人员，可以申请成为药品上市许可持有人的是(　　)

　　A. 上海市三甲综合性医院内科的主任医师
　　B. 广东省某药品零售连锁企业的总经理
　　C. 河北省某药物研究所的研究员
　　D. 四川省某药品批发企业的董事长

【考点提示】C。为了推进药品审评审批制度改革，鼓励药品创新，提升药品质量，为进一步改革完善药品管理制度提供实践经验，第十二届全国人民代表大会常务委员会第十七次会议决定授权国务院在北京、天津、河北、上海、江苏、浙江、福建、山东、广东、四川十个省、直辖市开展药品上市许可持有人制度试点，允许药品研发机构和科研人员取得药品批准文号，对药品质量承担相应责任。

【B型题】(4~6题共用选项)
　　A. HC+4位年号+4位顺序号

B. 国药准字 H+4 位年号 +4 位顺序号

C. H+4 位年号 +4 位顺序号

D. 国药证字 H+4 位年号 +4 位顺序号

2016 年，国内某医药集团通过不同路径寻求产品的多元化发展，获得国家食品药品监督管理总局批准的氯吡格雷片批准文号 X 和某抗生素新药证书 Y，同时获得进口香港某药品生产企业生产的盐酸氨基葡萄糖胶囊的"医药产品注册证"Z。

4. 药品批准文号 X 的格式是（　　）

5. "医药产品注册证"Z 的格式是（　　）

6. 新药证书 Y 的格式是（　　）

【考点提示】B、A、D。药品批准文号的格式为：国药准字 H（Z、S、J）+4 位年号 +4 位顺序号。医药产品注册证证号的格式为：H（Z、S）C+4 位年号 +4 位顺序号。新药证书号的格式为：国药证字 H（Z、S）+4 位年号 +4 位顺序号。

【B 型题】（7~9 题共用选项）

A. Ⅱ期临床试验　　B. Ⅰ期临床试验

C. Ⅲ期临床试验　　D. Ⅳ期临床试验

药物临床试验是指任何在人体进行的药物系统性研究，以证实或揭示试验药物的作用，临床试验分为

四期

7. 初步的临床药理学及人体安全性评价试验属于(　　)

8. 新药上市后的应用研究阶段属于(　　)

9. 药物治疗作用初步评价阶段属于(　　)

【考点提示】B、D、A。Ⅰ期临床试验是初步的临床药理学及人体安全性评价试验。Ⅳ期临床试验是新药上市后的应用研究阶段。Ⅱ期临床试验是治疗作用初步评价阶段。

【B型题】(10~11题共用选项)

A. 新药申请　　　　B. 补充申请
C. 仿制药申请　　　D. 进口药品申请

10. 未曾在中国境内上市销售药品的注册申请属于(　　)

11. 国家药品监督管理部门已批准上市的,已有国家药品标准的药品注册申请属于(　　)

【考点提示】A、C。现行《药品注册管理办法》的新药申请是指未曾在中国境内上市销售药品的注册申请。仿制药申请,是指生产国家药品监督管理部门已批准上市的,已有国家标准的药品的注册申请;但生物制品按照新药申请的程序申报。

药事管理与法规

【B 型题】(12~13 题共用选项)

A."进口准许证"　　　B."卫生许可证"

C."医药产品注册证"　D."进口药品注册证"

E."药品生产许可证"

12. 进口比利时生产的降压药应取得(　　)

13. 进口中国台湾生产的降压药应取得(　　)

【考点提示】D、C。进口药品,应当按照国务院药品监督管理部门的规定申请注册。国外企业生产的药品取得"进口药品注册证",中国香港、澳门和台湾地区企业生产的药品取得"医药产品注册证"后,方可进口。

【B 型题】(14~15 题共用选项)

A. 化学药品　　　　B. 进口药品

C. 生物制品　　　　D. 中药

E. 进口药品分包装

根据《药品注册管理办法》

14. 甲药品批准文号为国药准字 H20090022,其中 H 表示(　　)

15. 乙药品批准文号为国药准字 Z20090010,其中 Z 表示(　　)

【考点提示】A、D。药品批准文号的格式为:国药准字 H(Z、S、J)+4 位年号 +4 位顺序号,其中 H 代表化学药品,Z 代表中药,S 代表生物制品,J 代表进口药品分包装。

【X 型题】16. 根据《国务院关于改革药品医疗器械审评审批制度的意见》〔国发(2015)44 号〕,我国改革药品医疗器械审评审批制度的主要任务包括( )

A. 改进药品临床试验审批,允许境外未上市新药经批准后在境内同步开展临床试验,鼓励国内临床试验机构参与国际多中心临床试验
B. 对创新药实行特殊审评审批制度,加快创新药审评审批
C. 对已经批准上市的仿制药,按与原研药品质量和疗效一致的原则,分期分批进行质量一致性评价
D. 开展药品上市许可持有人制度试点,允许药品研发机构和药品经营企业申请注册新药

【考点提示】ABC。开展药品上市许可持有人制度试点。允许药品研发机构和科研人员申请注册新药。

第二节 药品生产管理

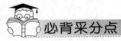

必背采分点

1. 按照生产药品的产品结果不同,药品生产可分为**原料药生产、制剂生产**。

2. 原料药生产根据原材料性质、加工制造方法的不同,大体可分为三种,分别为**生药的加工制造**、药用成分和化合物的加工制造、利用生物技术(普通生物技术、基因工程、细胞工程、蛋白质工程、发酵工程等)加工生物材料获得的生物制品。

3. 生药一般为来自植物和动物的生物药材,通常为**植物或动物机体、器官或其分泌物**。

4. 生药主要经过干燥加工处理,我国传统用中药的加工处理称之为"炮制",中药材分别经过**蒸、炒、炙、煅**等炮制操作,最后制成中药饮片。

5. 生物材料包括**微生物、细胞**、各种动物和人体的细胞及体液等。

6. 药物剂型一般分为**注射剂、口服制剂、外用制剂**,不同剂型的加工制造方法都不同。

7. 药品生产企业按所生产的产品大致可分为**化学药**

生产企业、中药制剂生产企业、生化制药企业、中药饮片生产企业、生物制品生产企业等。

8. 为了确保药品质量，加强药品生产环节的监督管理，对开办药品生产企业实行**许可证管理制度**。

9. 《药品管理法》规定，开办药品生产企业，须经**企业所在地省级药品监督管理部门**批准并发给"药品生产许可证"。无"药品生产许可证"的企业，不得生产药品。

10. "药品生产许可证"应当标明**有效期、生产范围**，到期重新审查发证。

11. 开办药品生产企业必须具备的条件包括：①**具有依法经过资格认定的药学技术人员、工程技术人员及相应的技术工人**。②具有与其药品生产相适应的厂房、设施和卫生环境。③具有能对所生产药品进行质量管理和质量检验的机构、人员及必要的仪器设备。④具有保证药品质量的规章制度。

12. 除部分中药饮片的炮制外，药品必须按照**国家药品标准、国家药品监督管理部门批准的生产工艺**进行生产，生产记录必须完整准确。

13. 药品生产企业改变影响药品质量的生产工艺的，必须报**原批准部门**审核批准。

14. 中药饮片必须按照**国家药品标准**炮制；国家药

品标准没有规定的,必须按照**省级药品监督管理部门制定的炮制规范**炮制。

15. 药品生产企业生产药品所使用的原料药,必须具有国家药品监督管理部门核发的**药品批准文号或者进口药品注册证书、医药产品注册证书**,未实施批准文号管理的中药材、中药饮片除外。

16. 药品生产企业申请办理"药品生产许可证"时,省级食品药品监督管理部门应当自收到申请之日起**30个工作日**内,做出决定。

17. 省级食品药品监督管理部门经审查符合规定的,予以批准,并自书面批准决定做出之日起**10个工作日**内核发"药品生产许可证"。

18. 药品生产企业将部分生产车间分立,形成独立药品生产企业的,应按规定办理**"药品生产许可证"**。

19. 根据《国家食品药品监督管理总局主要职责内设机构和人员编制规定》,国家食品药品监督管理总局对职能进行转变,决定将**药品生产行政许可、药品生产质量管理规范认证**两项行政许可逐步整合为一项行政许可。

20. "药品生产许可证"分正本和副本,具有同等法律效力,有效期为**五年**。

21. 新版的"药品生产许可证"自**2016年1月1日**起启用。

22. 为便于统一管理，对 2015 年底尚未到期的"药品生产许可证"由**省级药品监督管理部门**在 2015 年底前为其更换新证，有效期与原证一致。

23. "药品生产许可证"编号格式为"**省份简称 + 四位年号 + 四位顺序号**"。

24. 分类码是对许可证内**生产范围**进行统计归类的英文字母串。

25. "药品生产许可证"的编码方法：大写字母用于归类**产品类型**，其中药品的类型还需进一步以小写字母区分其原料药、制剂属性。

26. 制剂的生产范围应按**《中华人民共和国药典》制剂通则、其他的药品国家标准**填写。

27. 原料药、无菌原料药、提取物的填写，正本上只注明**类别**，副本上在类别后括号内注明其通用名称。

28. "药品生产许可证"的变更分为**许可事项变更、登记事项变更**。

29. "药品生产许可证"许可事项变更是指**企业负责人、生产范围、生产地址**的变更。

30. "药品生产许可证"登记事项变更是指**企业名称、法定代表人、注册地址、企业类型**等项目的变更。

31. 原发证机关应当自**收到企业变更申请之日起 15 个工作日内**做出是否准予变更的决定。

32. 变更生产范围或者生产地址的,药品生产企业应当按照规定提交变更内容的有关材料并报经**所在地省级药品监督管理部门**审核决定。

33. "药品生产许可证"有效期届满,需要继续生产药品的,持证企业应当在许可证有效期届满**前6个月**,按照规定申请换发"药品生产许可证"。

34. 药品生产企业遗失"药品生产许可证"时,应当立即向原发证机关申请补发,并在原发证机关指定的媒体上登载遗失声明。原发证机关在企业登载遗失声明之日起**满1个月**后,按照原核准事项在10个工作日内补发"药品生产许可证"。

35. **《药品生产质量管理规范》(GMP)**是世界各国对药品生产全过程监督管理普遍采用的措施。

36. 我国GMP规定,企业应当建立**药品质量管理体系**。该体系应当针对影响药品质量的所有因素,确保药品质量符合预定用途的有组织、有计划的全部活动。

37. 质量管理包括**质量保证、质量控制、质量风险管理**。

38. 我国GMP规定,企业应当设立独立的**质量保证部门、质量控制部门**。

39. 我国GMP规定,所有人员应当明确并理解自己的职责,熟悉与其职责相关的要求,并接受必要的培训，包括**上岗前培训**、**继续培训**。

40. 关键人员应当为企业的全职人员，至少应当包括**企业负责人、生产管理负责人、质量受权人**。

41. 企业应当指定部门或专人负责培训管理工作，应当有经生产管理负责人或质量管理负责人审核或批准的培训方案或计划，**培训记录**应当予以保存。

42. 厂房的选址、设计、布局、建造、改造、维护必须符合药品生产要求，应当能够最大限度地避免**污染、交叉污染、混淆、差错**，以便于清洁、操作和维护。

43. 为降低污染和交叉污染的风险，厂房、生产设施和设备应当根据**药品的特性、工艺流程及相应洁净度级别要求**合理设计、布局和使用，并应综合考虑药品的特性、工艺和预定用途等因素，确定厂房、生产设施和设备多产品共用的可行性，并有相应的评估报告。

44. 洁净区与非洁净区之间、不同级别洁净区之间的压差应不低于**10Pa**。

45. **高致敏性药品或生物制品**必须采用专用和独立的厂房、生产设施和设备。

46. 青霉素类药品产尘量大的操作区域应当保持**相对负压**，排至室外的废气应当经过净化处理并符合要求，排风口应远离其他空气净化系统的进风口。

47. 生产**β-内酰胺类药品、性激素类避孕药品**必须使用专用设施（如独立的空气净化系统）和设备，并与其他药品生产区严格分开。

48. 质量控制实验室通常应当与**生产区**分开。

49. 实验动物房应当与其他区域严格分开，其设计、建造应当符合国家有关规定，并设有**独立的空气处理设施、动物的专用通道**。

50. 按照操作规程和校准计划定期对**生产和检验用衡器、量具、仪表、记录和控制设备及仪器**进行校准和检查，并保存相关记录。

51. 制药用水至少应当采用**饮用水**。

52. 制药用水的纯化水可采用循环，注射用水可采用**70℃以上保温循环**，应当对制药用水及原水的水质进行定期监测，并有相应的记录。

53. 物料的质量标准中应当包括**微生物限度、细菌内毒素或热原检查**项目。

54. 药品上直接印字所用油墨应当符合**食用标准**要求。

55. 企业应当确定需要进行的**确认或验证**工作，以证明有关操作的关键要素能够得到有效控制。

56. 每批药品应当有批记录，包括**批生产记录、批包装记录、批检验记录、药品放行审核记录**等与本批产品有关的记录。

57. 批记录应当由质量管理部门负责管理，至少保存至**药品有效期后一年**。

58. 质量标准、工艺规程、操作规程、稳定性考察、确认、验证、变更等其他重要文件应当**长期保存**。

59. 所有药品的生产和包装均应当按照批准的**工艺规程、操作规程**进行操作并有相关记录，以确保药品达到规定的质量标准，并符合药品生产许可和注册批准的要求。

60. 建立划分产品生产批次的操作规程，生产批次的划分应当能够确保同一批次产品质量和特性的**均一性**。

61. 生产日期不得迟于**产品成型或灌装（封）前经最后混合的操作开始日期**，不得以产品包装日期作为生产日期。

62. 质量管理部门应当建立**药品不良反应报告和监测管理制度**，设立专门机构并配备专职人员负责管理。

63. 包装是指待包装产品变成成品所需的所有操作步骤，包括**分装、贴签**等。

64. 口服或外用的固体、半固体制剂在成型或分装前**使用同一台混合设备一次混合**所生产的均质产品为一批。

65. 口服或外用的液体制剂以**灌装（封）前经最后混合的药液所生产的均质产品**为一批。

66. 实施**GMP认证制度**是国家药品监督管理的组成部分，也是一个国家药品参与国际市场竞争的先决条件。

67. 为加强药品生产质量管理规范检查认证工作的管理，进一步规范检查认证行为，推动《药品生产质量管理规范（2010年修订）》的实施，国家药品监督管理部门2011年8月2日发布**《药品生产质量管理规范认证管理办法》**。

68. **国家药品监督管理部门**主管全国药品GMP认证管理工作。

69. 省级药品监督管理部门负责本辖区内**GMP认证、跟踪检查**工作及国家药品监督管理部门委托开展的药品GMP检查工作。

70. 省级以上药品监督管理部门设立的药品认证检查机构承担药品GMP认证申请的**技术审查、现场检查、结果评定**等工作。

71. 已取得"药品GMP证书"的药品生产企业应在证书有效期届满**前6个月**，重新申请药品GMP认证。

72. 药品生产企业**改建、扩建车间或生产线**的，应重新申请药品GMP认证。

73. 申请药品 GMP 认证的生产企业，应按规定填写"药品 GMP 认证申请书"，并与相关申请资料一并报送**省级药品监督管理部门**。

74. 药品认证现场检查实行组长负责制，检查组一般由不少于 3 名药品 GMP 检查员组成，从药品 GMP 检查员库中随机选取，并应遵循**回避原则**。

75. 现场检查时间一般为**3～5 天**，可根据具体情况适当调整。

76. 现场检查开始时，检查组应向申请企业出示**药品 GMP 检查员证或其他证明文件**，确认检查范围，告知检查纪律、注意事项及企业权利，确定企业陪同人员。

77. 检查方案如需变更的，应报经**派出检查组的药品认证检查机构**批准。

78. 药品认证检查机构的综合评定应在**收到整改报告后 40 个工作日**内完成，如进行现场核查，评定时限顺延。

79. 综合评定应采用风险评估的原则，综合考虑**缺陷的性质、严重程度、所评估产品的类别**对检查结果进行评定。

80. 药品认证检查机构完成综合评定后，应将评定结果予以公示，公示期为**10 个工作日**。

81. 对公示内容无异议或对异议已有调查结果的，药品认证检查机构应将检查结果报**同级药品监督管理部门**，由药品监督管理部门进行审批。

82. 药品监督管理部门应对持有"药品 GMP 证书"的药品生产企业组织进行跟踪检查。"药品 GMP 证书"有效期内至少进行**一次**跟踪检查。

83. "药品 GMP 证书"载明的内容应与**企业药品生产许可证明文件**所载明相关内容相一致。

84. **企业名称、生产地址名称变更但未发生实质性变化**的，可以药品生产许可证明文件为凭证，企业无须申请"药品 GMP 证书"的变更。

85. 在"药品 GMP 证书"有效期内与质量管理体系相关的组织结构、关键人员等如发生变化的，企业应自发生变化之日起**30 日内**，按照有关规定向原发证机关进行备案。

86. 只有在因技术改造暂不具备生产条件和能力或产能不足暂不能保障市场供应的情况下，药品生产企业方可申请**委托生产**。

87. **国家食品药品监督管理总局**负责对全国药品委托生产审批和监督管理进行指导和监督检查。

88. 各省级药品监督管理部门应当定期对委托生产审批和监管情况进行汇总、分析和总结，并在每年**3 月**

31日前将上一年度情况报国家药品监督管理部门。

89. **麻醉药品、精神药品**、药品类易制毒化学品及其复方制剂、医疗用毒性药品、生物制品、多组分生化药品、中药注射剂和原料药不得委托生产。

90. 在委托生产的药品包装、标签和说明书上,应当标明**委托方企业名称和注册地址、受托方企业名称和生产地址**。

91. 申请药品委托生产,由委托方向**所在地省级药品监督管理部门提出申请**。

92. 对于委托方和受托方不在同一省的,委托方应当首先将《药品委托生产申请表》连同申请材料报**受托方所在地省级药品监督管理部门**审查;经审查同意后,方可向委托方所在地省级药品监督管理部门提出申请。

93. 受托方所在地省级药品监督管理部门对药品委托生产的申报资料进行审查,并结合日常监管情况出具审查意见。审查工作时限为**20个工作日**。

94. 生产现场检查的重点是考核**受托方的生产条件、技术水平和质量管理情况**及受托生产的药品处方、生产工艺、质量标准与委托方的一致性。

95. 《药品委托生产批件》有效期不得超过**3年**。

96. 委托生产双方的"药品生产许可证""药品生

产质量管理规范"认证证书或委托生产药品批准证明文件有效期届满未延续的,**《药品委托生产批件》**自行废止。

97.《药品委托生产批件》有效期届满需要继续委托生产的,委托方应当在有效期届满**3个月前**,仍然应当按照规定申报,办理延续手续。

98.《药品召回管理办法》(局令第29号)发布,标志**我国药品召回制度正式开始实施**。

99. 根据启动召回的途径不同,医疗器械召回分为**主动召回、责令召回**。

100. 根据药品安全隐患的严重程度,药品召回分为三级:对使用该药品可能引起严重健康危害的实施**一级召回**;对使用该药品可能引起暂时的或者可逆的健康危害的实施**二级召回**;对使用该药品一般不会引起健康危害,但由于其他原因需要收回的实施**三级召回**。

101. 进口药品需要在境内进行召回的,由**进口的企业**负责具体实施。

102. 药品经营企业、使用单位发现其经营、使用的药品存在安全隐患的,应当立即停止销售或者使用该药品,通知药品生产企业或者供货商,并向**药品监督管理部门**报告。

103. 药品生产企业在做出药品召回决定后,应当制定召回计划并组织实施：一级召回在**24 小时**内，二级召回在**48 小时**内，三级召回在**72 小时**内，通知到有关药品经营企业、使用单位停止销售和使用，同时向所在地省级药品监督管理部门报告。

104. 药品生产企业在启动药品召回后，一级召回在**1 日**内，二级召回在**3 日**内，三级召回在**7 日**内，应当将调查评估报告和召回计划提交给所在地省级药品监督管理部门备案。

105. 药品生产企业在实施召回的过程中，一级召回**每日**，二级召回**每 3 日**，三级召回**每 7 日**，向所在地省级药品监督管理部门报告药品召回进展情况。

106. 调查评估报告内容包括：①召回药品的具体情况，包括名称、批次等药品信息；②实施召回的原因；③调查评估结果；④**召回分级**。

107. 省级药品监督管理部门可以根据实际情况组织专家对药品生产企业提交的召回计划进行评估，认为药品生产企业所采取的措施不能有效消除安全隐患的，可以要求药品生产企业采取**扩大召回范围、缩短召回时间**等更为有效的措施。

108. 药品生产企业对召回药品的处理应当有详细的记录，并向药品生产企业**所在地省级药品监督管理部门**报告。

药事管理与法规

109. 药品监督管理部门做出责令召回决定,应当将**责令召回通知书**送达药品生产企业。

历年考题

【A型题】1.《药品生产质量管理规范》(GMP)认证制度是国家对药品生产企业进行监督检验的一种手段,下列不属于GMP认证程序的是(　　)

A. 申请、受理　　　　B. 现场检查
C. 飞行检查　　　　　D. 审批与发证

【考点提示】C。GMP认证的主要程序有:①申请、受理与审查;②现场检查;③审批与发证;④跟踪检查;⑤"药品GMP证书"管理。

【A型题】2. 根据国家药品监督管理部门对药品委托生产管理的相关规定,下列品种可以委托加工的是(　　)

A. 葡萄糖氯化钠注射液　　B. 安奇霉素原料药
C. 清开灵注射液　　　　　D. 白蛋白注射液

【考点提示】A。麻醉药品、精神药品、药品类易制毒化学品及其复方制剂、医疗用毒性药品、生物制品、多组分生化药品、中药注射剂和原料药不得委托生产。

药品研制与生产管理 **第四章**

【A 型题】3.《药品生产质量管理法规》对机构与人员严格要求,下列关于关键人员的说法正确的是(　　)

　　A. 质量管理负责人和生产管理负责人可以兼任
　　B. 质量受权人和生产管理负责人可以兼任
　　C. 质量管理负责人和质量受权人可以兼任
　　D. 质量受权人不可以独立履行职责

【考点提示】C。质量管理负责人和生产管理负责人不得相互兼任。质量管理负责人和质量受权人可以兼任。应当制定操作规程和确保质量受权人独立履行职责,不受企业负责人和其他人员的干扰。

【A 型题】4. 根据《药品召回管理办法》,当药品经营企业发现其经营的药品存在安全隐患的,应当履行的主要义务不包括(　　)

　　A. 开展调查评估,启动召回
　　B. 立即停止销售
　　C. 通知药品生产企业或者供应商
　　D. 向药品监督管理部门报告

【考点提示】A。药品经营企业、使用单位发现其经营、使用的药品存在安全隐患的,应当立即停止销售或者使用该药品,通知药品生产企业或者供货商,并向药品监督管理部门报告。药品经营企业和使用单位应当建立和保存完整的购销记录,保证销售药品的可溯源性。

【A型题】5. 根据《中华人民共和国药品管理法》,生产药品所需的原料、辅料必须符合(　　)

　　A. 食用标准　　　　　B. 行业标准
　　C. 药用要求　　　　　D. 卫生要求
　　E. 生产要求

【考点提示】C。生产药品所需的原料、辅料,必须符合药用要求。

【A型题】6. 甲药品批发企业从乙药品生产企业购进了一批药品,销售至丙医院,丙医院在使用该药品后发现严重药品不良反应,遂报告药品监督管理部门。经过调查评估,药品监督管理部门认为需要召回,该药品召回的主体是(　　)

　　A. 乙药品生产企业　　B. 甲药品批发企业
　　C. 丙医院　　　　　　D. 药品监督管理部门

【考点提示】A。药品生产企业是药品召回的责任主体。药品生产企业应当保存完整的购销记录,建立和完善药品召回制度,收集药品安全的相关信息,对可能具有安全隐患的药品进行调查、评估，召回存在安全隐患的药品。进口药品的境外制药厂商与境内药品生产企业一样也是药品召回的责任主体，履行相同的义务。进口药品需要在境内进行召回的，由进口的企业负责具体实施。

【A型题】7. 药品经营企业发现其经营的药品存在较大安全隐患，应当采取的措施不包括（　　）

A. 采取紧急控制措施销毁有安全隐患的药品

B. 立即停止销售

C. 通知药品生产企业或者供货商

D. 向药品监督管理部门报告

【考点提示】A。药品经营企业、使用单位发现其经营、使用的药品存在安全隐患的，应当立即停止销售或者使用该药品，通知药品生产企业或者供货商，并向药品监督管理部门报告。但不得私自销毁安全隐患药品。

【B型题】（8～11题共用选项）

A. GMP　　　　　　B. GAP

C. GCP　　　　　　D. GLP

E. GSP

8. 为评价药物安全性，在实验室条件下，用实验系统进行的各类毒性试验应遵循（　　）

9. 在药品生产过程实施质量管理，保证生产出符合预定用途和注册要求的药品应遵循（　　）

10. 在药品的购进、储运、销售等环节实施质量管理，控制、保证已形成的药品质量应遵循（　　）

11. 对中药材生产全过程进行规范化管理应遵循（　　）

【考点提示】C、A、E、B。药物临床试验必须实施《药物临床试验质量管理规范》（GCP）药品生产企业必须按照《药品生产质量管理规范》（GMP）组织生产。《药品经营质量管理规范》（GSP）正是为保证药品在流通全过程中始终符合质量标准而制订的针对药品计划采购、购进验收、储存、销售及售后服务等环节的管理制度。《中药材生产质量管理规范》（GAP）是中药材生产和质量管理的基本准则，适用于中药材生产企业生产中药材（含植物、动物药）的全过程。

【B型题】（12~13题共用选项）

A. 药品生产企业　　B. 药品批发企业
C. 医疗机构　　　　D. 药品零售企业
E. 药品监督管理部门

药品研制与生产管理 第四章

根据《药品召回管理办法》
12. 做出责令召回决定的是（　　）
13. 做出主动召回决定的是（　　）

【考点提示】E、A。责令召回是指药品监管部门经过调查评估，认为存在安全隐患，药品生产企业应当召回药品而未主动召回的，责令药品生产企业召回药品。主动召回是指药品生产企业对收集的信息进行分析，对可能存在安全隐患的药品进行调查评估，发现药品存在安全隐患的，由该药品生产企业决定召回。

【C型题】（14~16题共用题干）

甲药品生产企业经批准可以生产第二类精神药品（口服剂型）、生物制品（注射剂）、心血管类药品（注射剂和片剂）、中药注射液和中药提取物的部分品种，乙药品生产企业持有与甲药品生产企业相同品种的《药品GMP》证书。

14. 甲药品生产企业可以委托乙药品生产企业生产药品的情形是（　　）

A. 甲药品生产企业生产线出现故障不再具有生产能力

B. 甲药品生产企业的某药品部分生产工序过于复杂，希望该部分生产工序委托生产的

C. 甲药品生产企业能力不足暂不能保障市场供应的

D. 甲药品生产企业被药品监督管理部门处以停产整顿处罚的

15. 甲药品生产企业可以委托乙药品生产企业生产的品种是（　　）

A. 生物制品（注射剂型）

B. 第二类精神药品（口服剂型）

C. 心血管类药品（注射剂和片剂）

D. 中药注射液和中药提取物

16. 如果甲药品生产企业欲生产中药饮片，关于其生产行为的说法，正确的是（　　）

A. 必须采购有批准文号的中药饮片进行生产

B. 必须持有生产中药饮片的"药品 GMP 证书"

C. 可以外购中药饮片半成品进行再加工后销售

D. 可以外购中药饮片成品，改换包装标签后销售

【考点提示】 C、C、B。药品委托生产，是指药品生产企业（以下称委托方）在因技术改造暂不具备生产条件和能力或产能不足暂不能保障市场供应的情况下，将其持有药品批准文号的药品委托其他药品生产企业（以下称受托方）全部生产的行为，不包括部分工序的委托加工行为。只有在因技术改造暂不具备生产条件和能力或产能不足暂不能保障市场供应的情况下，药品生

产企业方可申请委托生产。

【X型题】17. 根据《中华人民共和国药品管理法》及其实施条例，关于药品生产监督管理的说法，正确的有(　　)

　　A. 经省、自治区、直辖市人民政府药品监督管理部门批准，药品生产企业可以接受委托生产药品

　　B. 通过《药品生产质量管理规范》认证的药品生产企业可以接受委托生产疫苗、血液制品

　　C. 药品生产企业变更"药品生产许可证"许可事项，应在许可事项发生变更30日前申请变更登记

　　D. 药品生产企业新增生产剂型的，应按照规定申请药品生产质量管理规范认证

　　E. 药品生产企业终止生产药品或者关闭的，其"药品生产许可证"由原发证部门撤销

【考点提示】CDE。《药品管理法》规定，经省级药品监督管理部门批准，药品生产企业可以接受委托生产药品。药品生产企业变更"药品生产许可证"许可事项的，应当在原许可事项发生变更30日前，向原发证机关提出"药品生产许可证"变更申请。未经批

准，不得擅自变更许可事项。新开办药品生产企业、药品生产企业新建药品生产车间或者新增生产剂型的，应当自取得药品生产证明文件或者经批准正式生产之日起30日内，按照规定要求申请《药品生产质量管理规范》认证。药品生产企业终止生产药品或者关闭的，由原发证机关缴销"药品生产许可证"，并通知工商行政管理部门。

第五章 药品经营与使用管理

第一节 药品经营管理

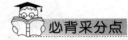 必背采分点

1. 为了确保药品质量,不管是药品批发企业还是零售企业,国家均实行了相应的**许可证制度**,并对申请药品经营企业的条件和程序做了规定。

2. 《药品管理法》第 14 条规定,开办药品批发企业,须经企业所在地**省、自治区、直辖市人民政府药品监督管理部门**批准并发给"药品经营许可证";开办药品零售企业,须经企业所在地**县级以上地方药品监督管理部门**批准并发给"药品经营许可证"。

3. "药品经营许可证"应当标明**有效期、经营范围**,到期重新审查发证。

4. 开办药品经营企业,应当遵循**合理布局、方便群众购药**的原则。

5. 开办药品经营企业必须具备的条件有：①具有依法经过资格认定的药学技术人员；②具有与所经营药品相适应的**营业场所、设备、仓储设施、卫生环境**；③具有与所经营药品相适应的质量管理机构或者人员；④具有保证所经营药品质量的规章制度。

6. 开办药品批发企业，应遵循省级药品监督管理部门药品批发企业**合理布局**的原则。

7. 药品批发企业的质量管理负责人应具有大学以上学历，且必须是**执业药师**。

8. 开办药品批发企业，应具有能够保证药品储存质量要求的、与其经营品种和规模相适应的**常温库、阴凉库、冷库**。

9. 开办药品零售企业，应当符合当地常住人口数量、地域、交通状况和实际需要的要求，符合**方便群众购药**的原则。

10. 经营处方药、甲类非处方药的药品零售企业，必须配有执业药师或者其他依法经过资格认定的药学技术人员。质量负责人应有**一年以上（含一年）**药品经营质量管理工作经验。

11. 药品零售企业应具有能够配备满足当地消费者所需药品的能力，并能保证**24小时供应**。

12. 申请人进行开办药品批发企业和药品零售企业

申请时，受理申请的药品监督管理部门应当自收到申请之日起**30个工作日**内，做出是否同意筹建的决定。申办人完成拟办企业筹建后，应当向原审批部门、机构申请验收，并提交规定材料。

13. 药品监督管理部门应当在规定的时限内（开办药品批发企业的，自收到申请之日起**30个工作日**内；开办药品零售企业的，自收到申请之日起**15个工作日**内），依据规定组织验收；符合条件的，发给"药品经营许可证"。

14. 药品经营方式分为**药品批发、药品零售**。

15. 药品经营企业是药品流通领域具有独立法人资格的经济组织，一般分为**批发企业、零售企业**。

16. 药品批发企业的经营特点是**成批购进、成批出售**，虽然不直接服务于最终消费者，但在药品的产、销中发挥了重要沟通作用。

17. 药品零售企业是指将购进的药品直接销售给消费者的药品经营企业，在我国通常称为**药店**。

18. 药品批发企业和零售企业的共同目标都是为了**加快药品价值和使用价值的实现**。

19. 《药品流通监督管理办法》第17条规定，药品经营企业应当按照**"药品经营许可证"**许可的经营范围经营药品。

20. 对于从事药品零售的企业,应当先核定**经营类别**,确定经营处方药或非处方药、乙类非处方药的资格,并在经营范围中予以明确,再核定具体经营范围。

21. 医疗用毒性药品、麻醉药品、精神药品、放射性药品和预防性生物制品的核定按照国家**特殊药品管理、预防性生物制品管理**的有关规定执行。

22. "药品经营许可证"变更分为**许可事项变更、登记事项变更**。

23. "药品经营许可证"许可事项变更是指**经营方式、经营范围、注册地址、仓库地址**(包括增减仓库)、企业法定代表人或负责人及质量负责人的变更。

24. 申请人凭变更后的"药品经营许可证"到**工商行政管理部门**依法办理变更登记手续。

25. 企业分立、合并、改变经营方式、跨原管辖地迁移的,需要按照规定**重新办理"药品经营许可证"**。

26. 药品经营企业变更登记事项的,应在工商行政管理部门核准变更后**30日内**,向原发证机关申请变更登记。原发证机关应当自收到企业变更申请和变更申请资料之日起**15个工作日**内为其办理变更手续。

27. 登记事项变更后,应由原发证机关在**"药品经营许可证"副本**上记录变更的内容和时间,并按变更后的内容重新核发"药品经营许可证"正本,收回原"药品经营许可证"正本。

28. "药品经营许可证"有效期为**5 年**。

29. 企业终止经营药品或者关闭的,"药品经营许可证"由原发证机关**缴销**。

30. 药品监督管理部门监督检查可以采取**书面检查、现场检查或者书面与现场检查相结合**的方式。

31. 监督检查时必须进行现场检查的情况有:①**上一年度新开办的企业**;②上一年度检查中存在问题的企业;③因违反有关法律、法规,受到行政处罚的企业;④发证机关认为需要进行现场检查的企业。

32. "药品经营许可证"换证工作当年,**监督检查和换证审查工作**可一并进行。

33. 《药品经营质量管理规范》(GSP)是为保证药品在流通全过程中始终符合质量标准而制定的针对药品**计划采购、购进验收、储存、销售、售后服务**等环节的管理制度,其核心是通过严格的质量管理制度来约束企业的行为,对药品流通全过程进行质量控制。

34. 药品批发企业应当建立质量管理体系,确定质量方针,制定质量管理体系文件,开展**质量策划、质量控制、质量保证、质量改进、质量风险管理**等活动。

35. 药品批发企业质量管理体系应当与其**经营范围、规模**相适应,包括组织机构、人员、设施设备、质量管理体系文件及相应的计算机系统等。

36. 药品批发企业应当采用**前瞻或者回顾**的方式,对药品流通过程中的质量风险进行评估、控制、沟通和审核。

37. 药品批发企业的**企业负责人**是药品质量的主要责任人,全面负责企业日常管理,负责提供必要的条件,保证质量管理部门和质量管理人员有效履行职责,确保企业实现质量目标并按照 GSP 的要求经营药品。

38. 药品批发企业的质量负责人应当由高层管理人员担任,全面负责药品质量管理工作,独立履行职责,在企业内部对药品质量管理具有**裁决权**。

39. 药品批发企业的负责人应具有**大学专科以上学历或者中级以上专业技术职称**,经过基本的药学专业知识培训,熟悉有关药品管理的法律法规及本规范。

40. 药品批发企业的质量负责人应具有**大学本科以上学历、执业药师资格**和 3 年以上药品经营质量管理工作经历,在质量管理工作中具备正确判断和保障实施的能力。

41. 药品批发企业应当制定员工个人卫生管理制度,**储存、运输**等岗位人员的着装应当符合劳动保护和产品防护的要求。

42. 药品批发企业、零售企业的质量管理、验收、养护、储存等直接接触药品岗位的人员应当进行**岗前及年度健康检查**，并建立健康档案。

43. 从文件内容上看，药品批发企业制定质量管理体系文件应当包括**质量管理制度、部门及岗位职责、操作规程、档案、报告、记录、凭证**等。

44. 药品批发企业应当建立药品采购、验收、养护、销售、出库复核、销后退回和购进退出、运输、储运温湿度监测、不合格药品处理等相关记录，做到**真实、完整、准确、有效、可追溯**。

45. 药品批发的书面记录及凭证应当及时填写，并做到**字迹清晰，不得随意涂改，不得撕毁**。更改记录的，应当注明理由、日期并签名，保持原有信息清晰可辨。

46. 药品批发书面记录及凭证应当至少保存**5年**。

47. 药品批发企业通过计算机系统进行数据更改时应当经**质量管理部门**审核并在其监督下进行，更改过程应当留有记录。

48. 药品批发企业的药品储存作业区、辅助作业区**应当与办公区、生活区**分开一定距离或者有隔离措施。

49. 药品批发企业经营中药材、中药饮片的，应当有专用的库房和养护工作场所，直接收购地产中药材的应当设置**中药样品室（柜）**。

50. 药品批发企业的库房应当配备**避光、通风、防潮、防虫、防鼠**等设备。

51. 药品批发企业运输冷藏、冷冻药品的冷藏车及车载冷藏箱、保温箱应当符合药品运输过程中对温度控制的要求。冷藏车具有**自动调控温度、显示温度、存储和读取温度监测数据**的功能,冷藏箱及保温箱具有**外部显示和采集箱体内温度数据**的功能。

52. 药品批发企业应当按照国家有关规定,对计量器具、温湿度监测设备等定期进行校准或者检定。对冷库、储运温湿度监测系统及冷藏运输等设施设备进行**使用前验证、定期验证、停用时间超过规定时限的验证**。

53. 计算机系统中各类数据的录入、修改、保存等操作应当符合**授权范围、操作规程、管理制度**的要求,保证数据原始、真实、准确、安全和可追溯。

54. 药品批发企业的采购活动应当做到"三个确定"和"一个协议",包括供货单位合法资格的确定、所购入药品合法性的确定、供货单位销售人员合法资格的确定及**与供货单位签订质量保证协议**。

55. 药品批发企业采购首营品种应当审核药品的合法性,索取**加盖供货单位公章原印章的药品生产或者进口批准证明文件复印件**并予以审核,审核无误的方可采购。

56. 批发药品时应当核实、留存供货单位销售人员的加盖供货单位公章原印章和法定代表人印章或者签名的授权书，授权书应当载明被授权人**姓名**、**身份证号码****及授权销售的品种**、**地域**、**期限**。

57. 采购药品时，企业应当向供货单位索取发票。发票应当列明药品的**通用名称**、**规格**、**单位**、**数量**、**单价**、**金额**等；不能全部列明的，应当附《销售货物或者提供应税劳务清单》，并加盖供货单位发票专用章原印章、注明税票号码。

58. 采购药品应当建立采购记录。采购记录应当有药品的**通用名称**、**剂型**、**规格**、**生产厂商**、**供货单位**、**数量**、**价格**、**购货日期**等内容，采购中药材、中药饮片的还应当标明产地。

59. 发生灾情、疫情、突发事件或者临床紧急救治等特殊情况，以及其他符合国家有关规定的情形，企业可采用**直调**方式购销药品。

60. 药品到货时，收货人员应当核实运输方式是否符合要求，并对照**随货同行单（票）**、**采购记录**核对药品，做到票、账、货相符。

61. 随货同行单（票）应当包括供货单位、生产厂商、药品的通用名称、剂型、规格、批号、数量、收货单位、收货地址、发货日期等内容，并加盖供货单位**药**

品出库专用章原印章。

62. 收货人员对符合收货要求的药品,应当按品种特性要求放于相应**待验区域**,或者设置状态标志,通知验收。

63. 冷藏、冷冻药品到货时,应当对其运输方式及运输过程的**温度记录、运输时间**等质量控制状况进行重点检查并记录,不符合温度要求的应当拒收。

64. 验收药品应当按照**药品批号**查验同批号的检验报告书。

65. 供货单位为批发企业的,检验报告书应当加盖其**质量管理专用章原印章**。

66. 检验报告书的传递和保存可以采用**电子数据**形式,但应当保证其合法性和有效性。

67. 批发药品时,企业验收人员应当对抽样药品的**外观、包装、标签、说明书、相关的证明文件**等逐一进行检查、核对;验收结束后,应当将抽取的完好样品放回原包装箱,加封并标示。

68. 中药材验收记录应当包括**品名、产地、供货单位、到货数量、验收合格数量**等内容。

69. 企业进行药品直调的,可委托**购货单位**进行药品验收。

70. 批发企业进行药品直调的,**验收当日**应当将验收记录相关信息传递给直调企业。

71. 批发企业的药品按批号堆码，不同批号的药品不得混垛，垛间距不小于**5cm**，与库房内墙、顶、温度调控设备及管道等设施间距不小于**30cm**，与地面间距不小于**10cm**。

72. 批发企业应当采用计算机系统对库存药品的有效期进行自动跟踪和控制，采取**近效期预警、超过有效期自动锁定**等措施，防止过期药品销售。

73. 批发企业对质量可疑的药品应当**立即采取停售措施，并在计算机系统中锁定**，同时报告质量管理部门确认。

74. 批发企业应当将药品销售给合法的购货单位，并对购货单位的**证明文件、采购人员及提货人员的身份证明**进行核实，保证药品销售流向真实、合法。

75. 批发企业应当严格审核购货单位的**生产范围、经营范围或者诊疗范围**，并按照相应的范围销售药品。

76. 批发企业应当做好药品销售记录。销售记录应当包括药品的**通用名称、规格、剂型、批号、有效期**、生产厂商、购货单位、销售数量、单价、金额、销售日期等内容。

77. 批发企业不得出库，并报告质量管理部门处理的情形有：①药品包装出现**破损、污染、封口不牢、衬**

垫不实、封条损坏等问题；②包装内有异常响动或者液体渗漏；③标签脱落、字迹模糊不清或者标识内容与实物不符；④药品已超过有效期；⑤其他异常情况的药品。

78. 批发企业直调药品出库时，由供货单位开具两份随货同行单（票），分别发往**直调企业、购货单位**。

79. 运输药品，应当根据药品的包装、质量特性并针对**车况、道路、天气**等因素，选用适宜的运输工具，采取相应措施**防止出现破损、污染等问题**。

80. 运输过程中，药品不得直接接触**冰袋、冰排**等蓄冷剂，防止对质量造成影响。

81. 批发企业委托其他单位运输药品的，应当有记录，记录应当至少保存**5 年**。

82. 批发企业应当按照质量管理制度的要求，制定投诉管理操作规程，内容包括**投诉渠道及方式、档案记录、调查与评估、处理措施、反馈和事后跟踪**等。

83. GSP 中药品零售企业的企业法定代表人或者企业负责人应具有**执业药师**资格；企业应当按照国家有关规定配备执业药师，负责处方审核，指导合理用药。

84. 零售企业设置库房的，应当做到**库房内墙、顶光洁，地面平整，门窗结构严密**；有可靠的安全防护、防盗等措施。

85. 零售药品到货时，收货人员应当按采购记录，对照供货单位的随货同行单（票）核实药品实物，做到**票、账、货**相符。

86. 零售药品应按**剂型、用途、储存要求**分类陈列，并设置醒目标志，类别标签字迹清晰、放置准确。

87. 零售企业应当定期对陈列、存放的药品进行检查，重点检查**拆零药品，易变质、近效期、摆放时间较长的药品，中药饮片**。

88. 零售企业应当在营业场所的显著位置悬挂"**药品经营许可证"、营业执照、执业药师注册证**等。

89. 零售企业营业人员应当佩戴有照片、姓名、岗位等内容的工作牌，执业药师和药学技术人员的工作牌还应当标明**执业资格或者药学专业技术职称**，在岗执业的执业药师应当挂牌明示。

90. 处方经**执业药师审核**后方可调配。

91. 对有配伍禁忌或者超剂量的处方，应当拒绝调配；必要时，经**处方医师更正或者重新签字确认后**，方可调配。

92. 零售企业应当在营业场所公布药品监督管理部门的监督电话，设置**顾客意见簿**，及时处理顾客对药品质量的投诉。

93. 2003年4月，国务院药品监督管理部门正式颁布施行**《药品经营质量管理规范认证管理办法》**，规定了 GSP 认证的具体问题。

94. 各省药品监督管理部门根据**《药品经营质量管理规范现场检查指导原则》**，制定本行政区域药品 GSP 检查评定标准和检查管理规定。

95. 按照国务院《关于第六批取消和调整行政审批项目的决定》部署，药品零售企业（含零售连锁企业）经营质量管理规范（GSP）认证管理权限管理层级调整，下放至**各设区的市级人民政府食品药品监督管理部门**实施。

96. 属于以下情形之一的药品经营单位可以申请 GSP 认证：①具有企业法人资格的药品经营企业；②**非专营药品的企业法人下属的药品经营企业**；③不具有企业法人资格且无上级主管单位承担质量管理责任的药品经营实体。

97. 在申请 GSP 认证前**12 个月**内，企业没有因违规经营造成的经销假劣药品问题的，可以申请 GSP 认证。

98. 对药品经营企业还应当对其认证后的经营行为进行监督检查。监督检查包括**跟踪检查、日常抽查、专项检查**三种形式。

99. 药品监督管理部门应在企业认证合格后**24 个月**内，组织对其认证的药品经营企业进行一次跟踪检查。

100. **"药品经营许可证"** 是取得药品经营资格的法定凭证,未经依法批准并取得此证而从事药品经营活动的,属于违法行为。

101.《药品管理法》第 72 条规定,未取得"药品经营许可证"经营药品的,依法予以取缔,没收违法销售的药品和违法所得,并处违法销售的药品(包括已售出的和未售出的药品)**货值金额二倍以上五倍以下**的罚款;构成犯罪的还应依法追究其刑事责任。

102.《药品管理法》第 73 条规定,生产、销售假药的,没收违法生产、销售的药品和违法所得,并处违法生产、销售药品货值金额二倍以上五倍以下的罚款;有药品批准证明文件的**予以撤销,并责令停产、停业整顿**;情节严重的,吊销"药品生产许可证""药品经营许可证"或者"医疗机构制剂许可证";构成犯罪的,依法追究刑事责任。

103.《药品管理法》第 74 条规定,生产、销售劣药的,没收违法生产、销售的药品和违法所得,并处违法生产、销售药品**货值金额一倍以上三倍以下**的罚款;情节严重的,责令停产、停业整顿或者撤销药品批准证明文件、吊销"药品生产许可证""药品经营许可证"或者"医疗机构制剂许可证";构成犯罪的,依法追究刑事责任。

104. 《药品管理法》第 17 条规定，药品经营企业购进药品，必须建立并执行**进货检查验收制度**，验明药品合格证明和其他标识；不符合规定要求的，不得购进。

105. 一旦发生药害事故，通过**购销记录**能够第一时间掌握到药品的流向，从而及时采取处理措施，以控制事态的发展。

106. 在交通不便的边远地区城乡集市贸易市场没有药品零售企业的，当地药品零售企业经**所在地县（市）药品监督管理机构**批准并到工商行政管理部门办理登记注册后，可以在该城乡集市贸易市场内设点并在批准经营的药品范围内销售非处方药品。

107. 药品生产企业、药品批发企业派出销售人员销售药品的，还应当提供**加盖本企业原印章的授权书复印件**。

108. 药品生产企业、药品批发企业销售药品时，应当开具标明**供货单位名称、药品名称、生产厂商、批号、数量、价格**等内容的销售凭证。

109. 采购药品时保留的资料和销售凭证应当保存至**超过药品有效期 1 年**，但不得少于 3 年。

110. 药品生产企业只能销售本企业生产的药品，不得销售**本企业受委托生产的或者他人生产**的药品。

111. 未经药品监督管理部门审核同意,药品经营企业不得改变经营方式,应当按照**许可的经营范围**经营药品。

112. 药品生产、经营企业不得以**搭售、买药品赠药品、买商品赠药品**等方式向公众赠送处方药或者甲类非处方药。

113. 药品生产、经营企业不得采用**邮售、互联网交易**等方式直接向公众销售处方药。

114. 互联网药品信息服务分为**经营性、非经营性**两类。

115. 互联网药品信息服务的提供者应当为**依法设立的企事业单位或者其他组织**。

116. 申请提供互联网药品信息服务的单位应该有2名以上熟悉药品、医疗器械管理法律、法规和药品、医疗器械专业知识,或者**依法经资格认定的药学、医疗器械技术人员**。

117. 申请提供互联网药品信息服务,应当填写**国家食品药品监督管理总局**统一制发的《互联网药品信息服务申请表》,向网站主办单位所在地省级药品监督管理部门提出申请并提交相应材料。

118. "互联网药品信息服务资格证书"有效期为**5年**。

119. "互联网药品信息服务资格证书"有效期届

满，需要继续提供互联网药品信息服务的，持证单位应当在有效期届满前**6个月内**，向原发证机关申请换发"互联网药品信息服务资格证书"。

120. 未取得或者超出有效期使用"互联网药品信息服务资格证书"从事互联网药品信息服务的，由国家药品监督管理部门或者省级药品监督管理部门<u>**给予警告，并责令其停止从事互联网药品信息服务**</u>；情节严重的，移送相关部门，依照有关法律、法规给予处罚。

121. 提供互联网药品信息服务的网站，应当在其网站主页显著位置标注<u>**"互联网药品信息服务资格证书"的证书编号**</u>。

122. 提供互联网药品信息服务的网站发布的药品（含医疗器械）广告要注明<u>**广告审查批准文号**</u>。

123. 按照《互联网药品交易服务审批暂行规定》，从事互联网药品交易服务的企业应当取得<u>**互联网药品交易服务机构资格证书**</u>后方可从事相应活动。

124. 2017年1月21日，国务院发布第三批取消39项中央指定地方实施的行政许可事项目录，其中<u>**互联网药品交易服务企业（第三方平台除外）审批被取消**</u>。

125. 《总局办公厅关于加强互联网药品医疗器械交易监管工作的通知》（食药监办法〔2017〕144号）中，要求建立完善互联网药品、医疗器械交易服务企业监管制度，按照**"线上线下一致"**原则，规范互联网药品、医疗器械交易行为。

126. 在互联网上进行药品交易的药品生产企业、药品经营企业和医疗机构必须通过经**药品监督管理部门和电信业务主管部门**审核同意的网络药品交易服务企业进行交易。

127. 《网络药品经营监督管理办法（征求意见稿）》规定，网络药品销售者应当是**取得药品生产、经营资质的药品生产、批发、零售连锁企业**。其他企业、机构及个人不得从事网络药品销售。

128. 《网络药品经营监督管理办法（征求意见稿）》规定，网络药品销售者为**药品生产、批发企业**的，不得向个人消费者销售药品。

129. 《网络药品经营监督管理办法（征求意见稿）》规定，药品销售网站展示的药品信息应当真实准确、合法有效，标明**药品批准文号、进口药品注册证号、医药产品注册证号**，链接至国家食品药品监督管理总局网站对应的数据查询页面。

历年考题

【A型题】1. 根据《药品经营质量管理规范》，关于药品批发企业药品收货与验收的说法，错误的

是（　　）

  A. 实施批签发管理的生物制品，抽样验收时可不开箱检查

  B. 对包装异常、零货、拼箱的药品，抽样验货时应当开箱检查至最小包装

  C. 冷藏、冷冻药品如在阴凉库待验，应尽快进行收货验货，验收合格尽快送入冷库

  D. 冷藏、冷冻药品到货时，应当查验运输方式及运输过程的温度记录、运输时间等质量控制状况，不符合温度要求的应当拒收

【考点提示】C。冷藏、冷冻药品应当在冷库内待验。

【A型题】2. 根据《药品经营质量管理规范》，关于药品储存与养护要求的说法，正确是（　　）

  A. 中成药与中药饮片必须分库存放

  B. 不同批号的药品必须分库存放

  C. 药品与非药品必须分库存放

  D. 外用药与其他药品必须分库存放

【考点提示】A。药品按批号堆码，不同批号的药品不得混垛，垛间距不小于5厘米，与库房内墙、顶、温度调控设备及管道等设施间距不小于30厘米，与地

面间距不小于10厘米;药品与非药品、外用药与其他药品分开存放,中药材和中药饮片分库存放;特殊管理的药品应当按照国家有关规定储存。

【A型题】3. 甲、乙、丙三家药品批发企业下列购销复方甘草片的行为,不符合规定的是(　　)

　　A. 乙从甲购进并销售给丙
　　B. 甲从药品生产企业购进并销售给乙
　　C. 甲从药品生产企业购进并销售给医疗机构
　　D. 乙从药品生产企业购进并销售给零售药店

【考点提示】A。药品批发企业与药品生产企业的购销渠道不同。药品批发企业是从药品生产企业购入药品,只能在本省向零售药店、医疗机构销售,不能向药品批发企业销售。药品生产企业可以向批发企业销售。

【A型题】4. 关于互联网药品交易服务企业经营行为的说法,错误的是(　　)

　　A. 通过自身网站与本企业成员之外其他企业进行互联网交易的药品批发企业,只能交易本企业经营的药品
　　B. 提供互联网药品交易服务的企业应在其网站主页显著位置标明互联网药品交易服务资格

证书号码

C. 参与互联网药品交易的医疗机构只能购买药品，不得上网销售药品

D. 取得互联网药品交易服务机构资格的药品零售连锁企业，可以通过自身网站向个人消费者销售处方药

【考点提示】D。通过自身网站与本企业成员之外的其他企业进行互联网药品交易的药品生产企业和药品批发企业只能交易本企业生产或者本企业经营的药品，不得利用自身网站提供其他互联网药品交易服务；向个人消费者提供互联网药品交易服务的企业只能在网上销售本企业经营的非处方药，不得向其他企业或者医疗机构销售药品。在互联网上进行药品交易的药品生产企业、药品经营企业和医疗机构必须通过经药品监督管理部门和电信业务主管部门审核同意的互联网药品交易服务企业进行交易。参与互联网药品交易的医疗机构只能购买药品，不得上网销售药品。提供互联网药品交易服务的企业必须在其网站首页显著位置标明互联网药品交易服务机构资格证书号码。

【A型题】5. 关于药品零售企业拆零销售管理的说法，错误的是(　　)

A. 负责药品拆零销售的人员应经过专门培训，方能从事拆零销售工作
B. 药品拆零销售期间，应保留原包装和说明书
C. 药品拆零销售应交代用法用量，但不需要向购买者提供药品说明书原件或复印件
D. 药品拆零销售的包装上注明药品名称、规格、数量、用法用量、批号、有效期及药店名称等信息

【考点提示】C。药品拆零销售应符合以下要求：负责拆零销售的人员经过专门培训；拆零的工作台及工具保持清洁、卫生，防止交叉污染；做好拆零销售记录，内容包括拆零起始日期、药品的通用名称、规格、批号、生产厂商、有效期、销售数量、销售日期、分拆及复核人员等；拆零销售应当使用洁净、卫生的包装，包装上注明药品名称、规格、数量、用法、用量、批号、有效期及药店名称等内容；提供药品说明书原件或者复印件；拆零销售期间，保留原包装和说明书。

【A型题】6. 根据《中华人民共和国药品管理法》，化学药品购销记录必须注明药品的（　　）

A. 通用名称　　　　B. 常用名称
C. 化学名称　　　　D. 商品名称

E. 英文名称

【考点提示】A。《药品管理法》第18条规定，药品经营企业购销药品，必须有真实完整的购销记录。购销记录必须注明药品的通用名称、剂型、规格、批号、有效期、生产厂商、购（销）货单位、购（销）货数量、购销价格、购（销）货日期及国务院药品监督管理部门规定的其他内容。

【A型题】7. 根据《药品经营许可管理办法》，不符合开办药品零售企业设置规定的是(　　)

　　A. 具有保证所经营药品质量的规章制度
　　B. 质量负责人应有一年以上（含一年）药品经营质量管理工作的经验
　　C. 大型药品零售连锁企业可以从事第一类精神药品零售业务
　　D. 在超市内设立零售药店的，必须具有独立的区域
　　E. 具有配备当地消费者所需药品的能力

【考点提示】C。开办药品零售企业，应当符合当地常住人口数量、地域、交通状况和实际需要的要求，符合方便群众购药的原则。此外，还应当满足以下条件：①具有保证所经营药品质量的规章制度。②具有依法经

过资格认定的药学技术人员；经营处方药、甲类非处方药的药品零售企业，必须配有执业药师或者其他依法经过资格认定的药学技术人员。质量负责人应有一年以上（含一年）药品经营质量管理工作经验。③具有与所经营药品相适应的营业场所、设备、仓储设施以及卫生环境。在超市等其他商业企业内设立零售药店的，必须具有独立的区域。④具有能够配备满足当地消费者所需药品的能力，并能保证24小时供应。

【A型题】8. 根据《药品经营许可证管理办法》，由原发证机关注销"药品经营许可证"的情形不包括（　　）

A. "药品经营许可证"有效期届满未换证的

B. 药品经营企业负责人在药品购销活动中，收受其他经营企业的财物，构成犯罪的

C. "药品经营许可证"被依法撤销、撤回、吊销、收回和缴销的

D. 不可抗力导致"药品经营许可证"的许可事项无法实施的

E. 药品经营企业终于经营药品或关闭的

【考点提示】B。"药品经营许可证"由原发证机关注销的情形有：①"药品经营许可证"有效期届满未换

证的；②药品经营企业终止经营药品或者关闭的；③"药品经营许可证"被依法撤销、撤回、吊销、收回、缴销或者宣布无效的；④不可抗力导致"药品经营许可证"的许可事项无法实施的；⑤法律、法规规定的应当注销行政许可的其他情形。

【A型题】9. 根据《药品流通监督管理办法》，下列药品生产、经营企业的行为，符合规定的是(　　)

　　A. 采用互联网交易方式直接向公众销售处方药

　　B. 为他人以本企业的名义经营药品提供场所

　　C. 为他人以本企业的名义经营药品提供本企业的票据

　　D. 购进和销售医疗机构配制的制剂

　　E. 在药品展示会或博览会上签订药品购销合同

【考点提示】E。药品生产、经营企业不得以展示会、博览会、交易会、订货会、产品宣传会等方式现货销售药品。药品经营企业不得购进和销售医疗机构配制的制剂。药品生产、经营企业不得采用邮售、互联网交易等方式直接向公众销售处方药。药品生产、经营企业不得为他人以本企业的名义经营药品提供场所，或者资质证明文件，或者票据等便利条件。

【A 型题】10. 某药品零售企业陈列商品的做法，错误的是（　　）

　　A. 毒性中药品种在专门的橱窗陈列
　　B. 药品按剂型、用途及储存要求分类陈列
　　C. 外用药与其他药品分开摆放
　　D. 拆零药品集中存放于拆零专柜或专区

【考点提示】A。药品零售企业药品的陈列应当符合以下要求：按剂型、用途及储存要求分类陈列，并设置醒目标志，类别标签字迹清晰、放置准确；药品放置于货架（柜），摆放整齐有序，避免阳光直射；处方药、非处方药分区陈列，并有处方药、非处方药专用标识；处方药不得采用开架自选的方式陈列和销售；外用药与其他药品分开摆放；拆零销售的药品集中存放于拆零专柜或者专区；第二类精神药品、毒性中药品种和罂粟壳不得陈列；冷藏药品放置在冷藏设备中，按规定对温度进行监测和记录，并保证存放温度符合要求；中药饮片柜斗谱的书写应当正名正字；装斗前应当复核，防止错斗、串斗；应当定期清斗，防止饮片生虫、发霉、变质；不同批号的饮片装斗前应当清斗并记录；经营非药品应当设置专区，与药品区域明显隔离，并有醒目标志。

【B型题】（11～12题共用选项）

　　A. 临床药理信息　　　　B. 戒毒药品信息
　　C. 基本药物目录　　　　D. 药品广告

根据《互联网药品信息服务管理办法》

11. 可以在提供互联网药品信息服务的网站上发布，但其内容应经药品监督管理部门审查批准的是（　　）

12. 不得在提供药品互联网药品信息服务的网站上发布的是（　　）

【考点提示】 D、B。药品广告可以在提供互联网药品信息服务的网站上发布，但其内容应经药品监督管理部门审查批准。提供互联网药品信息服务的网站不得发布麻醉药品、精神药品、医疗用毒性药品、放射性药品、戒毒药品和医疗机构制剂的产品信息。

【B型题】（13～14题共用选项）

　　A. 橙色标识　　　　　　B. 红色标识
　　C. 绿色标识　　　　　　D. 黄色标识

根据《药品经营质量管理规范》对人工作业库房储存药品的色标管理规定

13. 等待出库装运的药品应标示（　　）

14. 药品养护人员发现库存药品中有一箱药品疑似药品包装污染，该药品应标示（　　）

【考点提示】 C、D。在人工作业的库房储存药品,按质量状态实行色标管理:合格药品为绿色,不合格药品为红色,待确定药品为黄色。

【B型题】(15~17题共用选项)

A. 超过药品有效期1年,不得少于5年
B. 至少5年
C. 超过药品有效期1年,不得少于3年
D. 至药品有效期期满之日起不少于5年

15. 药品批发企业的书面记录和相应凭证的保存期限是(　　)

16. 药品零售企业的书面记录和相应凭证的保存期限是(　　)

17. 第二类精神药品经营企业在药品库房中的专用账册的保存期限是(　　)

【考点提示】 B、B、A。药品批发企业的书面记录及凭证应当至少保存5年。药品零售企业的书面记录及相关凭证应当至少保存5年。第二类精神药品经营企业,应当在药品库房中设立独立的专库或者专柜储存第二类精神药品,并建立专用账册,实行专人管理。专用账册的保存期限应当自药品有效期期满之日起不少于5年。

【B型题】（18～20题共用选项）

A. 具有大学本科以上学历、执业药师资格和三年以上药品经营管理工作经历

B. 具有预防医学、药学、微生物学或者医学等专业大学本科以上学历

C. 具有药学或者医学、生物、化学相关专业中专以上学历

D. 具有药学中专或者医学、生物、化学等相关专业大学专科以上学历

在药品批发企业中

18. 质量管理工作人员应当具备的最低学历或资质要求是（　）

19. 验收、养护工作人员应当具备的最低学历或资质要求是（　）

20. 采购工作人员应具备的最低学历或资质要求是（　）

【考点提示】 D、C、C。药品批发企业的质量管理工作人员应具有药学中专或者医学、生物、化学等相关专业大学专科以上学历或者具有药学初级以上专业技术职称。药品批发企业的验收、养护工作人员应具有药学或者医学、生物、化学等相关专业中专以上学历或者具有药学初级以上专业技术职称。药品批发企业的从事采

购工作的人员应当具有药学或者医学、生物、化学等相关专业中专以上学历,从事销售、储存等工作的人员应当具有高中以上文化程度。

【B型题】(21~22题共用选项)

A. 改变药品经营企业注册地址
B. 更换药品经营企业采购负责人
C. 改变药品经营方式
D. 改变药品经营企业组织架构

21. 属于"药品经营许可证"许可事项的变更,不需重新办理"药品经营许可证"的是( )

22. 属于"药品经营许可证"许可事项的变更,应按规定重新办理"药品经营许可证"的是( )

【考点提示】A、C。"药品经营许可证"许可事项变更是指经营方式、经营范围、注册地址、仓库地址(包括增减仓库)、企业法定代表人或负责人及质量负责人的变更。企业分立、合并、改变经营方式、跨原管辖地迁移的,需要按照规定重新办理"药品经营许可证"。

【B型题】(23~25题共用选项)

A. 绿色标牌　　　　　B. 蓝色标牌
C. 红色标牌　　　　　D. 黄色标牌

在人工作业的库房储存药品,按质量状态实行色标管理

23. 准备出库销售应挂( )

24. 由其他企业退回的药品应挂( )

25. 已经超过药品有效期的应挂( )

【考点提示】A、D、C。批发企业在人工作业的库房储存药品,按质量状态实行色标管理:合格药品为绿色,不合格药品为红色,待确定药品为黄色。

【B型题】(26~27题共用选项)

A. 甲类非处方药　　　B. 处方药
C. 乙类非处方药　　　D. 第二类精神药品

26. 在店内可以陈列,但不得采用开架自选的是( )

27. 在店内不得陈列,并必须存放在专柜中的是( )

【考点提示】B、D。零售处方药在店内可以陈列,但不得采用开架自选的方式陈列和销售。第二类精神药品、毒性中药品种和罂粟壳不得陈列,并必须存放在专柜中。

【B型题】(28~30题共用选项)

A. 国内供应不足的药品

B. 新发现和从国外引种的药材

C. 国外生产的血液制品

D. 生产新药或已有

E. 中药材

28. 国务院有权限制或者禁止出口的是(　　)

29. 可以从城乡集贸市场购进的是(　　)

30. 经国务院药品监督管理部门指定药品检验机构审批检验合格后，方可进口的是(　　)

【考点提示】A、E、C。

28.《药品管理法》第44条规定，对国内供应不足的药品，国务院有权限制或者禁止出口。

29.《药品管理法》第21条规定，城乡集市贸易市场可以出售中药材，国务院另有规定的除外。城乡集市贸易市场不得出售中药材以外的药品，但持有"药品经营许可证"的药品零售企业在规定的范围内可以在城乡集市贸易市场设点出售中药材以外的药品。

30.《药品管理法》第41条规定，国务院药品监督管理部门对下列药品在销售前或者进口时，指定药品检验机构进行检验；检验不合格的，不得销售或者进口：①国务院药品监督管理部门规定的生物制品；②首次在中国销售的药品；③国务院规定的其他药品。

【B型题】(31~33题共用选项)

A. 验收检查 B. 定期清斗
C. 清斗并记录 D. 正名正字
E. 复核

根据2013年6月施行的《药品经营质量管理规范》,经营中药饮片的零售药店

31. 为防止饮片生虫、发霉、变质,放置中药饮片的柜斗应当(   )

32. 不同批号的中药饮片装斗前应当(   )

33. 为防止错斗、串斗,中药饮片装斗前应当(   )

【考点提示】B、C、E。应当定期清斗,防止饮片生虫、发霉、变质。不同批号的饮片装斗前应当清斗并记录。装斗前应当复核,防止错斗、串斗。

【B型题】(34~37题共用选项)

A. 应逐件抽样检验
B. 可不开箱检查
C. 应检查小包装
D. 应至少检查一个最小包装
E. 可不打开最小包装

根据2013年6月施行的《药品经营质量管理规范》,药品批发企业对每次到货药品进行抽样验收的要求是

34. 同一批号的药品(　　)
35. 外包装及封签完整的原料药(　　)
36. 实行批签发管理的生物制品(　　)
37. 生产企业有特殊质量控制要求的药品(　　)

【考点提示】D、B、B、E。同一批号的药品应当至少检查一个最小包装，但生产企业有特殊质量控制要求或者打开最小包装可能影响药品质量的，可不打开最小包装。外包装及封签完整的原料药、实施批签发管理的生物制品，可不开箱检查。

【B型题】(38~39题共用选项)
  A. 信息产业主管部门　　B. 工商行政管理部门
  C. 卫生行政部门　　　　D. 药品监督管理部门
  E. 电信管理机构
根据《互联网药品信息服务管理办法》
38. "互联网药品信息服务资格证书"的发证部门是(　　)
39. 提供互联网药品信息服务的网站发布广告的审查批准部门是(　　)

【考点提示】D、D。
38. 互联网药品信息服务申请同意后，由省级药品监督管理部门核发"互联网药品信息服务资格证书"，同时报国家食品药品监督管理总局备案并发布公告。

39. 提供互联网药品信息服务的网站发布的药品（含医疗器械）广告，必须经过食品药品监督管理部门审查批准。

【C 型题】（40～43 题共用题干）

甲药品经营企业持有"药品经营许可证"，经营方式为药品批发，批准的经营范围为：麻醉药品、精神药品、医疗用毒性药品、化学原料药及其制剂、抗生素原料药及其制剂、生化药品、生物制品（含疫苗）。乙药品经营企业持有"药品经营许可证"，经营方式为药品零售（连锁），经营类别包括处方药、非处方药，经营范围为中药材、中药饮片、中成药、化学药制剂、抗生素制剂、生化药品、生物制品。

40. 下列药品中，乙药品经营企业不能从甲药品经营企业购进的药品是（　　）

A. 化学药制剂　　　　B. 中成药
C. 抗生素制剂　　　　D. 抗肿瘤药品

41. 下列药品中，乙药品经营企业可以通过增加经营范围才能从甲药品经营企业购进的药品是（　　）

A. 麻醉药品　　　　　B. 医疗用毒性药品
C. 第一类精神药品　　D. 疫苗

42. 下列药品中,甲和乙药品经营企业都不能经营的药品是(　　)

A. 治疗性生物制品

B. 含麻黄碱类复方制剂

C. 医疗机构制剂

D. 中药饮片

43. 根据乙药品经营企业的经营范围,可以开展经营的药品是(　　)

A. 药品类易制毒化学品

B. 含麻黄碱类复方制剂

C. 肽类激素（不包括胰岛素）

D. 蛋白同化制剂

【考点提示】B、B、C、B。从经营范围可以看出,甲药品企业经营范围没有中成药,所以乙不能从甲处购买中成药。乙药品经营企业经营方式为药品零售（连锁）,因此不得经营麻醉、一精和疫苗,因此即使通过增加经营范围也只能选择经营医疗毒性药品。医疗机构配制的麻醉药品和精神药品制剂只能在本医疗机构使用,不得对外销售。因为含特殊药品复方制剂不是特殊管理药品,所以公众在零售药店是可以购买到的。但是,根据国家药品监督管理部门的相关规定,部分含特殊药品复方制剂零售有一定的管理限制。

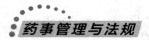

【C 型题】(44~45 题共用题干)

某药品批发企业经营范围中包括中药材、中药饮片和生物制品。企业具有较好的避光、避风、防虫、防暑设备：有一个独立冷库，有用于冷库温度自动检测、记录、调控、报警的设备，冷库制冷设备有双回路供电系统，有封闭式的运输冷藏、冷冻药品的冷藏车；建有符合质量管理要求的计算机系统。其仓库（常温库）在3月2日、3月3日两日测得相对湿度范围分别为 (78±1)% 和 (66±2)%。

44. 从该药品经营企业仓库3月2日、3月3日两天的相对湿度记录来看，对仓库的相对湿度的判断正确的是（ ）

  A. 3月2日、3月3日都没有超过规定的要求

  B. 3月2日超过规定的要求，3月3日没有超过规定的要求

  C. 3月2日没有超过规定的要求，3月3日超过了规定的要求

  D. 3月2日、3月3日都超过了规定的要求

45. 关于该药品经营企业的设施设备和管理的说法，错误的是（ ）

  A. 该企业经营中药材和中药饮片，应有专用库房和养护工作场所

B. 对实施电子监管的药品，应在出库时进行扫码和数据上传

C. 该药品经营企业有一个独立冷库，符合经营疫苗的要求

D. 该企业还应有运输冷藏、冷冻药品的车载冷藏箱和保温箱

【考点提示】B、C。药品批发企业储存药品相对湿度为35%~75%。经营冷藏、冷冻药品的企业，经营疫苗时应当配备两个以上独立冷库。

【C型题】(46~47题共用题干)

某药品零售企业（单体门店）具有与经营药品相适应的营业场所、设施设备和卫生环境，建有企业门户网站。为拓展业务，向所在地省级药品监督管理部门申请办理向个人消费者提供互联网药品交易机构资格证书。该药品监督管理部门收到材料，进行形式审查后，告知其不予受理。

46. 药品监督管理部门不予受理的主要原因是(　　)

A. 向个人消费者提供互联网药品交易服务的申请者首先必须是零售连锁企业，该企业不是药品零售连锁企业

B. 向个人消费者提供互联网药品交易服务的申

请者首先必须是医疗机构，但该企业不是医疗机构

C. 向个人消费者提供互联网药品交易服务的申请者首先必须是药品批发企业，但该企业不是药品批发企业

D. 向个人消费者提供互联网药品交易服务的申请者首先必须是药品生产企业，但该企业不是药品生产企业

47. 鉴定上述材料中企业已经具备主体资格，现欲从事向个人消费者提供互联网药品交易服务，该企业应具备的条件，错误的是（　　）

A. 应具备药学或者相关专业本科学历的专职人员负责网上实时咨询

B. 应具备健全的网络交易与安全保障措施及完整的管理制度

C. 应具备完整保存交易记录的能力、设施和设备

D. 应具备网上咨询、网上查询、生成订单、电子合同等基本交易服务功能

【考点提示】A、A。向个人消费者提供互联网药品交易服务的企业，应当是依法设立的药品连锁零售企业。为药品生产企业、药品经营企业和医疗机构之间的互联网药品交易提供服务的企业，须具有执业药师负责

网上实时咨询，并有保存完整咨询内容的设施、设备及相关管理制度。

【C型题】（48~49题共用题干）

药品监督管理部门在对甲药品经营企业监督检查中发现，该企业"药品经营许可证"核定的经营方式为零售（连锁），经营范围为中药饮片、中成药、化学药制剂、抗生物制剂。"药品经营许可证"发证时间为2014年10月8日。检察人员现场检查时还发现，在货架上摆放有生物制品人血白蛋白。

48. 对甲企业在"药品经营许可证"有效期届满后，需要继续经营的，企业申请换发"药品经营许可证"的期限是(　　)

A. 2019年4月7日至2019年10月7日

B. 2019年7月8日至2019年10月8日

C. 2019年10月7日至2020年4月7日

D. 2019年10月8日至2020年1月8日

49. 对货架上摆放人血白蛋白行为的说法，正确的是(　　)

A. 人血白蛋白属于西药制剂，未超出该企业许可经营范围

B. 人血白蛋白尚未售出，不应按超经营范围处罚

C. 违规销售生物制品,属于超许可证经营范围的行为

D. 不明原因的陈列生物制品,不属于违反药品经营质量管理规范的行为

【考点提示】A、C。"药品经营许可证"有效期为5年。有效期届满,药品经营企业需要继续经营药品的,持证企业应当在许可证有效期届满前6个月,向原发证机关申请换发"药品经营许可证"。《药品流通监督管理办法》第十七条规定,药品经营企业应当按照"药品经营许可证"许可的经营范围经营药品。违规销售生物制品,属于超许可证经营范围的行为。

【X型题】50. 关于药品生产、经营企业禁止性经营活动的说法,正确的有( )

A. 药品生产、经营企业不得以买药品赠药品、买商品赠药品的方式向公众赠送处方药

B. 药品生产、经营企业不得为他人以本企业的名义经营药品提供场所、资质证明文件或票据

C. 药品经营企业应按照许可的经营范围经营药品,不得采用邮售方式直接向公众销售处方药

D. 药品生产企业只能销售本企业生产和接受委托生产的药品,不得销售他人生产的药品

【考点提示】ABC。药品生产企业只能销售本企业生产的药品，不得销售本企业受委托生产的或者他人生产的药品。

【X型题】51. 根据《药品经营许可证管理办法》，药品经营企业的经营范围有（　　）

A. 麻醉药品、精神药品、医疗用毒性药品

B. 放射性药品

C. 生物制品

D. 中药材、中药饮片、中成药

E. 化学原料药及其制剂、抗生素原料药及其制剂

【考点提示】ACDE。根据《药品经营许可证管理办法》，药品经营企业的经营范围有：①麻醉药品、精神药品、医疗用毒性药品；②生物制品；③中药材、中药饮片、中成药、化学原料药及其制剂、抗生素原料药及其制剂、生化药品。

【X型题】52. 根据2013年6月施行的《药品经营质量管理规范》，药品批发企业应当根据相关验证管理制度，形成的验证控制文件包括（　　）

A. 验证方案　　　　B. 验证报告

C. 验证评价　　　　D. 偏差处理

E. 预防措施

【考点提示】ABCDE。药品批发企业应当根据相关验证管理制度，形成验证控制文件，包括验证方案、报告、评价、偏差处理、预防措施等。

第二节　药品使用管理

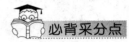

1. 医疗机构药事管理是**保证药品质量、保障公众用药安全、维护公众身体健康**的必要环节。

2. 《医疗机构药事管理规定》第 2 条规定，医疗机构药事管理，是指医疗机构以病人为中心，以临床药学为基础，对**临床用药全过程**进行有效的组织实施与管理，促进临床科学、合理用药的药学技术服务和相关的药品管理工作。

3. 2017 年 7 月，《关于加强药事管理转变药学服务模式的通知》（国卫办医发〔2017〕26 号）发布，要求各地进一步加强药事管理，促进药学服务模式转变，推进药学服务从"以药品为中心"转变为"以病人为中心"，从"以保障药品供应为中心"转变为"**在保障药品供应的基础上，以重点加强药学专业技术服务、参与**

临床用药为中心"。

4. 医疗机构药事管理的主要内容有**组织机构管理、药物临床应用管理、药剂管理、药学专业技术人员配置与管理**。

5. 药物临床应用管理是对医疗机构**临床诊断、预防和治疗疾病用药全过程**实施的监督管理。包括临床药师的临床药学服务工作，药物使用的安全性、有效性、经济学评价与管理等。

6. 二级以上医院应当设立**药事管理与药物治疗学委员会**，其他医疗机构应当成立**药事管理与药物治疗学组**。

7. 药事管理与药物治疗学委员会委员由**具有高级技术职务任职资格的药学、临床医学、护理和医院感染管理、医疗行政管理**等人员组成；药事管理与药物治疗学组由**药学、医务、护理、医院感染、临床科室等部门负责人**和具有药师、医师以上专业技术职务任职资格人员组成。

8. 药事管理与药物治疗学委员会（组）设主任委员1名，由**医疗机构负责人**担任；设副主任委员若干，由**药学和医务部门负责人**担任。

9. 建立药品遴选制度，审核本机构临床科室申请的新购入药品、调整药品品种或者供应企业和申报医院制剂等事宜是**药事管理与药物治疗学委员会（组）**的职责之一。

10. 医疗机构应当根据本机构**功能、任务、规模**设置相应的药学部门，配备和提供与药学部门工作任务相适应的专业技术人员、设备和设施。

11. 三级医院设置**药学部**，并可根据实际情况设置二级科室；二级医院设置**药剂科**；其他医疗机构设置**药房**。

12. 医疗机构的药学部门与临床科室不同，药学部门关注的重点是**药品质量、用药合理性、药品供应保障**。

13. 《医疗机构药事管理规定》第 5 条规定，**依法取得相应资格的药学专业技术人员**方可从事药学专业技术工作。

14. 医疗机构药学专业技术人员不得少于本机构卫生专业技术人员的**8%**。

15. 二级综合医院药剂科药学人员中具有高等医药院校临床药学专业或者药学专业全日制本科毕业以上学历的，应当不低于药学专业技术人员总数的**20%**，药学专业技术人员中具有副高级以上药学专业技术职务任职资格的应当不低于**6%**。

16. 除诊所、卫生所、医务室、卫生保健所、卫生站以外的其他医疗机构药学部门负责人应当具有**高等学校药学专业专科以上或者中等学校药学专业毕业**学历，及药师以上专业技术职务任职资格。

17. **采购合格的药品**是医疗机构药品管理的首要环节。

18. 医疗机构使用的药品，除了一小部分是自配制剂外，绝大部分都是**从市场上购进的**。

19. 医疗机构药品采购管理主要是指对医疗机构医疗、科研所需药品的**供应渠道、采购程序及方式、采购计划及文件**的综合管理。

20. 医疗机构临床使用药品的采购工作由**药学部门**承担。

21. 医疗机构必须从**具有药品生产、经营资格的企业**购进药品。

22. 个人设置的门诊部、诊所等医疗机构不得配备**常用药品、急救药品**以外的其他药品。

23. 《医疗机构药事管理规定》规定，经**药事管理与药物治疗学委员会（组）**审核同意，核医学科可以购用、调剂本专业所需的放射性药品。

24. 医疗机构应当按照经药品监督管理部门批准并公布的**药品通用名称**购进药品。

25. 医院用药具有**品种多、规格全、周转快**的特点，因此应适时购进质量合格、价格合理的药品。

26. 我国医疗机构药品的采购方式中最常用的是**药

品集中采购。

27. 医院要按照**不低于上年度药品实际使用量的80%**制定采购计划，具体到通用名、剂型和规格，每种药品采购的剂型原则上不超过 3 种，每种剂型对应的规格原则上不超过 2 种。

28. 药品采购预算一般不高于**医院业务支出的25%~30%**。

29. 采用招标采购药品方式时，可根据上一年度药品采购总金额中各类药品的品规采购金额百分比排序，将占比排序累计不低于80%，且有**3家及以上**企业生产的基本药物和非专利药品纳入招标采购范围。

30. 投标的药品生产企业须同时编制**经济技术标书、商务标书**。

31. 妇儿专科非专利药品、急（抢）救药品、基础输液、临床用量小的药品和常用低价药品以及暂不列入招标采购的药品，实行**集中挂网，由医院直接采购**。

32. 麻醉药品和第一类精神药品、防治传染病和寄生虫病的免费用药、国家免疫规划疫苗、计划生育药品及中药饮片，仍暂时实行**最高出厂价格、最高零售价格**管理。

33. 对采购周期内新批准上市的药品，各地可根据疾病防治需要，经过**药物经济学、循证医学评价**，另行组织以省（区、市）为单位的集中采购。

34. 医院应将药品收支纳入预算管理,严格按照合同约定的时间支付货款,从交货验收合格到付款不得超过 **30 天**。

35. 药品生产企业委托的药品经营企业应在**省级药品集中采购平台**上备案,备案情况向社会公开。

36. 公立医院药品配送要兼顾基层供应,特别是向**广大农村地区**倾斜。

37. 《国务院办公厅关于进一步改革完善药品生产流通使用政策的若干意见》(国办发〔2017〕13 号)规定,**卫生计生**、**商务**等部门要制定购销合同范本,督促购销双方依法签订合同并严格履行。

38. 《国务院办公厅关于进一步改革完善药品生产流通使用政策的若干意见》(国办发〔2017〕13 号)规定,对违反合同约定,配送不及时影响临床用药或拒绝提供偏远地区配送服务的企业,省级药品采购机构应督促其限期整改;逾期不改正的,**取消中标资格,记入药品采购不良记录并向社会公布**,公立医院 2 年内不得采购其药品。

39. 建立处方点评和医师约谈制度,重点跟踪监控**辅助用药、医院超常使用的药品**。

40. 根据《关于在公立医疗机构药品采购中推行"两票制"的实施意见(试行)》(国医改办发〔2016〕

4号),**综合医改试点省(区、市)和公立医院改革试点城市**要率先推行"两票制",鼓励其他地区执行"两票制",争取到2018年在全国全面推开。

41. 根据《关于在公立医疗机构药品采购中推行"两票制"的实施意见(试行)》(国医改办发〔2016〕4号),参与药品集中采购的药品企业要在标书中做出**执行"两票制"的承诺**,否则投标无效。

42. 政府办基层医疗卫生机构应当依据**自身功能定位、服务能力**,合理选择配备使用基本药物。

43. **以省(区、市)为单位增补非目录药品**是基本药物制度实施初期的阶段性措施。

44. 在采购供应方面,对妇儿专科非专利药品等暂不列入招标采购的药品,各地可参照国家卫生健康委员会委托行业协会、学术团体公布的妇儿专科非专利药品遴选原则和示范药品,合理确定本地区药品的范围和具体剂型、规格,**直接挂网采购**,满足儿科临床需求。

45. 各省(区、市)卫生计生行政部门、中医药管理部门根据本地区临床急(抢)救用药需求现状,按照**急(抢)救必需、安全有效、中西药并重、个人和医保可承受**等原则,组织专家合理确定本省(区、市)各级医疗机构的急(抢)救药品遴选标准和范围,相关药品具体到通用名称、剂型、规格,并实行动态管理。

46. 原料药和制剂产品必须要有**批准文号、生产批号**,应有产品合格证。

47. 对药品的包装、说明书和外观性状进行检查,中药材和中药饮片应有包装并附有**质量合格**的标志,特殊管理药品和外用药品包装的标签或说明书上应有**规定的标识和警示说明**,处方药和非处方药的标签、说明书上应有相应的**警示语或忠告语**,非处方药的包装有国家规定的专有标识,进口药品要有中文包装和说明书等。

48. 《关于在公立医疗机构药品采购中推行"两票制"的实施意见(试行)》(国医改办发〔2016〕4号)中规定,公立医疗机构在药品验收入库时,必须验明**票、货、账三者一致**方可入库、使用。

49. 医疗机构购进药品,必须有真实、完整的药品购进(验收)记录。购进(验收)记录必须保存至**超过药品有效期1年**,但不得少于3年。

50. 医疗机构储存药品,应当按照药品属性和类别**分库、分区、分垛**存放,并实行色标管理。

51. 医疗机构药品发放应当遵循"**近效期先出**"的原则。

52. 麻醉药品、精神药品、医疗用毒性药品、放射性药品等特殊管理的药品,应当**专库或专柜**存放。

53. 根据《处方管理办法》,处方包括医疗机构病区**用药医嘱单**。

54. 医院中涉及的处方主要有**法定处方**、**医师处方**两类。

55. 《中国药典》等国家药品标准收载的处方是**法定处方**,具有法律约束力。

56. 按照原卫生部统一规定的处方标准,处方由**前记**、**正文**、**后记**三部分组成。

57. 处方正文以 **Rp 或 R** 标示,分列药品名称、剂型、规格、数量、用法用量。

58. 普通处方的印刷用纸为**白色**;急诊处方印刷用纸为**淡黄色**,右上角标注"急诊";儿科处方印刷用纸为**淡绿色**,右上角标注"儿科";麻醉药品和第一类精神药品处方印刷用纸为**淡红色**,右上角标注"麻、精一";第二类精神药品处方印刷用纸为**白色**,右上角标注"精二"。

59. 处方书写应字迹清楚,不得涂改;如需修改,应当**在修改处签名并注明修改日期**。

60. 处方书写药品名称、剂量、规格、用法、用量要准确规范,药品用法可用规范的中文、英文、拉丁文或者缩写体书写,但不得使用**"遵医嘱""自用"**等含糊不清字句。

61. 处方医师的签名式样和专用签章应当与院内药

学部门留样备查的式样相一致，不得任意改动，否则应当**重新登记留样备案**。

62. 经注册的执业助理医师在乡、民族乡、镇、村的医疗机构独立从事一般的执业活动，可以在**注册的执业地点**取得相应的处方权。

63. 经注册的执业助理医师在医疗机构开具的处方，应当经**所在执业地点执业医师**签名或加盖专用签章后方有效。

64. 试用期人员开具处方，应当经**所在医疗机构有处方权的执业医师**审核并签名或加盖专用签章后方有效。

65. 医师开具处方应当使用经药品监督管理部门批准并公布的**药品通用名称、新活性化合物的专利药品名称、复方制剂药品名称**。

66. 医师开具院内制剂处方时应当使用经**省级卫生行政部门**审核、药品监督管理部门批准的名称。

67. 医师可以使用**由卫生部公布的药品习惯名称**开具处方。

68. 处方一般不得超过**7日**用量。

69. 药师核发药品时，应当核对打印的纸质处方，无误后发给药品，并将**打印的纸质处方与计算机传递处方同时**收存备查。

70. 处方开具当日有效。特殊情况下需延长有效期的，由开具处方的医师注明有效期限，最长不得超过 **3 天**。

71. 药师根据**医师处方或科室请领单**，按照配方制度，及时、准确地调配和分发药剂。

72. 医疗机构审核和调配处方的药剂人员必须是**依法经资格认定的药学技术人员**。

73. 在处方调剂中，由药剂人员完成的主要技术环节有 6 个方面，分别为**收方、审查处方、调配处方、包装与贴标签、核对处方、发药与指导用药**。

74. 在处方调剂中进行审查处方时，药师应当对处方用药适宜性进行审核，重点审查**药品名称、用药剂量、用药方法、药物配伍变化、合理用药**等。

75. 在处方调剂过程中，最关键的步骤就是**药师对处方的核查**。

76. 审核处方可分为**形式上的审核、实质上的审核**两部分。

77. 药师经处方审核后，认为存在用药不适宜时，**应当告知处方医师，请其确认或者重新开具处方**。

78. 药师调剂处方时必须做到"四查十对"：查处方，对科别、姓名、年龄；查药品，对药名、剂型、规格、数量；查配伍禁忌，对药品性状、用法用量；**查用药合理性，对临床诊断**。

79.《处方管理办法》第44条规定，医疗机构应当建立**处方点评制度**，填写处方评价表，对处方实施动态监测及超常预警，登记并通报不合理处方，对不合理用药及时予以干预。

80. 医院处方点评工作是在医院药物与治疗学委员会（组）和医疗质量管理委员会领导下，由**医院医疗管理部门和药学部门共同**组织实施。

81. 二级及以上医院处方点评工作小组成员应当具有**中级以上药学专业技术职务任职资格**，其他医院处方点评工作小组成员应当具有**药师以上药学专业技术职务任职资格**。

82. 处方点评结果分为合理处方和不合理处方两种，其中，不合理处方包括**不规范处方、用药不适宜处方、超常处方**。

83. 处方销毁申请由处方保管人向药剂科主任提出，药剂科主任填写医院《处方销毁申请表》，报医务处、业务主管院长审批，由**药剂科、医务处**执行销毁。

84. 医疗机构应当根据麻醉药品和精神药品处方开具情况，按照麻醉药品和精神药品品种、规格对其消耗量进行专册登记，登记内容包括**发药日期、患者姓名、用药数量**。

85. 专册保存期限为**3年**。

86. 使用未取得药学专业技术职务任职资格的人员从事处方调剂工作的,由**县级以上卫生行政部门**责令限期改正,并可处以 5000 元以下的罚款;情节严重的,吊销其"医疗机构执业许可证"。

87. 医疗机构未按照规定保管麻醉药品和精神药品处方或者未依照规定进行专册登记的,由**设区的市级卫生行政部门**责令限期改正,给予警告;逾期不改正的,处 5000 元以上 1 万元以下的罚款;情节严重的,吊销其印鉴卡;对直接负责的主管人员和其他直接责任人员,依法给予降级、撤职、开除的处分。

88. 药师未按照规定调剂处方药品,情节严重的,由县级以上卫生行政部门责令改正、通报批评,给予警告;并由**所在医疗机构或者其上级单位**给予纪律处分。

89. 医疗机构配制的制剂,应当是**市场上没有供应的品种**。

90. 医疗机构制剂具有的特征有**双证管理、品种补缺、医院自用为主、药剂科自配、质量检验合格**。

91. 医疗机构配制制剂,须经**所在地省级人民政府卫生行政部门**审核同意,由省级药品监督管理部门批准,验收合格的,发给"医疗机构制剂许可证"。

92. "**医疗机构制剂许可证**"是医疗机构配制制剂的法定凭证。

93. 新版"医疗机构制剂许可证"有效期为**5年**。

94. "医疗机构制剂许可证"变更分为**许可事项变更、登记事项变更**。

95. "医疗机构制剂许可证"许可事项变更是指**制剂室负责人、配制地址、配制范围**的变更。

96. "医疗机构制剂许可证"登记事项变更是指**医疗机构名称、医疗机构类别、法定代表人、注册地址等事项**的变更。

97. 医疗机构变更登记事项的,应当在有关部门核准变更后**30日内**,向原发证机关申请"医疗机构制剂许可证"变更登记。

98. 医疗机构终止配制制剂或者关闭的,由原发证机关缴销"医疗机构制剂许可证",同时报**国家食品药品监督管理总局**备案。

99. 经省级药品监督管理部门批准,具有"医疗机构制剂许可证"且取得制剂批准文号,并属于"医院"类别的医疗机构的中药制剂,可以委托**本省、自治区、直辖市内取得"医疗机构制剂许可证"的医疗机构**或者取得《药品生产质量管理规范》认证证书的药品生产企业配制制剂。

100. 获得"医疗机构制剂许可证"的医疗机构,如果要进行某种制剂的配制,还必须报送有关资料和样品，经**所在地省级药品监督管理部门批准，发给制剂批准文号**后，方可配制。

101. 医疗机构配制制剂，应当严格执行经批准的质量标准，并不得擅自变更**工艺、处方、配制地点、委托配制单位**。

102. 医疗机构制剂批准文号的有效期为**3年**。

103. 医疗机构制剂批准文号的有效期届满需要继续配制的，申请人应当在有效期届满前**3个月**按照原申请配制程序提出再注册申请，报送有关资料。

104. 医疗机构制剂的批准文号格式为：X 药制字 H（Z）+4位年号+4位流水号。其中，X 为**省、自治区、直辖市简称**，H 代表**化学制剂**，Z 代表**中药制剂**。

105. 制剂室和药检室的负责人应具有**大专以上药学或相关专业**学历，具有相应管理的实践经验，有对工作中出现的问题做出正确判断和处理的能力。

106. 从事制剂配制操作及药检人员，应经专业技术培训，具有**基础理论知识和实际操作技能**。

107. 制剂使用过程中发现的不良反应，应按《药品不良反应报告和监测管理办法》的规定予以记录，填表上报。保留病历和有关检验、检查报告单等原始记录至少**一年**备查。

108. 在省内进行调剂是由**省级药品监督管理部门**批

准；在各省之间进行调剂或者国务院药品监督管理部门规定的特殊制剂的调剂必须经**国务院药品监督管理局**批准。

109. 药物临床应用管理中，医疗机构应当遵循**安全、有效、经济**的合理用药原则，尊重患者对药品使用的知情权和隐私权。

110. 医疗机构应当根据本机构性质、任务、规模配备适当数量临床药师，三级医院临床药师不少于**5 名**，二级医院临床药师不少于**3 名**。

111. 医疗机构中临床药师应当具有**高等学校临床药学专业或者药学专业本科毕业以上**学历，并应当经过规范化培训。

112. 医疗机构应当建立临床用药**监测、评价、超常预警**制度，对药物临床使用安全性、有效性和经济性进行监测、分析、评估，实施处方和用药医嘱点评与干预。

113. 发现药品不良反应、用药错误和药品损害事件后，医疗机构应当按照国家有关规定向相关部门报告药品不良反应，用药错误和药品损害事件应当立即向**所在地县级卫生行政部门**报告。

114. 《医疗机构药事管理规定》第 16 条规定，医疗机构应当依据**国家基本药物制度、抗菌药物临床应用指导原则、中成药临床应用指导原则**制定本机构基本药物临床应用管理办法，建立并落实抗菌药物临床应用分级管理制度。

115. 抗菌药物临床应用应当遵循**安全、有效、经济**的原则。

116. 根据**安全性、疗效、细菌耐药性、价格**等因素，抗菌药物分为非限制使用级、限制使用级与特殊使用级三级。

117. 经长期临床应用证明安全、有效，对细菌耐药性影响较小，价格相对较低的抗菌药物是**非限制使用级抗菌药物**。

118. 经长期临床应用证明安全、有效，对细菌耐药性影响较大，或者价格相对较高的抗菌药物是**限制使用级抗菌药物**。

119. **医疗机构主要负责人**是本机构抗菌药物临床应用管理的第一责任人。

120. 医疗机构应当设立**抗菌药物管理工作机构**或者配备专（兼）职人员负责本机构的抗菌药物管理工作。二级以上的医院、妇幼保健院及专科疾病防治机构（以下简称二级以上医院）应当在药事管理与药物治疗学委员会下设立**抗菌药物管理工作组**。

121. 医疗机构应当按照**省级卫生行政部门**制定的抗菌药物分级管理目录，制定本机构抗菌药物供应目录，并向核发其"医疗机构执业许可证"的卫生行政部门备案。

122. 医疗机构抗菌药物供应目录包括采购抗菌药物的**品种、品规**。

123.《抗菌药物临床应用管理办法》规定，要按照规定调整抗菌药物供应目录，调整周期原则上为**2 年**，最短不少于**1 年**，并在目录调整后 15 日内报核发其"医疗机构许可证"的卫生计生行政部门备案。

124. 医疗机构应当按照国家药品监督管理部门批准并公布的药品通用名称购进抗菌药物，优先选用**《国家基本药物目录》《国家处方集》《国家基本医疗保险、工伤保险和生育保险药品目录》**收录的抗菌药物品种。

125. 基层医疗卫生机构只能选用**基本药物（包括各省区市增补品种）**中的抗菌药物品种。

126. 因特殊治疗需要，医疗机构需使用本机构抗菌药物供应目录以外抗菌药物的，可以启动**临时采购程序**。

127. 医疗机构应当严格控制临时采购抗菌药物的品种和数量，同一通用名抗菌药物品种启动临时采购程序原则上每年不得超过**5 例次**。

128. 医疗机构遴选和新引进抗菌药物品种，应当由临床科室提交申请报告，经药学部门提出意见后，由**抗菌药物管理工作组**审议。

129. 抗菌药物管理工作组**三分之二以上成员**审议同意，并经药事管理与药物治疗学委员会**三分之二以上委**

员审核同意后方可列入采购供应目录。

130. 清退意见经抗菌药物管理工作组**二分之一以上成员**同意后执行，并报药事管理与药物治疗学委员会备案，更换意见经药事管理与药物治疗学委员会讨论通过后执行。

131. 清退或者更换的抗菌药物品种或者品规原则上**12个月**内不得重新进入本机构抗菌药物供应目录。

132. 具有高级专业技术职务任职资格的医师，可授予**特殊使用级抗菌药物**处方权；具有中级以上专业技术职务任职资格的医师，可授予**限制使用级抗菌药物**处方权；具有初级专业技术职务任职资格的医师，在乡、民族乡、镇、村的医疗机构独立从事一般执业活动的执业助理医师以及乡村医生，可授予**非限制使用级抗菌药物**处方权。

133. **二级以上医院**应当定期对医师和药师进行抗菌药物临床应用知识和规范化管理的培训。

134. 其他医疗机构依法享有处方权的医师、乡村医生和从事处方调剂工作的药师，由**县级以上地方卫生行政部门**组织相关培训、考核。

135. 预防感染、治疗轻度或者局部感染应当首选**非限制使用级抗菌药物**。严重感染、免疫功能低下合并感染或者病原菌只对限制使用级抗菌药物敏感时，方可选用**限制使用级抗菌药物**。

136. 根据《关于进一步加强抗菌药物临床应用管理遏制细菌耐药的通知》的要求,要重点加强预防使用、联合使用和静脉输注抗菌药物管理,要强化**碳青霉烯类抗菌药物及替加环素等特殊使用级抗菌药物**管理。

137.《关于进一步加强抗菌药物临床应用管理遏制细菌耐药的通知》规定,特殊使用级抗菌药物紧急情况下未经会诊同意或确需越处方权限使用的,处方量不得超过**1 日用量**,并做好相关病历记录。

138.《关于进一步加强抗菌药物临床应用管理遏制细菌耐药的通知》规定,接受特殊使用级抗菌药物治疗的住院患者抗菌药物使用前微生物送检率不低于**80%**。

139. 因抢救生命垂危的患者等紧急情况,医师可以越级使用抗菌药物。越级使用抗菌药物应当详细记录用药指征,并应当于**24 小时**内补办越级使用抗菌药物的必要手续。

140. 医疗机构应当开展细菌耐药监测工作,建立细菌耐药预警机制,当主要目标细菌耐药率超过 30% 的抗菌药物,应当**及时将预警信息通报本机构医务人员**;主要目标细菌耐药率超过 40% 的抗菌药物,应当**慎重经验用药**;主要目标细菌耐药率超过 50% 的抗菌药物,应当**参照药敏试验结果选用**;主要目标细菌耐药率超过 75% 的抗菌药物,应当**暂停针对此目标细菌的临床应用**,根据追踪细菌耐药监测结果,再决定是否恢复临床应用。

141. 医疗机构应当对临床科室和医务人员抗菌药物**使用量、使用率、使用强度**等情况进行排名并予以内部公示;对排名后位或者发现严重问题的医师进行批评教育,情况严重的予以通报。

142. 非限制使用级抗菌药物临床应用情况,**每年**报告一次;限制使用级和特殊使用级抗菌药物临床应用情况,**每半年**报告一次。

143. 县级以上卫生行政部门应当加强对本行政区域内医疗机构抗菌药物临床应用情况的监督检查,建立**医疗机构抗菌药物临床应用管理评估制度**,建立抗菌药物临床应用情况排名、公布和诫勉谈话制度。

144. 卫生部门建立**全国抗菌药物临床应用监测网、全国细菌耐药监测网**,对全国抗菌药物临床应用和细菌耐药情况进行监测;根据监测情况定期公布抗菌药物临床应用控制指标,开展抗菌药物临床应用质量管理与控制工作。

145. 卫生行政部门应当将**抗菌药物临床应用情况**作为医疗机构定级、评审、评价的重要指标,考核不合格的,视情况对医疗机构做出降级、降等、评价不合格处理。

146. 医疗机构应当对出现抗菌药物超常处方 3 次以上且无正当理由的医师提出警告,限制其**特殊使用级和限制使用级抗菌药物**处方权。

147. 药师未按照规定审核抗菌药物处方与用药医嘱，造成严重后果的，或者发现处方不适宜、超常处方等情况未进行干预且无正当理由的，医疗机构应当<u>取消其药物调剂资格</u>。

148. 医师处方权和药师药物调剂资格取消后，在<u>六个月</u>内不得恢复其处方权和药物调剂资格。

历年考题

【A 型题】1. 根据《医疗机构药事管理规定》，关于医疗机构药事管理与药物治疗学委员会的说法，正确的是（　　）

  A. 药事管理与药物治疗学委员会负责制定本机构药品处方集和基本用药供应目录

  B. 所有医院必须设立药事管理与药物治疗学委员会

  C. 药事管理与药物治疗学委员会是医疗机构常设行政管理部门

  D. 药事管理与药物治疗学委员会负责药品管理、药学专业技术服务和药事管理工作

【考点提示】A。制定本机构药品处方集和基本用药供应目录是药事管理与药物治疗学委员会的职责之一。二级以上医院应当设立药事管理与药物治疗学委员会，其他医疗机构应当成立药事管理与药物治疗学

组。药事管理组织是促进临床合理用药、科学管理医疗机构药事工作、具有学术研究性质的内部咨询机构,既不是行政管理部门,也不属于常设机构。药学部门具体负责药品管理、药学专业技术服务和药事管理工作。

【A型题】2. 下列关于抗菌药物临床应用管理的说法正确的是( )

A. 具有高级专业技术职务资格医师方可具有限制使用级抗菌药物处方权
B. 基层医疗机构的药师必须由所在单位组织考核,合格者授予抗菌药物调剂资格
C. 严格控制特殊使用级抗菌药物使用,特殊使用级抗菌药物不得在门诊使用
D. 医疗机构应当根据临床微生物标本检测结果合理选用,不得经验用药

【考点提示】C。医疗机构和医务人员应当严格掌握使用抗菌药物预防感染的指征。预防感染、治疗轻度或者局部感染应当首选非限制使用级抗菌药物;严重感染、免疫功能低下合并感染或者病原菌只对限制使用级抗菌药物敏感时,方可选用限制使用级抗菌药物;特殊使用级抗菌药物不得在门诊使用,临床应用特殊使用级

抗菌药物应当严格掌握用药指征，经抗菌药物管理工作组指定的专业技术人员会诊同意后，由具有相应处方权医师开具处方。

【A型题】3. 不合理处方可以分为不规范处方、用药不适宜处方和超常处方。下列处方属于存在用药不适宜情况的是（　　）

　　A. 处方医生签名不能准确识别的处方
　　B. 慢性病需延长处方用量未注明理由的处方
　　C. 中成药与中药饮片为分别开具的处方
　　D. 存在有潜在临床意义的配伍禁忌的处方

【考点提示】 D。药师还应当对处方用药适宜性进行审核，审核的内容包括：①规定必须做皮试的药品，处方医师是否注明过敏试验及结果的判定；②处方用药与临床诊断的相符性；③剂量、用法的正确性；④选用剂型与给药途径的合理性；⑤是否有重复给药现象；⑥是否有潜在临床意义的药物相互作用和配伍禁忌；⑦其他用药不适宜情况。

【A型题】4. 根据《中华人民共和国药品管理法》及其实施条例，关于医疗机构制剂的说法，正确的是（　　）

A. 不得在市场销售
B. 可以在定点零售药店销售
C. 经国家药品监督管理部门批准方可在市场上销售
D. 经省级药品监督管理部门批准方可在市场上销售
E. 经设区的市级卫生行政部门批准方可在市场上销售

【考点提示】A。医疗机构制剂凭执业医师或者执业助理医师的处方在本单位内部使用,"并与医疗机构执业许可证"所载明的诊疗范围一致。不得在市场上销售或者变相销售,不得发布医疗机构制剂广告。特殊情况下,经国务院或省级药品监督管理部门批准,可在指定的医疗机构之间调剂使用。医疗机构制剂只能由医院的药学部门配制,其他科室不得配制供应制剂。

【A型题】5. 根据《处方管理办法》,保存期满的处方销毁须( )
A. 经医疗机构主要负责人批准、登记备案
B. 经县级以上卫生行政部门批准、登记备案
C. 经县级以上药品监督管理部门批准、登记备案
D. 经县以上监察部门批准、登记备案
E. 经医疗机构的药学部门批准、登记备案

【考点提示】A。处方保存期满后,经医疗机构主要负责人批准、登记备案,方可销毁。

【A型题】6. 根据《医疗机构药师管理规定》,药师对医师处方用药适宜性审核的依据不包括(　　)
  A. 药物临床应用指导原则
  B. 临床路径
  C. 临床诊疗指南
  D. 药品说明书
  E. 药品价格

【考点提示】E。医疗机构应当遵循有关药物临床应用指导原则、临床路径、临床诊疗指南和药品说明书等合理使用药物;对医师处方、用药医嘱的适宜性进行审核。

【A型题】7. 下列药品中,没有纳入《抗菌药物临床应用管理办法》适用范围的是(　　)
  A. 治疗真菌所致感染性疾病的药品
  B. 治疗衣原体所致感染性疾病的药品
  C. 治疗螺旋体所致感染性疾病的药品
  D. 治疗结核杆菌所致感染性疾病的药品
  E. 治疗立克次体所致感染性疾病的药品

【考点提示】D。《抗菌药物临床应用管理办法》中所称的抗菌药物是指治疗细菌、支原体、衣原体、立克次体、螺旋体、真菌等病原微生物所致感染性疾病病原的药物，不包括治疗结核病、寄生虫病和各种病毒所致感染性疾病的药物以及具有抗菌作用的中药制剂。

【A 型题】8. 根据《抗菌药物临床应用管理办法》，基层医疗卫生机构抗菌药物供应目录应（　　）

　　A. 在省级药品监督管理部门备案

　　B. 由省级药品监督管理部门审批

　　C. 由医疗机构药学部门制定

　　D. 选用基本药物目录中的抗菌药物品种

　　E. 根据临床需要，随时增加总品种数

【考点提示】D。医疗机构应当按照国家药品监督管理部门批准并公布的药品通用名称购进抗菌药物，优先选用《国家基本药物目录》《国家处方集》和《国家基本医疗保险、工伤保险和生育保险药品目录》收录的抗菌药物品种。基层医疗卫生机构只能选用基本药物（包括各省区市增补品种）中的抗菌药物品种。

【A 型题】9. 根据《医疗机构制剂注册管理办法（试行）》，下列品种中，可以作为医疗机构制剂申报的是（　　）

A. 市场上没有供应的经典方剂
B. 市场上没有供应的中药、化学药组成的复方制剂
C. 市场上没有供应且临床需用的麻醉药品
D. 市场上没有供应的中药注射剂
E. 市场供应不足，且价格昂贵的品种

【考点提示】A。有下列情形之一的，不得作为医疗机构制剂申报：市场上已有供应的品种；含有未经国家食品药品监督管理总局批准的活性成分的品种；除变态反应原外的生物制品；中药注射剂；中药、化学药组成的复方制剂；麻醉药品、精神药品、医疗用毒性药品、放射性药品；其他不符合国家有关规定的制剂。

【A型题】10. 根据《医疗机构制剂配制质量管理规范（试行》，制剂配发必须有完整的记录或凭据，内容可不包括(　　)

A. 领用部门　　　　B. 批号
C. 制剂名称　　　　D. 配制日期
E. 数量

【考点提示】D。制剂配发必须有完整的记录或凭据。内容包括领用部门、制剂名称、批号、规格、数量等。

【A型题】11. 为治疗儿童多动症开具哌醋甲酯片，

每张处方的限量是（ ）

　　A. 15 日常用量　　　　B. 30 日常用量
　　C. 7 日常用量　　　　 D. 3 日常用量

【考点提示】 A。哌醋甲酯用于治疗儿童多动症时，每张处方不得超过 15 日常用量。

【B 型题】（12~14 题共用选项）
　　A. 3 日用量　　　　　B. 15 日用量
　　C. 一次常用量　　　　D. 7 日用量

12. 为急诊患者开具处方，一般每张处方限量为（ ）

13. 为门（急）诊癌症疼痛患者开具麻醉药品控缓释制剂，每张处方限量为（ ）

14. 为住院患者开具二氢埃托啡，每张处方限量为（ ）

【考点提示】 A、B、C。处方一般不得超过 7 日用量；急诊处方一般不得超过 3 日用量；为门（急）诊癌症疼痛患者和中、重度慢性疼痛患者开具的麻醉药品、第一类精神药品注射剂，每张处方不得超过 3 日常用量；控缓释制剂，每张处方不得超过 15 日常用量；其他剂型，每张处方不得超过 7 日常用量；盐酸二氢埃托啡处方为一次常用量。

【B型题】（15~17题共用选项）

A. 至少2年　　　　　　B. 至少5年
C. 至少1年　　　　　　D. 至少3年

15. 急诊处方保存期限是（　　）

16. 医疗用毒性药品处方保存期限是（　　）

17. 麻醉药品处方保存期限是（　　）

【考点提示】 C、A、D。普通处方、急诊处方、儿科处方保存期限为1年，医疗用毒性药品、第二类精神药品处方保存期限为2年，麻醉药品和第一类精神药品处方保存期限为3年。

【B型题】（18~20题共用备选答案）

A. 非限制级抗菌药物　　B. 重点监测级抗菌药物
C. 特殊使用级抗菌药物　D. 限制级抗菌药物

根据《抗菌药物临床应用管理办法》对抗菌药物的分级管理

18. 临床应用证明安全有效，对细菌耐药性影响较大的头孢哌酮舒巴坦属于（　　）

19. 临床证明安全有效，对细菌耐药性影响较小，价格较低的克林霉素属于（　　）

20. 具有高级专业技术职务任职资格的医师方可授予处方权的司帕沙星属于（　　）

药事管理与法规

【考点提示】D、A、C。限制使用级抗菌药物是指经长期临床应用证明安全、有效,对细菌耐药性影响较大,或者价格相对较高的抗菌药物。非限制使用级抗菌药物是指经长期临床应用证明安全、有效,对细菌耐药性影响较小,价格相对较低的抗菌药物。特殊使用级抗菌药物指具有以下情形之一的抗菌药物:①具有明显或者严重不良反应,不宜随便使用的抗菌药物;②需要严格控制使用,避免细菌过快产生耐药的抗菌药物;③疗效、安全性方面的临床资料较少的抗菌药物;④价格昂贵的抗菌药物。

【B型题】(21~23题共用选项)

A. 1日常用量 B. 不超过15日常用量
C. 不超过3日常用量 D. 不超过7日常用量

21. 医疗机构门诊开具第二类精神药品片剂,每张处方用量要求为(   )

22. 医疗机构为住院患者开具第一类精神药品处方,每张处方用量要求为(   )

23. 医疗机构门诊开具麻醉药品(非缓控释制剂),每张处方用量要求为(   )

【考点提示】D、A、C。第二类精神药品一般每张处方不得超过7日常用量。为住院患者开具的麻醉药品和第一类精神药品处方应逐日开具，每张处方为1日常用量。控缓释制剂，每张处方不得超过7日常用量；其他剂型，每张处方不得超过3日常用量。

【B型题】（24~27题共用选项）
　　A. 15日前　　　　　　B. 30日前
　　C. 60日前　　　　　　D. 3个月
　　E. 6个月
　　根据《中华人民共和国药品管理法实施条例》
　　24."药品经营许可证"有效期届满，需要继续经营药品的，持证企业申请换发新证的时间应在届满前（　　）

　　25."药品经营许可证"的许可事项发生变更的，提出变更登记申请期限为许可事项发生变更（　　）

　　26."医疗机构制剂许可证"有效期届满，需要继续配制制剂的，提出申请换发新证的时间应在届满前（　　）

　　27."医疗机构制剂许可证"的许可事项发生变更的，提出变更登记申请期限为许可事项发生变更前（　　）

【考点提示】E、B、E、B。"药品经营许可证"有效期届满，药品经营企业需要继续经营药品的，持证企业应当在许可证有效期届满前6个月，向原发证机关申请换发"药品经营许可证"。药品经营企业变更许可事项的，应当在许可事项发生变更 30 日前，向原发证机关申请"药品经营许可证"变更登记。"医疗机构制剂许可证"应当标明有效期，有效期为 5 年，到期重新审查发证。有效期届满，需要继续配制制剂的，医疗机构应当在许可证有效期届满前 6 个月，向所在地省级药品监督管理部门提出换证申请。医疗机构变更"医疗机构制剂许可证"许可事项的，在许可事项发生变更前 30 日，向原审核、批准机关申请变更登记。

【B 型题】（28~31 题共用选项）

A. 一次常用量
B. 3 日常用量
C. 5 日常用量
D. 7 日常用量
E. 15 日常用量

根据《处方管理办法》

28. 哌醋甲酯用于治疗儿童多动症时，每张处方不得超过（　　）

29. 为门诊患者开具的麻醉药品注射剂，每张处方为（　　）

30. 为门诊患者开具的麻醉药品控缓释制剂，每张处方不得超过（　　）

31. 为门诊癌症疼痛患者开具的第一类精神药品注

射剂,每张处方不得超过(　　)

【考点提示】 E、A、D、B。哌醋甲酯用于治疗儿童多动症时,每张处方不得超过15日常用量。为门(急)诊一般患者开具的麻醉药品注射剂,每张处方为一次常用量。为门诊患者开具的麻醉药品控缓释制剂,每张处方不得超过7日常用量。为门(急)诊癌症疼痛患者和中、重度慢性疼痛患者开具的麻醉药品、第一类精神药品注射剂,每张处方不得超过3日常用量。

【B型题】(32~34题共用选项)

A.1年　　　　　　　　B.2年
C.5年　　　　　　　　D.3年

32. 肿瘤内科医师开具的盐酸曲马多片处方,在医疗机构内调剂后的保存期限为(　　)

33. 儿科医师开具的蒙脱石散剂处方,在零售药店调剂后的保存期限为(　　)

34. 急诊科医师开具的盐酸肾上腺素注射液处方,在医疗机构内调剂后的保存期限为(　　)

【考点提示】 B、B、A。处方由调剂处方药品的医疗机构妥善保存。普通处方、急诊处方、儿科处方保存期限为1年,医疗用毒性药品、第二类精神药品处方保存期限为2年,麻醉药品和第一类精神药品处方保存期限为 3 年。零售药店对处方必须留存 2 年以上备查。

【C 型题】(35~37 题共用题干)

2017 年 5 月 5 日,甲药品零售企业从乙药品批发企业(首营企业)首次购进中成药 A,索取合法票据和相关凭证,建立采购记录。药品 A 的说明书标注"有效期 30 个月",在标签上标注"生产日期为 2017 年 1 月 5 日,有效期至 2019 年 6 月"。

35. 甲药品零售企业对采购药品 A 的相关凭证和记录的管理,正确的是(　　)

　A. 保存期限应超过药品有效期 1 年;在 2020 年 7 月以后可以将供货单位的相关凭证和记录销毁

　B. 保存期限不得少于 2 年,且应超过药品有效期 1 年;在 2020 年 7 月以后可以将供货单位的相关凭证和记录销毁

　C. 保存期限不得少于 5 年,在 2023 年 5 月 5 日以后可以将供货单位的相关凭证和记录销毁

　D. 保存期限不得少于 3 年;在 2020 年 5 月 5 日以后可以将供货单位的相关凭证和记录销毁

36. 甲药品零售企业首次购进药品 A 时,属于应当查验并索取的材料是(　　)

A. 乙企业《药品经营质量管理规范》认证证书原件
B. 乙企业销售人员签名的身份证复印件
C. 加盖乙企业公章原印章的"药品经营许可证"复印件
D. 乙企业的药品养护记录

37. 依据药品 A 标签的有效期标注信息，该药品的失效日期是（　　）

A. 2019 年 6 月 30 日　　B. 2019 年 7 月 1 日
C. 2019 年 7 月 4 日　　D. 2019 年 7 月 5 日

【考点提示】C、C、A。《医疗机构药品监督管理办法（试行）》第七条规定，医疗机构购进药品，应当查验供货单位的"药品生产许可证"或者"药品经营许可证"和"营业执照"、所销售药品的批准证明文件等相关证明文件，并核实销售人员持有的授权书原件和身份证原件；妥善保存首次购进药品加盖供货单位原印章的前述证明文件的复印件，保存期不得少于 5 年。药品 A 标签的有效期至 2019 年 6 月 30 日，2019 年 7 月 1 日失效。

【X 型题】38. 根据《处方管理法》，下列关于处方限量的说法，正确的是（　　）

A. 盐酸二氢埃托啡处方为一次常用量，仅限于三级以上医院内使用
B. 盐酸哌替啶处方为一次常用量，仅限于医疗机构内使用
C. 急诊处方一般不超过3日用量
D. 门诊处方一般不得超过7日用量

【考点提示】B。盐酸二氢埃托啡处方为一次常用量，仅限于二级以上医院内使用；盐酸哌替啶处方为一次常用量，仅限于医疗机构内使用。急诊处方一般不得超过3日用量。

【X型题】39. 关于医疗机构药事组织机构的说法，正确的有(　　)

A. 二级以上医院药学部门负责人，应具备高等学校药学专业本科以上学历及本专业高级技术职务任职资格
B. 各医疗机构应根据医院级别设置药学部、药剂科或药房
C. 医疗机构药学部门具体负责药品管理、药学技术服务和药事管理工作
D. 各级医疗机构应当设立药事管理与药物治疗学委员会

【考点提示】ABC。二级以上医院药学部门负责人应当具有高等学校药学专业或者临床药学专业本科以上学历，及本专业高级技术职务任职资格。药学部门具体负责药品管理、药学专业技术服务、药事管理工作，开展以病人为中心，以合理用药为核心的临床药学工作，组织药师参与临床药物治疗，提供药学专业技术服务。医疗机构应当根据本机构功能、任务、规模设置相应的药学部门，配备和提供与药学部门工作任务相适应的专业技术人员、设备和设施。三级医院设置药学部，并可根据实际情况设置二级科室；二级医院设置药剂科；其他医疗机构设置药房。

【X型题】40. 经省级以上药品监督管理部门批准，在规定时限内，医疗机构配制的制剂可以在指定的医疗机构之间调剂使用的情形有（　　）

A. 发生灾情时　　　　B. 发生疫情时
C. 发生突发事件时　　D. 市场短缺时
E. 临床急需而市场没有供应时

【考点提示】ABCE。在特殊情况下，经国务院或者省级药品监督管理部门批准，医疗机构配制的制剂可以在规定的期限内、在指定的医疗机构之间调剂使用，其中的"特殊情况"是指发生灾情、疫情、突发事件或者临床急需而市场没有供应时。

【X型题】41. 药师对处方用药进行适宜性审核的内容包括(　　)
　　A. 药品金额的准确性
　　B. 剂量、用法的正确性
　　C. 是否有重复给药现象
　　D. 处方用药与临床诊断的相符性
　　E. 选用剂型与给药途径的合理性
【考点提示】BCDE。参见第3题【考点提示】。

【X型题】42. 药师不得调剂的处方有(　　)
　　A. 不规范的处方
　　B. 不能判定其合法性的处方
　　C. 没有医师签名的处方
　　D. 用药严重不合理的处方
　　E. 医师为自己开具的麻醉药品处方
【考点提示】ABCDE。药师应当认真逐项检查处方前记、正文和后记书写是否清晰、完整，并确认处方的合法性，对于不规范处方或者不能判定其合法性的处方，不得调剂。药师应当凭医师处方调剂处方药品，非经医师处方不得调剂。药师对有严重不合理用药或者用药错误，应当拒绝调剂，及时告知处方医师，并应当记录，按照有关规定报告。执业医师取得麻醉药品和第一类精神药品的处方资格后，方可在本医疗机构开具麻醉药品和第一类精神药品处方，但不得为自己开具该种处方。

【X型题】43. 根据《处方管理办法》，医疗机构处方保存期限为1年的有（　　）

　　A. 普通处方

　　B. 第一类精神药品处方

　　C. 急诊处方

　　D. 第二类精神药品处方

　　E. 儿科处方

【考点提示】ACE。普通处方、急诊处方、儿科处方保存期限为1年，医疗用毒性药品、第二类精神药品处方保存期限为2年，麻醉药品和第一类精神药品处方保存期限为3年。

【X型题】44. 根据《医疗机构药事管理规定》，药师的工作职责有（　　）

　　A. 开展临床药物治疗，进行个体化药物治疗方案的设计与实施

　　B. 开展药物利用评价和药物临床应用研究

药事管理与法规

C. 开展抗菌药物临床应用检测，实施处方点评制度

D. 开展药学查房，提供药学技术服务

E. 协同医师做好药物使用遴选，对临床药物治疗提出意见或调整建议

【考点提示】ABCDE。《医疗机构药事管理规定》第36条规定，医疗机构药师的工作职责有：①负责药品采购供应、处方或者用药医嘱审核、药品调剂、静脉用药集中调配和医院制剂配制，指导病房（区）护士请领、使用与管理药品；②参与临床药物治疗，进行个体化药物治疗方案的设计与实施，开展药学查房，为患者提供药学专业技术服务；③参加查房、会诊、病例讨论和疑难、危重患者的医疗救治，协同医师做好药物使用遴选，对临床药物治疗提出意见或调整建议，与医师共同对药物治疗负责；④开展抗菌药物临床应用监测，实施处方点评与超常预警，促进药物合理使用；⑤开展药品质量监测，药品严重不良反应和药品损害的收集、整理、报告等工作；⑥掌握与临床用药相关的药物信息，提供用药信息与药学咨询服务，向公众宣传合理用药知识；⑦结合临床药物治疗实践，进行药学临床应用研究；⑧开展药物利用评价和药物临床应用研究；⑨参与新药临床试验和新药上市后安全性与有效性监测；⑩其他与医院药学相关的专业技术工作。

【X 型题】45. 根据《抗菌药物临床应用管理办法》，医疗机构对临床应用药物出现的异常情况，应开展调查并做出处理的情形包括（　　）

A. 用量异常增长
B. 偶发不良反应
C. 经常超适应证使用
D. 经常超剂量使用
E. 半年内使用量始终居于前列

【考点提示】ACDE。医疗机构应当对以下抗菌药物临床应用异常情况开展调查，并根据不同情况做出处理：使用量异常增长的抗菌药物；半年内使用量始终居于前列的抗菌药物；经常超适应证、超剂量使用的抗菌药物；企业违规销售的抗菌药物；频繁发生严重不良事件的抗菌药物。

第三节　处方药和非处方药分类管理

1. 1951 年，**美国**率先规定了处方药与非处方药的分类标准，正式对药品分类管理进行了立法。

2. 为了防止药品滥用、保障用药安全，1996 年卫生部以卫药发（1996 年）第 30 号文发出《关于成立制定处方药与非处方药领导小组的通知》，确定了国家非处方药领导小组，成立了国家非处方药办公室。

3. 1997年1月，中共中央、国务院在**《关于卫生改革与发展的决定》**中首次提出了"国家建立完善处方药与非处方药分类管理制度"。

4. 1999年6月，《处方药与非处方药分类管理办法（试行）》颁布，并于2000年1月1日起正式实施，标志着**我国药品分类管理制度的初步建立**。

5. 药品分类管理制度的重要意义体现在：①**保证公众用药安全有效、方便及时**；②合理分配医疗卫生资源，降低医疗费用。

6. 政府可依据药品分类情况，按照医疗费用"**大病统筹、小病自负**"的原则来规定可报销和不可报销的药品品种。

7. 药品分类管理制度的实施依赖于**执业药师制度的完善**。

8. 对于处方药，执业药师要负责处方的审核监督，审查**处方的合法性、内容的合理性**，注意特殊人群用药情况、药品是否需要做敏感性试验等。

9. **国家食品药品监督管理总局**是组织实施药品分类管理的牵头部门。

10. **国家卫生和计划生育委员会、国家中医药管理局**从卫生改革与发展的实际出发，按药品分类管理的相关要求，加强医疗机构的处方管理。

11. 非处方药是指由国务院药品监督管理部门公布的，**不需要凭执业医师和执业助理医师处方**，消费者可以自行判断、购买和使用的药品。

12. 国家根据药品的安全性，将非处方药分为甲、乙两类，**乙类非处方药**更安全。

13. 非处方药每个销售基本单元包装必须附有**标签、说明书**。

14. 非处方药的**标签和说明书**是指导患者正确判断适应证、安全用药的重要文件。

15. 非处方药的标签和说明书必须经过国家药品监督管理部门批准，用语要**科学、易懂**，便于消费者自行判断、选择和使用。

16. 根据《关于做好处方药与非处方药分类管理实施工作的通知》的规定，国家药品监督管理部门公布转换为非处方药的品种名单及其说明书范本之后，其药品生产企业应到**所在地的省级药品监督管理部门**进行非处方药的审核登记。

17. 根据《关于进一步加强非处方药说明书和标签管理的通知》的规定，按《药品注册管理办法》直接注册为非处方药的品种和国家药品监督管理部门公布的非处方药品种，应使用**非处方药标签和说明书**。

18. 按《药品注册管理办法》直接注册为非处方药的药品,与国家局遴选公布的非处方药名称、剂型、处方、规格和含量不一致的,药品生产企业参照国家局注册时核准的**非处方药说明书内容**,规范本企业生产的非处方药说明书和标签。

19. 非处方药标签及说明书或者包装上必须印有警示语或忠告语:"**请仔细阅读药品使用说明书并按说明使用或在药师指导下购买和使用!**"。

20. 非处方药专有标识是用于已列入《国家非处方药目录》,并通过药品监督管理部门审核登记的非处方药药品标签、使用说明书、内包装及外包装的专有标识,也可用作经营非处方药药品的**企业指南性标志**。

21. 我国非处方药专有标识图案为**椭圆形背景下的 OTC 3 个英文字母的组合**,这也是国际上对非处方药的习惯称谓。

22. 使用非处方药专有标识时,药品的**使用说明书、大包装**可以单色印刷,标签和其他包装必须按照国家药品监督管理总局公布的色标要求印刷。

23. 单色印刷时,非处方药专有标识下方必须标示"**甲类**"或"**乙类**"字样。

24. 非处方药药品标签、使用说明书和每个销售基本单元包装印有中文药品通用名称(商品名称)的一面

(侧),其**右上角**是非处方药专有标识的固定位置。

25. 各级工商行政管理部门、食品药品监督管理部门要结合医疗和药品广告的整顿工作,加强对非处方药广告的审批、监督和检查,特别要加大对**非处方药在大众媒体扩大宣传**的检查力度。

26. 处方药由于尚缺乏长期的考察,安全性未明,或者不方便使用等原因,不适用于**自我使用**。

27. 对于进入流通领域的处方药而言,生产企业应将相应警示语或忠告语醒目地印制在药品包装或说明书上:"**凭医师处方销售、购买和使用!**"

28. 我国实行特殊管理的药品一般均属于**处方药**,其说明书和标签必须印有规定的标识。

29. 处方药只能在国务院卫生行政部门和国家药品监督管理部门共同指定的**专业性医药报刊**上进行广告宣传,不得在大众媒介上发布广告或者以其他方式进行以公众为对象的广告宣传。

30. 有些药品根据其适应证、剂量和疗程的不同,既可以作为处方药,又可以作为非处方药,这种具有双重身份的药品就称之为"**双跨**"**药品**。

31. 大部分**消化系统用药、解热镇痛类药**都是"双跨"药品。

32. "双跨"品种判定的基本原则主要是看**某药品**

的非处方药适应证（功能主治）**是否缩小了原处方药的适应证治疗范围**，适应证减少的，应按"双跨"处理。

33. "双跨"药品不管是作为处方药还是非处方药管理，应当具有**相同的商品名**，并且其商品名称不得扩大或暗示药品作为处方药、非处方药的疗效。

34. 根据药品分类管理的要求，处方药与非处方药的销售模式有所区别，出于安全性的考虑，**处方药**的销售更为严格。

35. 处方药转换为非处方药时，申请药品应符合**"应用安全、疗效确切、质量稳定、使用方便"**的基本原则，同时，药品的各种属性均应体现"适于自我药疗"。

36. 非处方药的安全性评价包括：①**作为处方药品时的安全性**；②当药品成为非处方药后广泛使用时出现滥用、误用情况下的安全性；③当处于消费者进行自我诊断、自我药疗情况下的药品安全性。

37. 除用于日常营养补充的维生素、矿物质等外，非处方药的有效性应具有的特点有：①**用药对象明确，适应证或功能主治明确**；②绝大多数适用对象正确使用后能产生预期的作用；③用法用量明确；④不需要与其他药物联合使用（辅助治疗药品除外）；⑤疗效确切，用药后的效果明显或明确，患者一般可以自我感知。

38. 药品生产企业提出处方药转换为非处方药的申请或建议，相关资料直接报送**国家局药品评价中心**。

39. 国家局药品评价中心依据相关技术原则和要求组织开展技术评价，通过技术评价并拟予转换的品种，在药品评价中心网站进行为期**1个月**的公示。

40. 药品生产企业应参照国家局公布的非处方药说明书范本，规范非处方药说明书和标签，并及时向**所在地省级药品监督管理部门**提出补充申请，经核准后使用。

41. 中成药含毒性药材（包括大毒和有毒）和重金属的口服制剂、含大毒药材的外用制剂不应作为**乙类非处方药**。

42. 省级药品监督管理部门要及时收集并汇总对非处方药品种的意见，特别是药品安全性的情况，及时向**国家食品药品监督管理总局药品安全监管司**反馈。

43. 药品生产、经营、使用、监管单位认为其生产、经营、使用、管理的非处方药存在安全隐患或不适宜按非处方药管理，可填写《非处方药转换为处方药意见表》，或向**所在地省级药品监督管理部门**提出转换的申请或意见。

44. 药品生产、批发企业应当按规定向零售企业和医疗机构销售处方药、非处方药，不得**直接向病患者**推荐、销售处方药。

45. 药品生产和批发企业要对含麻醉药品和曲马多口服复方制剂严格执行**药品电子监管码赋码、出入库"见码必扫"**操作，确保正确核注核销，及时处理系统预警信息。

46. 零售药店必须具有"药品经营企业许可证"，且配备**驻店执业药师或药师以上的药学技术人员**。

47. 零售药店中的处方药与非处方药应当分柜摆放，不得采用**有奖销售、附赠药品、礼品销售**等销售方式，处方药不得开架销售。

48. 经营处方药和甲类非处方药的药品零售企业，执业药师或者其他依法经资格认定的药学技术人员不在岗时，应当**挂牌告知，并停止销售处方药和甲类非处方药**。

49. 零售药店对处方必须留存**2年**以上备查。

50. 对于曲马多口服复方制剂及单位剂量麻黄碱类药物含量大于30mg（不含30mg）的含麻黄碱类复方制剂，一律列入**必须凭处方销售的药品范围**，无医师处方严禁销售。

51. 除处方药按处方剂量销售外，一次销售不得超过**2个最小包装**。

药品经营与使用管理 第五章

历年考题

【A型题】1. 下列药品经营、使用行为,符合国家相关管理规定的是(　　)

A. 甲药店采取开架自选方式销售抗菌药物头孢呋辛
B. 乙药店以"凡购买5盒,附赠一盒"的方式促销甲类非处方药多潘立酮
C. 丙执业医师根据医疗需要推荐使用非处方药
D. 丁药品零售企业通过互联网向消费者销售抗菌药物头孢曲松
E. 戊药品批发企业销售药品时,以真实完整的销售记录替代销售凭证

【考点提示】C。《处方药与非处方药分类管理办法(试行)》第10条规定,医疗机构根据医疗需要可以决定或推荐使用非处方药。

【A型题】2. 根据《非处方药专有标识管理规定(暂行)》,关于非处方药专有标识的说法,错误的是(　　)

A. 红色专有标识可作为经营甲类非处方药企业的指南性标识
B. 非处方药专有标识图案分为红色和绿色
C. 红色专有标识用于甲类非处方药

D. 绿色专有标识用于乙类非处方药
E. 非处方药专有标识应与药品标签、使用说明书、内包装、外包装一体化印刷

【考点提示】 A。非处方药专有标识图案分为红色和绿色,红色专有标识用于甲类非处方药品,绿色专有标识用于乙类非处方药品、指南性标志。非处方药专有标识应与药品标签、使用说明书、内包装、外包装一体化印刷,其大小可根据实际需要设定,但必须醒目、清晰,并按照国家食品药品监督管理总局公布的坐标比例使用。

【A 型题】 3. 谭某,女,39 岁,从微信中得知使用生长因子素(属肽类激素)可以美容,就接连去了多家零售药店购买,但是一无所获。各家药店对此事有不同的解释,正确的是( )

A. 零售药店断货,要等几天进货后再告知
B. 零售药店不能销售该药品,即使有执业医师处方也不能调配
C. 销售时必须有执业药师指导使用,现执业药师正好不在岗,不能销售
D. 需要凭执业医师处方才能调配,由于没有医师处方,故不可以调配

【考点提示】 B。零售药店不得经营的九大类药品：麻醉药品、放射性药品、一类精神药品、终止妊娠药品、蛋白同化制剂、肽类激素（胰岛素除外）、药品类易制毒化学品、疫苗，以及我国法律法规规定的其他药品零售企业不得经营的药品。

【B 型题】（4~5 题共用选项）

A. 乙类非处方药　　B. 甲类非处方药
C. 处方药　　　　　D. "双跨"药品

4. 无须处方即可购买和使用，且药品标签印有绿色专有标识的药品是（　　）

5. 不得在大众媒介发布广告的是（　　）

【考点提示】 A、C。非处方药专有标识图案分为红色和绿色，红色专有标识用于甲类非处方药品，绿色专有标识用于乙类非处方药品和用作指南性标志。处方药只能在国务院卫生行政部门和国家药品监督管理部门共同指定的专业性医药报刊上进行广告宣传，不得在大众媒介上发布广告或者以其他方式进行以公众为对象的广告宣传。非处方药可以在大众媒介上进行广告宣传，但广告内容必须经过审查、批准，不能任意夸大或篡改，以正确引导消费者科学、合理地进行自我药疗。

【B型题】(6~7题共用选项)

A. 列入兴奋剂目录的利尿剂
B. A型肉毒毒素
C. 复方盐酸伪麻黄碱缓释胶囊
D. 胰岛素注射剂

6. 药品零售企业不得销售的是(　　)
7. 药品零售企业可以经营的肽类激素是(　　)

【考点提示】B、D。零售药店不得经营的九大类药品：麻醉药品、放射性药品、一类精神药品、终止妊娠药品、蛋白同化制剂、肽类激素（胰岛素除外）、药品类易制毒化学品、疫苗，以及我国法律法规规定的其他药品零售企业不得经营的药品。

【C型题】(8~9题共用题干)

患者凭医疗机构开具的处方到甲药品零售企业调剂处方药H，同时购买处方药I、甲类非处方药J和乙类非处方药K，甲药品零售企业为患者提供药品H、I、J、K的同时，又赠送患者近效期的非处方药L。该患者购买药品之后，欲寻求执业药师指导用药，被告知执业药师不在岗。

8. 甲药品零售企业违反药品购销管理规定的行为，不包括(　　)

A. 执业药师不在岗时，调剂药品 H
B. 执业药师不在岗时，销售药品 I、J
C. 执业药师不在岗时，未挂牌告知
D. 执业药师不在岗时，销售药品 K

9. 关于甲药品零售企业赠送近效期非处方药 L 行为的说法，正确的是(　　)
    A. L 如果是乙类非处方药，甲企业可以采取赠送的方式
    B. 甲企业在经营活动中，在任何情况下都不得采取赠送药品的方式
    C. L 是近效期药品，甲企业不得赠送近效期药品
    D. L 如果是甲类非处方药，甲企业可以采取赠送的方式

【考点提示】D、A。经营处方药和甲类非处方药的药品零售企业，执业药师或者其他依法经资格认定的药学技术人员不在岗时，应当挂牌告知，并停止销售处方药和甲类非处方药。医疗机构处方药必须凭执业医师或执业助理医师处方才可调配购买和使用，处方必须遵循科学、合理、经济的原则。零售药店的甲类非处方药、乙类非处方药可不凭医师处方销售、购买和使用，但患者可以要求在执业药师或药师的指导下进行购买和使用。乙类非处方药可以赠送，处方药和甲类非处方药不得赠送。

【X型题】10. 乙类非处方药应是用于常规轻微疾病和症状及日常营养补给等的非处方药药品，下列药品中不应作为乙类非处方药的有（　　）

　　A. 含抗菌药物、激素等成分的化学药品

　　B. 中西药复方制剂

　　C. 儿童用药（非维生素、矿物质类）

　　D. 含毒性药材的口服中成药

【考点提示】 ABCD。以下情况下不应作为乙类非处方药：①儿童用药（有儿童用法用量的均包括在内，维生素、矿物质类除外）；②化学药品含抗菌药物、激素等成分的；③中成药含毒性药材（包括大毒和有毒）和重金属的口服制剂、含大毒药材的外用制剂；④严重不良反应发生率达万分之一以上的；⑤中成药组方中包括无国家或省级药品标准药材的（药食同源的除外）；⑥中西药复方制剂；⑦辅助用药。

【X型题】11. 关于药品分类管理的说法，正确的有（　　）

　　A. 根据药品品种、规格、适应证、剂量及给药途径的不同，将药品分为处方药和非处方药

　　B. 根据药品的安全性，非处方药分为甲、乙两类

　　C. 非处方药目录由国家食品药品监督管理总局

遴选、审批、发布和调整

D. 处方药目录由卫生行政部门遴选调整

E. 各省可以根据当地经济水平习惯适当调整乙类非处方药目录

【考点提示】 ABCE。药品分类管理是根据药品安全有效、使用方便的原则，依其品种、规格、适应证、剂量、给药途径不同，对药品分别按照处方药与非处方药进行管理。国家根据药品的安全性，将非处方药分为甲、乙两类。国家食品药品监督管理总局负责非处方药目录的遴选、审批、发布和调整工作。各省可以根据当地经济水平习惯适当调整乙类非处方药目录。

第四节 医疗保障用药管理

必背采分点

1. 医疗保障制度由多种形式组成，<u>医疗保险</u>是最主要的形式。

2. 经过多年的改革和探索，我国基本建立起具有特色的"<u>三纵三横</u>"医疗保障体系框架。

3. 我国的医疗保障体系框架中，"三纵"是基本医疗保障体系的主体部分，包括**城镇职工基本医疗保险、**

城镇居民基本医疗保险、新型农村合作医疗。

4. 我国的医疗保障体系框架中,"三横"即**主体层、保底层、补充层**,3项基本医疗保险制度构成了主体层;城乡医疗救助和社会慈善捐助等制度对困难群众参保和个人负担给予帮助,构成保底层;对于群众在基本医疗保险之外更高的、多样化的医疗需求,通过补充医疗保险和商业健康保险来满足。

5. 1998年国务院发布《关于建立城镇职工基本医疗保险制度的决定》,在全国范围内推行城镇职工基本医疗保险制度改革,实现由公费劳保医疗的单位福利制度向**社会保险制度**的转轨。

6. 2007年,国务院印发《关于开展城镇居民基本医疗保险试点的指导意见》,开展城镇居民基本医疗保险试点,把**学生、儿童、老人等城镇非从业人员**纳入保障范围,2010年城镇居民医保制度在全国全面推开。

7. 为了促进和完善基本医疗保障体系建设,实现全民"医保",我国建立起三大类保障性药品目录,分别是**基本药物目录、"医保"目录、"新农合"报销目录**。

8. 基本医疗保险原则上以**地级以上行政区(包括地、市、州、盟)**为统筹单位,也可以县(市)为统筹单位。

9. **北京、天津、上海**3个直辖市原则上在全市范围内实行统筹。

10. 基本医疗保险费由**用人单位和职工共同**缴纳。

11. 基本医疗保险费中，用人单位缴费率应控制在职工工资总额的**6%左右**，职工缴费率一般为本人工资收入的**2%**。随着经济发展，用人单位和职工缴费率可做相应调整。

12. 基本医疗保险基金由**统筹基金、个人账户**构成。

13. 职工个人缴纳的基本医疗保险费，全部计入**个人账户**。

14. 用人单位缴纳的基本医疗保险费分为两部分，一部分用于建立**统筹基金**，一部分划入**个人账户**。

15. 划入个人账户的比例一般为**用人单位缴费的30%左右**，具体比例由统筹地区根据个人账户的支付范围和职工年龄等因素确定。

16. 城镇基本医疗保险实行**定点医疗机构（包括中医医院）、定点药店**管理。

17. **劳动保障部会同卫计委、财政部等有关部门**制定定点医疗机构和定点药店的资格审定办法。

18. 社会保险经办机构要根据**中西医并举，基层、专科和综合医疗机构兼顾，方便职工就医**的原则，负责确定定点医疗机构和定点药店，并同定点医疗机构和定点药店签订合同，明确各自的责任、权利和义务。

19. 不属于城镇职工基本医疗保险制度覆盖范围的中小学阶段的学生（包括职业高中、中专、技校学生）、少年儿童和**其他非从业城镇居民**都可自愿参加城镇居民基本医疗保险。

20. 试点城市应根据**当地的经济发展水平以及成年人和未成年人等不同人群的基本医疗消费需求**，并考虑当地居民家庭和财政的负担能力，恰当确定筹资水平；探索建立筹资水平、缴费年限和待遇水平相挂钩的机制。

21. 城镇居民基本医疗保险以**家庭缴费**为主，政府给予适当补助。

22. 国家对个人缴费和单位补助资金制定**税收鼓励政策**。

23. 2007 年开始，对城镇居民基本医疗保险试点城市的参保居民，政府每年按不低于人均**40 元**给予补助。

24. 中央财政对东部地区参照**新型农村合作医疗**的补助办法给予适当补助。

25. 城镇居民基本医疗保险基金重点用于**参保居民的住院和门诊大病医疗**支出，有条件的地区可以逐步试行门诊医疗费用统筹。

26. **医疗保险经办机构与定点医疗机构协商**确定医疗服务的付费方式及标准。

27. 城镇基本医疗保险制度建立以来，我国实行"**基**

本医疗保险定点医疗机构资格审查""**基本医疗保险定点零售药店资格审查**",并在此基础上,社会保险经办机构与通过审查的医疗机构和零售药店(以下简称医药机构)签订定点服务协议。

28. 新型农村合作医疗制度是由政府组织、引导、支持,农民自愿参加,个人、集体和政府多方筹资,以**大病统筹**为主的农民医疗互助共济制度。

29. 所有农村居民都可以**家庭**为单位自愿参加新型农村合作医疗。

30. 新型农村合作医疗制度一般采取以**县(市)**为单位进行统筹。

31. 新型农村合作医疗制度实行**个人缴费、集体扶持和政府资助相结合**的筹资机制。

32. 从2003年起,农民个人每年的缴费标准不应低于**10元**,地方财政对参加新型合作医疗的农民补助每年不低于人均**10元**,中央财政对中西部地区除市区以外的参加新型合作医疗的农民每年按人均**10元**安排合作医疗补助资金。

33. 根据《国务院办公厅关于印发深化医药卫生体制改革2014年重点工作任务的通知》,各级财政对新农合和城镇居民医保人均补助标准在2013年的基础上提高**40元**,达到320元。农民和城镇居民个人缴费标准在2013年的基础上提高**20元**,全国平均个人缴费标准达到每人每年90元左右。

34. 城乡居民医保制度覆盖范围包括**现有城镇居民医务人员和新农合所有应参保（合）人员**，即覆盖除职工基本医疗保险应参保人员以外的其他所有城乡居民。

35. 我国整合城乡居民基本医疗保险的内容包括：坚持多渠道筹资，继续实行**个人缴费与政府补助相结合为主**的筹资方式，鼓励集体、单位或其他社会经济组织给予扶持或资助。

36. 城乡居民医保制度遵循**保障适度、收支平衡**的原则，均衡城乡保障待遇，逐步统一保障范围和支付标准，为参保人员提供公平的基本医疗保障。

37. 各省（区、市）要按照国家基本医保用药管理和基本药物制度有关规定，遵循**临床必需、安全有效、价格合理、技术适宜、基金可承受**的原则，在现有城镇居民医保和新农合目录的基础上，适当考虑参保人员需求变化进行调整，有增有减、有控有扩，做到种类基本齐全，结构总体合理。

38. 城乡居民医保执行国家统一的**基金财务制度、会计制度、基金预决算管理制度**。

39. 城乡居民医保基金纳入财政专户，实行"**收支两条线**"管理。

40. 城乡居民医保基金独立核算、专户管理，任何单位和个人不得挤占挪用。基金使用遵循**以收定支、收支平衡、略有结余**的原则,确保应支付费用及时足额拨付,合理控制基金当年结余率和累计结余率。

41. 为了推进基本医疗保障体系的建设,我国建立起三大类保障性药品目录。其中,**国家基本药物目录**人人享有,用以满足人们基本医疗用药需求;**"医保"目录**主要是为了保障职工基本医疗用药,也是城镇职工和居民支付药品费用的依据;**"新农合"药品目录**是从保障农村居民基本医疗用药需求出发,各地依据实际情况制定基本医疗保障药物目录,是农村居民支付药品费用的依据。

42. 就三类药品目录的关系而言,"医保"目录和"新农合"药品目录是以**国家基本药物目录**为基础的,目前,我国基本药物目录已全部纳入"医保"目录和"新农合"药品目录。

43. 《城镇职工基本医疗保险用药范围管理暂行办法》第2条规定,基本医疗保险用药范围通过制定**《基本医疗保险药品目录》**进行管理。

44. 纳入《基本医疗保险药品目录》(下称《药品目录》)的药品,应具备下列条件之一:**《中华人民共和国药典》(现行版)收载的药品**;符合国家药品监督管理部门颁发标准的药品;国家药品监督管理部门批准正式进口的药品。

45. 西药和中成药列入基本医疗保险基金准予支付的药品目录，药品名称采用**通用名**，并标明剂型。中药饮片列基本医疗保险基金不予支付的药品目录，药品名称采用**药典名**。

46. 《药品目录》中的西药和中成药在**《国家基本药物》**的基础上遴选，并分"甲类目录"和"乙类目录"。

47. **基本医疗保险基金**支付药品费用时区分甲、乙类，**工伤保险和生育保险**支付药品费用时不分甲、乙类。

48. 《药品目录》分为凡例、西药、中成药、中药饮片四部分。**凡例**是对《药品目录》的编排格式、名称、剂型规范、限定支付范围等内容的解释和说明。

49. 《药品目录》中的中药饮片部分采用排除法规定了其余不予支付费用的饮片，参保人员使用目录内**西药、中成药及目录外中药饮片发生的费用**，按基本医疗保险、工伤保险、生育保险有关规定支付。

50. 国家免费提供的抗艾滋病病毒药物和国家公共卫生项目涉及的**抗结核病药物、抗疟药物、抗血吸虫病药物**，参保人员使用且在公共卫生支付范围的，基本医疗保险、工伤保险和生育保险基金不予支付。

51. 《药品目录》中"甲类目录"的药品是**临床治疗必须，使用广泛，疗效好，同类药品中价格低的药品**。"乙类目录"的药品是**可供临床治疗选择使用，疗效好，**

同类药品中比"甲类目录"药品价格略高的药品。

52. 各省(区、市)社会保险主管部门对《药品目录》**甲类药品**不得进行调整,并应严格按照现行法律法规和文件规定进行**乙类药品**调整。

53.《药品目录》调整要坚持**专家评审**机制,坚持公平公正公开,切实做好廉政风险防控,不得以任何名目向企业收取费用,不得采取任何形式的地方保护主义行为,行政主管部门不得干预专家评审结果。

54.《药品目录》调整的数量(含调入、调出、调整限定支付范围)不得超过国家乙类药品数量的**15%**。

55. 各省(区、市)乙类药品调整情况应按规定报**国家人力资源和社会保障部**备案。

56. 各统筹地区应在本省(区、市)基本医疗保险、工伤保险和生育保险药品目录发布后**1个月内**执行新版药品目录,并按照有关规定更新纳入基金支付范围的医院制剂清单。

57. 各省(区、市)要按照药品价格改革的要求加快推进按**通用名**制定医保药品支付标准工作,各统筹地区可进一步完善医疗保险用药分类支付管理办法。

58.《药品目录》对临床紧急抢救与特殊疾病治疗所必需的目录外药品,可以建立定点医疗机构申报制度,明确相应的审核管理办法,并报**上级人力资源社会**

保障部门备案。

59. 国家《药品目录》原则上**每两年**调整一次,各省、自治区、直辖市《药品目录》进行相应调整。

60. 基本医疗保险参保人员使用《药品目录》中的药品,所发生的费用按以下原则支付:使用"甲类目录"的药品所发生的费用,按基本医疗保险的规定支付。使用"乙类目录"的药品所发生的费用,先由**参保人员自付一定比例**,再按基本医疗保险的规定支付。使用中药饮片所发生的费用,除基本医疗保险基金不予支付的药品外,均按基本医疗保险的规定支付。

61. 基本医疗保险参保人员使用《药品目录》中的药品时,个人自付的具体比例,由统筹地区规定,报**省、自治区、直辖市劳动保障行政部门**备案。

62. 国家根据儿童用药的特点,按照"**临床必需、安全有效、价格合理、使用方便、兼顾中西药**"的原则,适当增加儿童用药的品种及剂型。

63. "新农合"药品目录实行**县(及以上)、乡、村**三级。

64. 乡级新农合报销药物目录要以国家基本药物目录(基层部分)为主体,可根据当地突出健康需求和新农合基金支付能力适当增加,增加的药品从**本省(区、市)县级(及以上)新农合报销药物目录**内选择。

65. 地方根据实际确需增加民族药或地方特殊疾病用药，经**省级卫生行政部门**批准，可适当增加相应药物品种。

历年考题

【A 型题】1. 基本医疗保险定点医药机构应加强合理用药管理，在选用基本医疗保险药品时，应提高的原则是（　　）

　　A. 先注射制剂后口服制剂

　　B. 先选乙类目录后选甲类目录

　　C. 每一最小分类下的同类药品原则上不叠加使用

　　D. 先缓控释剂型后常释剂型

【考点提示】C。医师开具西药处方须符合西医疾病诊治原则，开具中成药处方须遵循中医辨证施治原则和理法方药，对于每一最小分类下的同类药品原则上不宜叠加使用。

【A 型题】2. 根据《关于完善基本医疗保险定点医药机构协议管理的指导意见》，我国对基本医疗保险定点医药机构协议管理的基本思路是（　　）

　　A. 取消与社会保险经办机构签订服务协议的要求，加强基本医疗保险定点医疗机构和定点

零售药店的资格审查和前置审批

B. 取消基本医疗保险定点医疗机构和定点零售药店的资格审查和签订服务协议的程序要求，社保行政部门不再进行干预

C. 严格基本医疗保险定点医疗机构和定点零售药店的资格审查程序，完善社会保险经办机构与符合条件的医药机构签订服务协议的程序

D. 取消基本医疗保险定点医疗机构和定点零售药店的资格审查程序，完善社会保险经办机构与符合条件的医药机构签订服务协议的程序

【考点提示】 D。人社部门出台的《关于完善基本医疗保险定点医药机构协议管理的指导意见》（人社部发〔2015〕98号），意味着定点医药机构确认由行政部门进行两定资格审查后再由经办机构签订定点服务协议的"两步走"，转变为仅由经办机构与符合条件的医药机构签订服务协议的"一步走"，社保行政部门不再进行前置审批。

【A型题】 3. 下列关于基本医疗保险品目录的说法，错误的是(　　)

A. 当前的《药品目录》全称是《国家基本医疗保险,工伤保险和生育保险药品目录(2017年版)》
B. "甲药目录"和"乙药目录"由国家统一制定,各地不得调整
C. 目录中的"甲药目录"的药品是临床必需,疗效好,同类药品中价格低的药品
D. 目录中的"乙药目录"的药品是可供临床治疗选择,疗效好,同类药品中价格略高的药品

【考点提示】B。当前的《药品目录》全称是《国家基本医疗保险,工伤保险和生育保险药品目录(2017年版)》。《药品目录》中的西药和中成药在《国家基本药物》的基础上遴选,并分"甲类目录"和"乙类目录"。"甲类目录"的药品是临床治疗必需,使用广泛,疗效好,同类药品中价格低的药品。"乙类目录"的药品是可供临床治疗选择使用,疗效好,同类药品中比"甲类目录"药品价格略高的药品。"甲类目录"由国家统一制定,各地不得调整。"乙类目录"由国家制定,各省、自治区、直辖市可根据当地经济水平、医疗需求和用药习惯,适当进行调整,增加和减少的品种数

药事管理与法规

之和不得超过国家制定的"乙类目录"药品总数的15%。

【B型题】（4~7题共用选项）

　　A. 中药材　　　　B. 中药饮片
　　C. 中成药　　　　D. 血液制品
　　E. 口服泡腾剂

根据《城镇职工基本医疗保险用药范围管理暂行办法》

4. 在基本医疗保险药品目录中，列出的品种属于基本医疗保险基金准予支付的药品是（　　）

5. 在基本医疗保险药品目录中，列出的品种属于基本医疗保险基金不予支付的药品是（　　）

6. 特殊适应证与急救、抢救需要时，才可以纳入基本医疗保险用药的药品是（　　）

7. 不能纳入医疗保险用药范围的药品是（　　）

【考点提示】C、B、D、E。西药和中成药列基本医疗保险基金准予支付的药品目录。中药饮片列基本医疗保险基金不予支付的药品目录。血液制品、蛋白类制品不能纳入基本医疗保险用药范围，但在特殊适应证与急救、抢救情况下，可以纳入基本医疗保险用药。各类药品中的果味制剂、口服泡腾剂不能纳入基本医疗保险用药范围。

第五节 药品不良反应报告与监测管理

必背采分点

1. 1963年世界卫生组织（WHO）建议在世界范围内建立药品不良反应监测系统，并于**1968年**成立了国际药品监测合作中心。

2. 《药品管理法》规定，药品生产企业、药品经营企业和医疗机构必须经常考察本单位所生产、经营、使用的药品质量、疗效和反应。发现可能与用药有关的严重不良反应，必须及时向**当地省、自治区、直辖市人民政府药品监督管理部门和卫生行政部门**报告。

3. 《药品管理法》规定，对已确认发生严重不良反应的药品，国务院或者省、自治区、直辖市人民政府的药品监督管理部门可以采取**停止生产、销售、使用**的紧急控制措施，并应当在五日内组织鉴定，自鉴定结论做出之日起十五日内依法做出行政处理决定。

4. 说明书中已有描述，但不良反应发生的性质、程度、后果或者频率与说明书描述不一致或者更严重的，**按照新的药品不良反应**处理。

5. 根据药品不良反应与药理作用的关系可将药品不

良反应分为**A型**、**B型**、**C型**药品不良反应三类。

6. A型不良反应是由于**药物的药理作用增强**所致，常与剂量有关，多数可预测，停药或减量后症状很快减轻或消失，发生率较高而死亡率较低。通常表现为副作用、毒性反应、过度作用、继发反应、首剂效应、后遗效应、停药综合征等。

7. B型不良反应与药物正常药理作用无关，与用药剂量无关，一般很难预测，常规毒理学筛查不能发现，发生率较低而死亡率高。通常表现为**特异体质反应、变态反应**等。

8. C型不良反应发病机制尚不清楚，多发生在长期用药后，潜伏期长，没有明确的时间关系，难以预测。通常与**致癌、致畸及长期用药后致心血管疾病、纤溶系统变化**等有关。

9. 药品不良反应报告和监测管理制度的意义有：①保障人民群众用药安全；②**增强企业的安全隐患意识与高度责任感**；③推动指导新药研发；④构建和谐医患关系。

10. **各级卫生行政部门**负责本行政区域内医疗机构与实施药品不良反应报告制度有关的管理工作。

11. 药品生产、经营企业和医疗机构在获知或者发现可能与用药有关的不良反应时，应当通过**国家药品不良反应监测信息网络**报告，不具备在线报告条件的，应当通过**纸质报表**报所在地药品不良反应监测机构,由所在地药品不良反应监测机构代为在线报告。

12. 个人发现新的或者严重的药品不良反应,可以向**经治医师**报告,也可以向药品生产、经营企业或者当地的药品不良反应监测机构报告,必要时提供相关的病历资料。

13. 药品生产、经营企业和医疗机构应当主动收集药品不良反应,获知或者发现药品不良反应后应当详细记录、分析和处理,填写**《药品不良反应/事件报告表》**并报告。

14. 药品生产、经营企业和医疗机构发现或者获知新的、严重的药品不良反应应当在**15日内**报告,其中死亡病例须立即报告;其他药品不良反应应当在**30日内**报告。

15. 药品生产企业应当对获知的死亡病例进行调查,详细了解死亡病例的基本信息、药品使用情况、不良反应发生及诊治情况等,并在15日内完成调查报告,报**药品生产企业所在地的省级药品不良反应监测机构**。

16. 设区的市级、县级药品不良反应监测机构应当对收到的药品不良反应报告的**真实性、完整性、准确性**进行审核。

17. 设区的市级、县级药品不良反应监测机构对严重药品不良反应报告的审核和评价应当自收到报告之日起**3个工作日内**完成,其他报告的审核和评价应当在**15**

个工作日内完成。

18. 设区的市级、县级药品不良反应监测机构应当对死亡病例进行调查，详细了解死亡病例的基本信息、药品使用情况、不良反应发生及诊治情况等，自收到报告之日起**15个工作日内**完成调查报告，报同级药品监督管理部门和卫生行政部门，以及上一级药品不良反应监测机构。

19. 省级药品不良反应监测机构应当在收到下一级药品不良反应监测机构提交的严重药品不良反应评价意见之日起**7个工作日内**完成评价工作。

20. 对死亡病例，事件发生地和药品生产企业所在地的省级药品不良反应监测机构均应当及时根据调查报告进行分析、评价，必要时进行现场调查，并将评价结果报**省级药品监督管理部门、卫生行政部门、国家药品不良反应监测中心**。

21. 国家药品不良反应监测中心应当及时对死亡病例进行分析、评价，并将评价结果报**国家食品药品监督管理部门、卫生行政部门**。

22. 药品生产、经营企业和医疗机构获知或者发现药品群体不良事件后，应当立即通过电话或者传真等方式报**所在地的县级药品监督管理部门、卫生行政部门和药品不良反应监测机构**，必要时可以越级报告。

23. 药品生产企业获知药品群体不良事件后应当立即开展调查，在7日内完成调查报告，报**所在地省级药品监**

督管理部门和药品不良反应监测机构；同时迅速开展自查，分析事件发生的原因，必要时应当暂停生产、销售、使用和召回相关药品，并报所在地省级药品监督管理部门。

24. 医疗机构发现药品群体不良事件后应当积极救治患者，迅速开展临床调查，分析事件发生的原因，必要时可采取**暂停药品的使用**等紧急措施。

25. 设区的市级、县级药品监督管理部门获知药品群体不良事件后，应当立即与**同级卫生行政部门**联合组织开展现场调查，并及时将调查结果逐级报至省级药品监督管理部门和卫生行政部门。

26. **省级药品监督管理部门与同级卫生行政部门联合**对设区的市级、县级的调查进行督促、指导，对药品群体不良事件进行分析、评价，对本行政区域内发生的影响较大的药品群体不良事件，还应当组织现场调查，评价和调查结果应当及时报国家食品药品监督管理部门和卫生行政部门。

27. 国家食品药品监督管理部门应当与**卫生行政部门**联合开展全国范围内影响较大并造成严重后果的药品群体不良事件的相关调查工作。

28. 进口药品和国产药品在境外发生的严重药品不良反应（包括自发报告系统收集的、上市后临床研究发现的、文献报道的），药品生产企业应当填写《境外发生的药品不良反应/事件报告表》，自**获知之日起30日**

内报送国家药品不良反应监测中心。

29. 进口药品和国产药品在境外发生的严重药品不良反应,国家药品不良反应监测中心要求提供原始报表及相关信息的,药品生产企业应当在**5 日内**提交。

30. 进口药品和国产药品在境外因药品不良反应被暂停销售、使用或者撤市的,药品生产企业应当在获知后**24小时内**书面报国家食品药品监督管理部门和国家药品不良反应监测中心。

31. 国家药品不良反应监测中心应当对收到的药品不良反应报告进行分析、评价,**每半年**向国家食品药品监督管理部门和卫生行政部门报告,发现提示药品可能存在安全隐患的信息应当**及时**报告。

32. 设立新药监测期的国产药品,应当自取得批准证明文件之日起每满 1 年提交一次定期安全性更新报告,直至**首次再注册**,之后每 5 年报告一次;其他国产药品,每 5 年报告一次。

33. 国产药品的定期安全性更新报告向**药品生产企业所在地省级药品不良反应监测机构**提交。进口药品(包括进口分包装药品)的定期安全性更新报告向**国家药品不良反应监测中心**提交。

34. 省级药品不良反应监测机构应当对收到的定期安全性更新报告进行汇总、分析和评价,于每年**4 月 1 日**前将上一年度定期安全性更新报告统计情况和分析评价结果报省级药品监督管理部门和国家药品不良反应监测中心。

35. 国家药品不良反应监测中心应当对收到的定期安全性更新报告进行汇总、分析和评价，于每年**7月1日**前将上一年度国产药品和进口药品的定期安全性更新报告统计情况和分析评价结果报国家食品药品监督管理部门和卫生行政部门。

36. 药品的重点监测从启动主体来看，可以分为**主动重点监测、被动重点监测**。

37. 省级以上药品监督管理部门可以联合**同级卫生行政部门指定医疗机构**作为监测点，承担药品重点监测工作。

38. **省级以上药品不良反应监测机构**负责对药品生产企业开展的重点监测进行监督、检查，并对监测报告进行技术评价。

39. 药品生产企业应当将药品安全性信息及采取的措施报**所在地省级药品监督管理部门、国家食品药品监督管理部门**。

历年考题

【A型题】1. 我国药品不良反应报告制度的法定报告主体不包括（　　）

A. 药品检验机构

B. 药品生产企业
C. 进口药品的境外制药厂商
D. 药品经营企业

【考点提示】A。药品生产企业（包括进口药品的境外制药厂商）、经营企业和医疗机构是我国药品不良反应报告制度的法定报告主体。

【A型题】2. 根据《药品不良反应报告和监测管理办法》，药品生产、经营、使用单位中应当设立专业机构并有专职人员（不得兼职）负责本单位不良反应报告和监测管理工作的是（　　）

A. 药品批发企业　　　B. 药品零售企业
C. 药品生产企业　　　D. 医疗机构

【考点提示】C。药品生产企业应当设立专门机构并配备专职人员，药品经营企业和医疗机构应当设立或者指定机构并配备专（兼）职人员，承担本单位的药品不良反应报告和监测工作。

【A型题】3. 根据《药品不良反应报告和监测管理办法》，应报告所发现药品不良反应的主体是（　　）

A. 中药生产基地、药品研发机构、疾控中心
B. 中药生产企业、药品经营企业、医疗机构

C. 药品生产企业、药品经营企业、药物临床前研究机构

D. 药品批发企业、医疗机构、新药研发机构

E. 医疗机构、药品经营企业、药品检验机构

【考点提示】B。参见第1题【考点提示】。

【B型题】（4~5题共用选项）
A. 20日内 B. 10日内
C. 30日内 D. 15日内

4. 药品经营企业发现或者获知新的、严重（非死亡病倒）药品不良反应，应当及时报告，报告的时限是（ ）

5. 进口药品在境外发生严重药品不良反应，药品生产企业在获知之后应及时报告，报告的时限是（ ）

【考点提示】D、C。药品生产、经营企业和医疗机构发现或者获知新的、严重的药品不良反应应当在15日内报告，其中死亡病例须立即报告；其他药品不良反应应当在30日内报告。

【B型题】（6~7题共用选项）
A. 首次进口5年以内的进口药品
B. 已受理注册申请的新药
C. 已过新药检测期的国产药品

D. 处于Ⅲ期临床试验的药物

6. 根据《药品不良反应报告和监测管理办法》，应报告所有不良反应的是（　　）

7. 根据《药品不良反应报告和监测管理办法》，应报告新的和严重的不良反应的是（　　）

【考点提示】A、C。新药监测期内的国产药品或首次获准进口5年以内的进口药品，应报告所有不良反应。其他国产药品和首次获准进口5年以上的进口药品，应报告新的和严重的不良反应。

【B型题】（8~10题共用选项）

A. 常见药品不良反应

B. 轻微药品的不良反应

C. 新的药品不良反应

D. 严重药品不良反应

E. 药品群体不良事件

根据《药品不良反应报告和监测管理办法》

8. 使用药品后，导致患者住院时间延长的药品不良反应属于（　　）

9. 使用药品后，导致显著的人体器官功能损伤的药品不良反应属于（　　）

10. 使用药品后，发现药品说明书中未载明的药品

不良反应属于（ ）

【考点提示】 D、D、C。严重药品不良反应是指因使用药品引起以下损害情形之一的反应：①导致死亡；②危及生命；③致癌、致畸、致出生缺陷；④导致显著的或者永久的人体伤残或者器官功能的损伤；⑤导致住院或者住院时间延长；⑥导致其他重要医学事件，如不进行治疗可能出现上述所列情况的。使用药品后，发现药品说明书中未载明的药品不良反应属于新的药品不良反应。

【X型题】 11. 患者因颈椎、腰椎疼痛服用某药，出现眼黄、尿黄、乏力、纳差和肝功能异常，停用该药后症状缓解和好转。根据《药品不良反应报告和监测管理办法》规定，患者个人可以向（ ）

A. 经治医师报告 B. 药品不良反应监测机构报告

C. 药品经营企业报告 D. 药品生产企业报告

【考点提示】 ABCD。《药品不良反应报告和监测管理办法》第二十三条规定，个人发现新的或者严重的药品不良反应，可以向经治医师报告，也可以向药品生产、经营企业或者当地的药品不良反应监测机构报告，必要时提供相关的病历资料。

第六章 中药管理

第一节 中药和中药创新发展

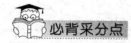
必背采分点

1. 中药必须以"**中医药理论**"为指导。
2. 中医药学理论体系以**阴阳五行学说**为基础；用**脏腑、经络、卫气营血、三焦**等表示机体的功能部位；以八纲——**阴、阳、表、里、寒、热、虚、实**来表示机体的功能状态；以**望、闻、问、切**四诊为了解机体表现状况的手段；按照辨证施治的原则，确定机体的状况，而采取相应的治疗和预防措施。
3. 药物本身有**性味归经、升降沉浮**的特殊性能。
4. 药物本身特殊性能中，四气指**寒、热、温、凉**；五味指**酸、甘、辛、苦、咸**。
5. 药物本身特殊性能中，归经指**药物作用的定位概念**，包括脏腑、经络、三焦、卫气营血；升降沉浮，反映**药物作用的趋向性**，说明药物作用性质，以指导临床用药。

6. 药物的功效可以中医药学术语言表达，如解表、清热凉血、补养、安神、理气、化痰、平肝息风、活血化瘀等。

7. 药物配伍应用的特有规律**君、臣、佐、使**，各味药在组方中共同组成一个功能整体，与机体的整体功能状态——"证"相对应而发挥作用。

8. 中药包括**中药材、中药饮片、中成药**三大部分。

9. 中药材是指**药用植物、动物、矿物的药用部分**采收后经产地初加工形成的原料药材。

10. 地道药材是指传统中药材中具有**特定的种质、特定的产区或特定的生产技术和加工方法**所生产的中药材。

11. 大部分中药材来源于植物，药用部位有**根、茎、叶、花、果实、种子、皮**等，少部分来自于药用动物的骨、角、胆、结石、皮、肉及脏器等。

12. 药用动、植物最初主要来源于**野生动、植物**。

13. "饮片"是指在中医药理论指导下，根据辨证施治和调剂、制剂的需要，对中药材进行**特殊加工炮制**后的制成品。

14. 中药饮片大多由**中药饮片加工企业**提供。

15. "成药"是根据**疗效确切、应用范围广泛的处方、验方或秘方**,具备一定质量规格,批量生产供应的药物。

16. 《中药材保护和发展规划(2015~2020年)》针对中药材保护和发展现状,2020年的具体指标为:中药材资源监测站点和技术信息服务网络覆盖**80%**以上的县级中药材产区;100种《中国药典》收载的野生中药材实现种植养殖;种植养殖中药材产量年均增长**10%**;中药生产企业使用产地确定的中药材原料比例达到**50%**,百强中药生产企业主要中药材原料基地化率达到**60%**;流通环节中药材规范化集中仓储率达到**70%**;100种中药材质量标准显著提高;全国中药材质量监督抽检覆盖率达到**100%**。

17. 《中药材保护和发展规划(2015~2020年)》针对中药材保护和发展现状,2020年的主要任务是实施**野生中药材资源保护工程、优质中药材生产工程**、中药材技术创新行动、中药材生产组织创新工程、构建中药材质量保障体系、中药材生产服务体系、中药材现代流通体系等七大任务。

18. 《中医药健康服务发展规划(2015~2020年)》根据我国**健康服务业发展的总体部署、中医药健康服务发展现状**,提出了2020年发展目标:基本建立中医药健康服务体系，中医药健康服务加快发展，成为我国健康服务业的重要力量和国际竞争力的重要体现，成为推动经济社会转型发展的重要力量。

19. 中医药发展战略规划纲要（2016~2030年）明确了未来十五年我国中医药发展方向和工作重点，确定了七大重点任务，包括**切实提高中医医疗服务能力、大力发展中医养生保健服务**、扎实推进中医药继承、着力推进中医药创新、全面提升中药产业发展水平、大力弘扬中医药文化和积极推动中医药海外发展。

第二节　中药材管理

必背采分点

1. **中药材生产**作为中药产业发展的基础部分，直接制约着中药其他产业的发展。

2. 搞好中药材的**生产、质量**是中药产业发展的关键。

3. 国家重视中药材资源的**保护、利用、可持续发展**，加强中药材野生资源的采集和抚育管理，采集使用国家保护品种，要严格按规定履行审批手续。

4. 国家鼓励培育中药材。对集中规模化栽培养殖，质量可以控制并符合国家药品监督管理部门规定条件的中药材品种,实行**批准文号**管理。

5. 国家鼓励发展中药材规范化种植养殖,严格管理农药、肥料等农业投入品的使用,禁止**在中药材种植过程中使用剧毒、高毒农药**,支持中药材良种繁育,提高中药材质量。

6. 根据药用植物的营养特点及土壤的供肥能力,确定施肥种类、时间和数量,施用肥料的种类以**有机肥**为主,根据不同药用植物物种生长发育的需要,有限度地使用化学肥料。

7. 中药材养殖中允许施用经充分腐熟达到无害化卫生标准的农家肥。禁止施用**城市生活垃圾、工业垃圾、医院垃圾、粪便**。

8. 中药材养殖中如必须施用农药,应按照《中华人民共和国农药管理条例》的规定,采用**最小有效剂量**并选用高效、低毒、低残留农药,以降低农药残留和重金属污染。

9. 对养殖、栽培或野生采集的药用动植物,应准确鉴定其物种,包括**亚种、变种或品种**,记录其中文名及学名。

10. 种子、菌种和繁殖材料在生产、储运过程中应实行**检验、检疫**制度,以保证质量和防止病虫害及杂草的传播。

11. 根据药用动物**生存环境、食性、行为特点、对环境的适应能力**等,确定相应的养殖方式和方法。

12. 对药用动物应科学配制饲料,定时定量投喂。适时适量地补充精料、维生素、矿物质及其他必要的添加剂,不得添加**激素、类激素**等添加剂。

13. 产地初加工是指在中药材产地对地产中药材进行**洁净、除去非药用部位、干燥**等处理,是防止霉变虫蛀、便于储存运输、保障中药材质量的重要手段。

14. 各地要结合地产中药材的特点,加强对中药材产地初加工的管理,逐步实现初加工**集中化、规范化、产业化**。

15. 中药材及野生或半野生药用动植物的采集应坚持**"最大持续产量"**原则。

16. 根据中药材产品质量及植物单位面积产量或动物养殖数量,并参考传统采收经验等因素确定适宜的采收时间,包括**采收期、采收年限、采收方法**。

17. 药用部分采收后,鲜用药材可采用**冷藏、砂藏、罐贮、生物保鲜**等适宜的保鲜方法,尽可能不使用保鲜剂和防腐剂。

18. 《中共中央国务院关于进一步加强农村卫生工作的决定》提出了在规范农村中医药管理和服务的基础上,允许乡村中医药技术人员**自种、自采、自用**中草药的要求。

19.《关于加强乡村中医药技术人员自种自采自用中草药管理的通知》要求自种自采自用中草药的人员应同时具备的条件有：①**熟悉中草药知识和栽培技术、具有中草药辨识能力**；②熟练掌握中医基本理论、技能和自种自采中草药的性味功用、临床疗效、用法用量、配伍禁忌、毒副反应、注意事项等。

20.《关于加强乡村中医药技术人员自种自采自用中草药管理的通知》规定，乡村中医药技术人员不得自种自采自用下列中草药：①**国家规定需特殊管理的医疗用毒性中草药**；②国家规定需特殊管理的麻醉药品原植物；③国家规定需特殊管理的濒稀野生植物药材。

21. 根据当地实际工作需要，乡村中医药技术人员自种自采自用的中草药，只限于**其所在的村医疗机构内**使用，不得上市流通，不得加工成中药制剂。

22. GAP要求中药材生产企业应运用规范化管理和质量监控手段，保护野生药材资源和生态环境，实现资源的**可持续利用**。

23. GAP的核心是药材质量要求的八字方针，即**真实、优质、可控、稳定**。

24. 制定中药材生产质量管理规范的目的是规范中药材生产，保证中药材质量，促进中药**标准化、现**

代化。

25. 进入中药材专业市场经营中药材者应具备的条件有：**具有专业人员、取得证照、租用摊位经营自产中药材**。

26. 进入中药材专业市场经营中药材者应具有与所经营中药材规模相适应的药学技术人员，或经**县级以上主管部门**认定的，熟悉并能鉴别所经营中药材药性的人员。

27. 按照国家有关规定，进入中药材专业市场经营中药材的企业和个体工商户必须依照法定程序取得"**药品经营许可证**"《**营业执照**》。

28. 证照齐全者准予进入中药材专业市场固定门店从事**中药材批发业务**。

29. 取得证照的法定程序为：在中药材专业市场固定专门从事中药材批发业务的企业和个体工商户，向中药材专业市场**所在地省级药品监督管理部门**申请并取得"药品经营许可证"，然后，持证向工商行政管理部门申请办理《营业执照》。

30. 申请在中药材专业市场租用摊位从事自产中药材业务的经营者，必须经**所在中药材专业市场管理机构**审查批准后，方可经营中药材。

31. 《药品管理法》及其实施条例规定，**城乡集市贸易市场**不得出售中药材以外的药品。

32. 药品经营企业销售中药材,必须标明**产地**。

33. 发运中药材必须有包装。在每件包装上,必须注明**品名、产地、日期、调出单位**,并附有质量合格的标志。

34. 中药材专业市场所在地人民政府要按照**"谁开办,谁管理"**的原则,承担起管理责任,明确市场开办主体及其责任。

35. 中药材专业市场经营者应完善**购进记录、验收、储存、运输、调剂、临方炮制**等过程的管理制度和措施。

36. 中药材专业市场经营者严禁从事**饮片分包装、改换标签**等活动。

37. 国家食品药品监督管理部门对进口药材申报资料的规范性、完整性进行**形式审查**,并发出受理或者不予受理通知书。

38. 中国食品药品检定研究院完成首次进口药材质量标准复核和样品检验,并将检验报告和复核意见报送**国家食品药品监督管理部门**。

39. 国家食品药品监督管理部门收到中国食品药品检定研究院对首次进口药材质量的检验报告和复核意见后,进行**技术审核、行政审查**。

40. 非首次进口药材申请,不再进行质量标准审核,由**国家食品药品监督管理部门**直接审批。

41.《进口药材批件》分一次性有效批件和多次使用批件。一次性有效批件的有效期为**1 年**，多次使用批件的有效期为**2 年**。

42.《进口药材批件》的编号格式为：**国药材进字 + 4 位年号 + 4 位顺序号**。

43. 国家食品药品监督管理部门对濒危物种药材或者首次进口药材的进口申请，颁发**一次性有效批件**。

44. 为了**保护和合理利用野生药材资源，适应人民医疗保健事业的需要**，国务院制定了《野生药材资源保护管理条例》。

45. 国家对野生药材资源实行**保护、采猎相结合**的原则，并创造条件开展人工种养。

46. 国家重点保护的野生药材物种分为三级管理。一级保护野生药材物种系指**濒临灭绝状态的稀有珍贵野生药材物种**。二级保护野生药材物种系指**分布区域缩小，资源处于衰竭状态的重要野生药材物种**。三级保护野生药材物种系指**资源严重减少的主要常用野生药材物种**。

47. 国家药品监督管理部门会同**国务院野生动物、植物管理部门**负责制定国家重点保护的野生药材物种名录的工作。

48. 县以上药品监督管理部门会同**同级野生动物、**

植物管理部门制定采猎,收购二、三级保护野生药材物种的计划,报上一级药品监督管理部门批准。

49. 县以上药品监督管理部门会同**同级野生动物、植物管理部门**确定禁止采猎区、禁止采猎期和禁止使用采猎的工具。

50. **国家药品监督管理部门**负责确定采药证的格式,**县以上药品监督管理部门会同同级野生动物、植物管理部门**负责采药证的核发。

51. **国家药品监督管理部门会同国务院有关部门**负责确定实行限量出口和出口许可证制度的品种,确定野生药材的规格、等级标准。

52. 《野生药材资源保护管理条例》规定,禁止采猎**一级保护野生药材物种**。采猎,收购**二、三级保护野生药材物种**必须按照批准的计划执行。

53. 《野生药材资源保护管理条例》规定,采猎者必须持有**采药证**,需要进行采伐或狩猎的,必须申请**采伐证或狩猎证**。

54. 《野生药材资源保护管理条例》规定,不得在禁止采猎期、禁止采猎区采猎**二、三级保护野生药材物种**,并不得使用禁用工具进行采猎。

55. 二、三级保护野生药材物种属于国家计划管理的品种,由**中国药材公司**统一经营管理,其余品种由产地县药材公司或其他单位按照计划收购。

56. 一级保护野生药材物种属于自然淘汰的,其药用部分由各级药材公司负责经营管理,但**不得出口**。二、三级保护野生药材物种的药用部分,除国家另有规定外,实行**限量出口**。

57. 违反保护野生药材物种出口管理的,由**工商行政管理部门**或者有关部门没收其野生药材和全部违法所得,并处以罚款。

58. 虎骨、豹骨、羚羊角、鹿茸(梅花鹿)属于国家重点保护的野生药材名录中的**一级保护药材**。

59. 鹿茸(马鹿)、麝香(3个品种)、熊胆(2个品种)属于国家重点保护的野生药材名录中的**二级保护药材**。

60. 刺五加、黄芩、天冬、猪苓属于国家重点保护的野生药材名录中的**三级保护药材**。

历年考题

【A 型题】1. 属于濒临灭绝状态的稀有珍贵野生药材物种实行(　　)

　　A. 二级保护　　　　B. 三级保护
　　C. 限量出口　　　　D. 一级保护

【考点提示】D。一级保护野生药材物种系指濒临灭绝状态的稀有珍贵野生药材物种。

【A型题】2. 乡村医生李某熟悉中草药的栽培技术,并自种、自采、自用中草药。李某的下列做法,正确的是(　　)

　　A. 将自种的中草药在其所在的村卫生室使用
　　B. 自种、自采、自用需特殊加工炮制的中草药
　　C. 将自种的中草药加工成中药制剂
　　D. 种植中药材洋金花

【考点提示】A。根据当地实际工作需要,乡村中医药技术人员自种自采自用的中草药,只限于其所在的村医疗机构内使用,不得上市流通,不得加工成中药制剂。乡村中医药技术人员不得自种自采自用下列中草药:①国家规定需特殊管理的医疗用毒性中草药;②国家规定需特殊管理的麻醉药品原植物;③国家规定需特殊管理的濒稀野生植物药材。

【A型题】3. 中药材生产关系到中药材的质量和临床疗效,下列关于中药材种植和产地初加工管理的说法,错误的是(　　)

　　A. 禁止在非适宜区种植养殖中药材
　　B. 中药材产地初加工严禁滥用硫黄熏蒸

C. 对地道药材采收加工应选用现代化、产业化方法
D. 对野生或是半野生药用动植物的采集应坚持"最大持续产量"的原则

【考点提示】C。中药材禁止在非适宜区种植养殖，严禁使用高毒、剧毒农药，严禁滥用农药、抗生素、化肥，特别是动物激素类物质、植物生长调节剂和除草剂。中药材产地初加工管理中，严禁滥用硫黄熏蒸等方法，二氧化硫等物质残留必须符合国家规定。中药材采集应坚持"最大持续产量"原则，野生或半野生药用动植物的采集应坚持"最大持续产量"原则。地道药材加工时，应按传统方法进行加工。

【B型题】（4~5题共用选项）

A. 石斛   B. 茯苓
C. 鹿茸（梅花鹿）   D. 穿山甲

4. 作为一级保护野生药材的是（　　）
5. 作为二级保护野生药材的是（　　）

【考点提示】C、D。鹿茸（梅花鹿）属于国家重点保护野生药材名录中的一级保护药材。穿山甲属于国家重点保护野生药材名录中的二级保护药材。石斛属于国家重点保护野生药材名录中的三级保护药材。

药事管理与法规

【B型题】（6~7题共用选项）

  A. 龙胆   B. 三七

  C. 梅花鹿（鹿茸）   D. 穿山甲

 6. 属于分布区域缩小，资源处于衰竭状态的二级保护野生药材的是（ ）

 7. 属于资源严重减少的三级保护野生药材的是（ ）

【考点提示】 D、A。二级保护野生药材物种系指分布区域缩小，资源处于衰竭状态的重要野生药材物种。二级保护药材有：鹿茸（马鹿）、麝香（3个品种）、熊胆（2个品种）、穿山甲、蟾酥（2个品种）、哈蟆油、金钱白花蛇、乌梢蛇、蕲蛇、蛤蚧、甘草（3个品种）、黄连（3个品种）、人参、杜仲、厚朴（2个品种）、黄柏（2个品种）、血竭。三级保护野生药材物种系指资源严重减少的主要常用野生药材物种。三级保护药材有：川贝母（4个品种）、伊贝母（2个品种）、刺五加、黄芩、天冬、猪苓、龙胆（4个品种）、防风、远志（2个品种）、胡黄连、肉苁蓉、秦艽（4个品种）、细辛（3个品种）、紫草、五味子（2个品种）、蔓荆子（2个品种）、诃子（2个品种）、山茱萸、石斛（5个品种）、阿魏（2个品种）、连翘（2个品种）、羌活（2个品种）。

【X型题】 8. 关于GAP的说法，正确的有（ ）

A. 从事中药材生产的企业必须通过 GAP 认证并取得 GAP 证书
B. GAP 适用于中药材（包括植物药和动物药）生产全过程
C. 实施 GAP 有利于促进中药标准化、现代化
D. GAP 是中药材生产质量管理规范

【考点提示】BCD。《中药材生产质量管理规范》（GAP）是中药材生产和质量管理的基本准则，适用于中药材生产企业生产中药材（含植物、动物药）的全过程。制定中药材生产质量管理规范的目的是规范中药材生产，保证中药材质量，促进中药标准化、现代化。

第三节　中药饮片管理

必背采分点

1. 实行批准文号管理的中药材、中药饮片品种目录**由国务院药品监督管理部门会同国务院中医药管理部门**制定。

2. 《药品管理法实施条例》规定，生产中药饮片应当选用**与药品质量相适应的包装材料和容器**；包装不符合规定的中药饮片，不得销售。

3. 中药饮片包装必须印有或贴有标签。中药饮片的标签必须注明**品名、规格、产地、生产企业、产品批号、生产日期**，实施批准文号管理的中药饮片还必须注明批准文号。

4. 中药饮片在发运过程中必须要有包装。每件包装上必须注明**品名、产地、日期、调出单位**等，并附有质量合格的标志。

5. 严禁未取得合法资质的企业和个人从事**中药饮片生产、中药提取**。

6. 生产中药饮片必须以**中药材**为起始原料，使用符合药用标准的中药材，并应尽量固定药材产地。

7. 批发企业销售给医疗机构、药品零售企业和使用单位的中药饮片，应随货附**加盖单位公章的生产、经营企业资质证书、检验报告书（复印件）**

8. 药品批发企业从事中药材、中药饮片验收工作的人员，应当具有中药学专业中专以上学历或者具有**中药学中级以上专业技术职称**。

9. 药品批发企业从事中药材、中药饮片养护工作的人员，应当具有中药学专业中专以上学历或者具有**中药学初级以上专业技术职称**。

10. 药品批发企业直接收购地产中药材的验收人员应当具有**中药学中级以上专业技术职称**。

11. 药品零售企业从事中药饮片质量管理、验收、采购的人员应当具有中药学中专以上学历或者具有**中药学专业初级以上专业技术职称**。

12. 药品零售企业的中药饮片调剂人员应当具有中药学中专以上学历或者具备**中药调剂员资格**。

13. 药品零售企业应当定期对陈列、存放的药品进行检查，重点检查**拆零药品和易变质、近效期、摆放时间较长的药品**以及中药饮片。

14. 加强对医疗机构中药饮片采购行为监管，严禁医疗机构从**中药材市场**或其他没有资质的单位和个人，违法采购中药饮片调剂使用。

15. 医疗机构如加工少量自用特殊规格饮片，应将品种、数量、加工理由和特殊性等情况向**所在地市级以上食品药品监管部门**备案。

16. 中药配方颗粒实行**单味定量包装**，供药剂人员遵临床医嘱随证处方，按规定剂量调配给患者直接服用。

17. 《关于严格中药饮片炮制规范及中药配方颗粒试点研究管理等有关事宜的通知》规定，在制定或修订本辖区中药饮片炮制规范时，应严格按照《药品管理法》及其实施条例的相关规定，其收载范围仅限于**确有地方炮制特色和中医用药特点的炮制方法及中药饮片**。

18. 《关于严格中药饮片炮制规范及中药配方颗粒试点研究管理等有关事宜的通知》规定,不得将**尚处于科学研究阶段,未获得公认的安全性、有效性方面数据的科研产品**,以及片剂、颗粒剂等常规按制剂管理的产品作为中药饮片管理,并不得为其制定中药饮片炮制规范。

19. 中药配方颗粒仍处于科研试点研究,**国家食品药品监督管理总局**将会同相关部门推进中药配方颗粒试点研究工作,发现问题,总结经验,适时出台相关规定。

20. 为推进中药饮片实施批准文号管理,规范中药配方颗粒的试点研究,中药配方颗粒将从**2001年12月1日**起纳入中药饮片管理范畴,实行批准文号管理。

21. 中药饮片在科学研究阶段采取选择**试点企业研究、生产,试点临床医院使用**。

22. 为加强对医疗机构中药饮片的监管,2007年3月12日**国家中医药管理局、卫生部**以国中医药发〔2007〕11号印发《医院中药饮片管理规范》。

23. 《医院中药饮片管理规范》规定,医院应配备与医院级别相适应的中药学技术人员。直接从事中药饮片技术工作的,应当是中药学专业技术人员。三级医院应当至少配备一名**副主任中药师以上专业技术人员**,二级医院应当至少配备一名**主管中药师以上专业技术人**

员，一级医院应当至少配备一名**中药师或相当于中药师以上专业技术水平的人员**。

24.《医院中药饮片管理规范》规定，负责中药饮片验收的，在二级以上医院应当是具有**中级以上专业技术职称和饮片鉴别经验**的人员；在一级医院应当是具有**初级以上专业技术职称和饮片鉴别经验**的人员。

25.《医院中药饮片管理规范》规定，负责中药饮片临方炮制工作的，应当是具有**三年以上炮制经验**的中药学专业技术人员。

26. 医院采购中药饮片，由**仓库管理人员**依据本单位临床用药情况提出计划，经本单位主管中药饮片工作的负责人审批签字后，依照药品监督管理部门有关规定从合法的供应单位购进中药饮片。

27. 医院采购中药饮片时，应当验证生产经营企业的**"药品生产许可证"**或**"药品经营许可证"《企业法人营业执照》**和销售人员的授权委托书、资格证明、身份证，并将复印件存档备查。

28. 医院采购中药饮片时，购进国家实行批准文号管理的中药饮片，还应当验证**注册证书**并将复印件存档备查。

29. 医院对所购的中药饮片，应当按照**国家药品标准和省、自治区、直辖市药品监督管理部门制定的标准和规范**进行验收，验收不合格的不得入库。

30. 医院对购入的中药饮片质量有疑义需要鉴定的，应当委托<u>国家认定的药检部门</u>进行鉴定。

31. 医院购进中药饮片时，验收人员应当对<u>品名、产地、生产企业、产品批号、生产日期、合格标识、质量检验报告书、数量、验收结果、验收日期</u>逐一登记并签字。

32. 医院在购进中药饮片时，发现假冒、劣质中药饮片应当<u>及时封存并报告当地药品监督管理部门</u>。

33. 医院中药饮片的药品名称应当符合<u>《中华人民共和国药典》或省、自治区、直辖市药品监督管理部门制定的规范名称</u>。

34. 医院中药饮片调剂人员在调配处方时，应当按照<u>《处方管理办法》、中药饮片调剂规程</u>的有关规定进行审方和调剂。

35. 中药饮片调配后，必须经复核后方可发出。二级以上医院应当由<u>主管中药师以上专业技术人员</u>负责调剂复核工作，复核率应当达到100%。

36. 中药饮片调配每剂重量误差应当在<u>±5%</u>以内。

37. 罂粟壳不得单方发药，必须凭有麻醉药处方权的执业医师签名的<u>淡红色处方</u>方可调配，每张处方不得超过三日用量，连续使用不得超过七天，成人一次的常用量为每天 3~6g。

中药管理 **第六章**

38. 国家药品监督管理部门对毒性中药材的饮片，实行**统一规划、合理布局、定点生产**。

39. 国家药品监督管理部门对于市场需求量大，毒性药材生产较多的地区定点要合理布局，相对集中，按省区确定 **2~3 个**定点企业。

40. 国家药品监督管理部门对于一些产地集中的毒性中药材品种，如朱砂、雄黄、附子等，要**全国集中统一定点生产**，供全国使用。

41. 建立健全毒性中药材饮片的各项生产管理制度，包括**生产管理、质量管理、仓储管理、营销管理**等。

42. 加强毒性中药材的饮片包装管理，毒性中药材的饮片严格执行《中药饮片包装管理办法》，包装要有**突出、鲜明的毒药标志**。

43. 毒性中药饮片必须按照国家有关规定，实行**专人、专库（柜）、专账、专用衡器、双人双锁**保管。做到账、货、卡相符。

历年考题

【A型题】1. 药品调剂人员在调配存在"十八反""十九畏"的中药饮片处方时，应采取的措施是（　　）

A. 作为不合法处方，拒绝调配，并按照有关规定报告

B. 告知处方医师,并请其确认和签字后,方可调剂

C. 经主管中药师以上专业技术人员复核签字后,方可调剂

D. 对患者进行用药指导,在患者充分知情,并请其签字确认后,方可调剂

【考点提示】B。医院中药饮片调剂时,对存在"十八反"、"十九畏"、妊娠禁忌、超过常用剂量等可能引起用药安全问题的处方,应当由处方医生确认("双签字")或重新开具处方后方可调配。

【A型题】2. 根据《麻醉药品和精神药品管理条例》,关于麻醉药品和精神药品购销管理的说法,正确的是( )

A. 医疗机构在急需使用麻醉药品的情况下,可自行到供货单位提取药品

B. 药品零售企业应当凭执业医师处方销售第一类精神药品

C. 罂粟壳只能根据医师处方调配使用,严禁单味零售

D. 麻醉药品和精神药品一律不得在药品零售企业销售

【考点提示】C。罂粟壳不得单方发药,必须凭有麻

醉药处方权的执业医师签名的淡红色处方方可调配。医疗机构在急需使用麻醉药品的情况下,不可自行到供货单位提取药品,需要审批。第一类精神药品不得在药品零售企业销售,二类精神药品可以零售。

【X 型题】3. 根据《药品经营质量管理规范》,关于药品零售企业各类人员配备和资格要求的说法,正确的有( )
   A. 中药饮片调剂人员应是中药学中专以上学历或者具备中药调剂员资格
   B. 质量管理部门负责人应具有大学本科以上学历和 3 年以上药品经营质量管理工作经历
   C. 中药采购人员应是中药学中专以上学历或者具有中药学专业初级以上专业技术职称
   D. 企业法定代表人或企业负责人应具备执业药师资格

【考点提示】 ACD。药品零售企业的中药饮片调剂人员应当具有中药学中专以上学历或者具备中药调剂员资格。法定代表人或者企业负责人应当具备执业药师资格。药品批发企业的质量负责人应当具有大学本科以上学历、执业药师资格和 3 年以上药品经营质量管理工作经历,在质量管理工作中具备正确判断和保障实施的能力。药品零售企业的法定代表人或者企业负责人应当具备执业药师资格。药品零售企业从事中药饮片质量管理、验收、采购人员应当具有中药学中专以上学历或者具有中药学专业初级以上专业技术职称。

第四节 中成药与医疗机构中药制剂管理

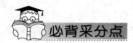

必背采分点

1. 为规范中成药命名，体现中医药特色，2017年11月20日原国家食品药品监督管理总局组织制定了《中成药通用名称命名技术指导原则》，中药新药应根据**技术指导原则**的要求进行命名。

2. 中成药通用名称命名的基本原则有：①"科学简明，避免重名"原则；②**"规范命名，避免夸大疗效"原则**；③"体现传统文化特色"原则。

3. 中成药通用名称中应**明确剂型，且剂型应放在名称最后**。

4.《中成药通用名称命名技术指导原则》规定，对于已上市中成药，如存在：①明显夸大疗效，误导医生和患者的；②名称不正确、不科学，有低俗用语和迷信色彩的；③**处方相同而药品名称不同，药品名称相同或**

相似而处方不同的，必须更名。

5. 中成药通用名称更名工作由**国家药典委员会**负责。

6. 《中药品种保护条例》规定，国家鼓励研制开发临床有效的中药品种，对质量稳定、疗效确切的中药品种实行**分级保护制度**。

7. 中药品种保护制度的实施，促进了中药质量和信誉的提升，起到了**保护先进、促进老药再提高**的作用。

8. 中药品种保护制度的实施，维护了正常的生产秩序，促进了中药产业的**集约化、规模化、规范化**生产，促进了中药名牌产品的形成和科技进步。

9. 《中药品种保护条例》适用于中国境内生产制造的中药品种，包括**中成药、天然药物的提取物及其制剂、中药人工制品**。

10. **申请专利的中药品种**依照专利法的规定办理，不适用《中药品种保护条例》。

11. **国家食品药品监督管理部门**负责全国中药品保护的监督管理工作，**国家中医药管理局协同**管理全国中药品种的保护工作。

12. 依照《中药品种保护条例》，受保护的中药品种必须是**列入国家药品标准**的品种。

13. 对受保护的中药品种分为**一级、二级**进行管理。

14. 中药一级保护品种的处方组成、工艺制法在保护期内由**获得"中药保护品种证书"的生产企业和有关的药品监督管理部门、单位和个人**负责保密,不得公开。

15. 中药一级、二级保护品种在保护期满后需要延长保护期的,由生产企业在该品种保护期满前**6 个月**,依照中药品种保护的申请办理程序申报。

16. 除临床用药紧张的中药品保护品种另有规定外,被批准保护的中药品种在保护期内仅限于**已获得"中药保护品种证书"的企业**生产。

17. 申请中药品种保护的程序:中药生产企业向所在地省级药品监督管理部门提出申请,经初审签署意见后,报国家药品监督管理部门。国家药品监督管理部门委托**国家中药品种保护审评委员会**进行审评。国家药品监督管理部门根据审评结论,决定对申请的中药品种是否给予保护。

18. 违反《中药品种保护条例》的规定,将一级保护品种的处方组成、工艺制法泄密者,对其责任人员,**由所在单位或者上级机关**给予行政处分,构成犯罪的,依法追究刑事责任。

19. 对违反《中药品种保护条例》,擅自仿制和生产中药保护品种的,由县级以上药品监督管理部门以**生**

产假药依法论处。

20. 伪造"中药保护品种证书"及有关证明文件进行生产、销售的，由县级以上药品监督管理部门没收其全部有关药品及违法所得，并可以处以有关药品**正品价格3倍以下罚款**，对构成犯罪的，由司法机关依法追究刑事责任。

21. 《关于印发中药品种保护指导原则的通知》规定，对已受理的中药品种保护申请，将在**国家局政府网站**予以公示。自公示之日起至做出行政决定期间，各地一律暂停受理该品种的仿制申请。

22. 《关于印发中药品种保护指导原则的通知》规定，对批准保护的中药品种，国家局将在**政府网站、《中国医药报》**上予以公告。

23. 生产批准保护的中药品种的其他生产企业应自公告发布之日起**6个月内**向局受理中心提出同品种保护申请并提交完整资料；对逾期提出申请的，局受理中心将不予受理。

24. 国家局终止中药品种保护审评审批，予以退审的情形有：①在审评过程中发现申报资料不真实的，或在资料真实性核查中不能证明其申报资料真实性的。**②未在规定时限内按要求提交资料的**。③申报企业主动提出撤回申请的。④其他不符合国家法律、法规及有关规定的。

25. 已受理同品种保护申请和延长保护期申请的企业,在该品种审批期间**可继续生产、销售**。

26. 在保护期内的品种,国家局将提前终止保护,收回其保护审批件及证书的情形有:①保护品种生产企业的"药品生产许可证"被撤销、吊销或注销的。②保护品种的药品批准文号被撤销或注销的。③申请企业提供虚假的证明文件、资料、样品或者采取其他欺骗手段取得保护审批件及证书的。④保护品种生产企业主动提出终止保护的。⑤**累计 2 年不缴纳保护品种年费的**。⑥未按照规定完成改进提高工作的。⑦其他不符合法律、法规规定的。

27. **已被终止保护的品种的生产企业**不得再次申请该品种的中药品种保护。

28. 申请企业对终止保护审批结论有异议的,可以在收到审批意见之日起**60 日内**向国家局提出复审申请并说明复审理由。

29. 对终止保护有异议的复审仅限于原申报资料,国家局应当在 50 日内做出结论,如需进行技术审查的,由**国家中药品种保护审评委员会**按照原申请时限组织审评。

30. 中药注射剂的理论基础是**中医理论**。

31. 中药注射剂的质量要求很高,组成药味最好不

超过 **3 味**。

32. 中药注射剂的处方组成除植物药材以外,还包括**珍珠母(珍珠粉)、水牛角、山羊角、麝香**、鹿茸、水蛭、没药(一种树脂)、地龙、明矾、斑蝥(一种昆虫)等动物及矿物材料。

33. 中药注射剂大多由成方加工或提取中药有效成分而成,因**使用方便、起效快捷**而逐渐得到广泛运用。

34. 药品生产企业应制定药品退货和召回程序。因质量原因退货和召回的中药注射剂,应按照有关规定**销毁,并记录**。

35. 中药注射剂应当在医疗机构内**凭医师处方**使用。

36. 医疗机构要加强对中药注射剂**采购、验收、储存、调剂**的管理。

37. 医疗机构药学部门在发放药品时严格按照《**药品管理法》《处方管理办法**》进行审核。

38. 医疗机构医护人员应加强用药监测,在使用中药注射剂前,应严格执行**用药查对制度**,发现异常,立即停止使用,并按规定报告。

39. 中药注射剂临床使用时应谨慎联合用药,如确需联合使用其他药品时,应谨慎考虑**与中药注射剂的间隔时间及药物相互作用**等问题。

40. 中药注射剂用药过程中,应密切观察用药反应,特别是**开始 30 分钟**。发现异常，立即停药，采用积极救治措施，救治患者。

41.《关于对医疗机构应用传统工艺配制中药制剂实施备案管理的公告》（2018 年第 19 号）规定，医疗机构所备案的传统中药制剂应与其"医疗机构执业许可证"所载明的诊疗范围一致。属于下列情形之一的，不得备案：①《医疗机构制剂注册管理办法（试行）》中规定的不得作为医疗机构制剂申报的情形；②**与市场上已有供应品种相同处方的不同剂型品种**；③中药配方颗粒；④其他不符合国家有关规定的制剂。

42. 传统中药制剂备案号格式为：**×药制备字 Z + 4 位年号 + 4 位顺序号 + 3 位变更顺序号**。其中，首次备案 3 位变更顺序号为 000，×为省份简称。

43. 传统中药制剂限于**取得该制剂品种备案号的医疗机构**使用，一般不得调剂使用。

历年考题

【A 型题】1. 根据《中药品种保护条例》，不可以申请中药品种保护的是（　　）

A. 天然药物提取物

B. 天然药物提取制剂

C. 中药人工制品

D. 已申请专利的中药制剂

【考点提示】D。申请专利的中药品种依照专利法的规定办理,不适用《中药品种保护条例》。

【A型题】2. 某中医药大学附属医院欲按照《太平惠民和剂局方》记载的方剂与传统工艺,配置一种专治偏头痛的中药制剂。根据《中华人民共和国中医药法》,配置该中药制剂的前提条件是(　　)

A. 只需要经过医院院务会和伦理委员会的同意
B. 应当向辖区内省级食品药品监督管理部门提出注册申请,取得制剂批准文号
C. 向所在地省级食品药品监督管理部门备案后,即可配制
D. 经国家食品药品监督管理部门许可,获得药品注册批准文号

【考点提示】C。《中华人民共和国中医药法》第三十二条规定,医疗机构配制的中药制剂品种,应当依法取得制剂批准文号。但是,仅应用传统工艺配制的中药制剂品种,向医疗机构所在地省、自治区、直辖市人民政府药品监督管理部门备案后即可配制,不需要取得制剂批准文号。

【B型题】（3~4题共用选项）

A. 从天然药物中提取的有效物质及特殊制剂
B. 医疗用毒性中药饮片
C. 相当于国家一级保护野生药材物种的人工制成品
D. 国家重点保护野生药材

3. 根据《中药品种保护条例》，可以申请中药一级保护品种的是（　　）

4. 根据《中药品种保护条例》，可以申请二级保护但不能申请一级保护的中药品种是（　　）

【考点提示】C、A。申请中药一级保护品种应具备的条件：①对特定疾病有特殊疗效的；②相当于国家一级保护野生药材物种的人工制成品；③用于预防和治疗特殊疾病的。申请中药二级保护品种应具备的条件：①符合一级保护的品种或者已经解除一级保护的品种；②对特定疾病有显著疗效的；③从天然药物中提取的有效物质及特殊制剂。

【B型题】（5~6题共用选项）

A. 30年　　　　　　　B. 7年
C. 20年　　　　　　　D. 10年

5. 中药一级保护品种的最低保护年限是（　　）

6. 中药二级保护品种的最低保护年限是（　　）

【考点提示】D、B。中药一级保护品种的保护期限分别为30年、20年、10年。中药二级保护品种的保护期限为7年。

【B型题】(7~9题共用选项)
A. 7年、7年　　　　　　B. 7年、10年
C. 10年、10年　　　　　D. 20年、30年
E. 30年、50年

7. 对特定疾病有显著疗效的中药品种，申请中药保护期和最长的延长保护期分别为(　　)

8. 对特定疾病有特殊疗效的中药品种，申请中药保护品种的保护期和最长的延长保护期分别为(　　)

9. 从天然药物中提取有效物质生产的中药品种，申请中药保护品种的保护期和最长的延长保护期分别为(　　)

【考点提示】A、C、A。

7. 对特定疾病有显著疗效的中药品种应申请中药二级保护，中药二级保护品种的保护期限为7年，在保护期满后可以延长保护期限，时间为7年。

8. 对特定疾病有特殊疗效的中药品种应申请中药一级保护，中药一级保护品种的保护期限分别为30年、20年、10年，因特殊情况需要延长保护期的，由生产

企业在该品种保护期满前6个月，依照中药品种保护的申请办理程序申报。由国家药品监督管理部门确定延长的保护期限，不得超过第一次批准的保护期限。

9. 从天然药物中提取的有效物质及特殊制剂的中药品种应申请中药二级保护，中药二级保护品种的保护期限为7年，在保护期满后可以延长保护期限，时间为7年。

【X型题】10. 根据《中药品种保护条例》，2013年有6家企业生产的"复方大青叶合剂"获批为国家中药保护品种，保护期限为7年。关于复方大青叶合剂的中药品种保护的说法，正确的有（　　）

　　A. 复方大青叶合剂为中药一级保护品种

　　B. 中药保护品种在保护期满后可以延长保护期限

　　C. 擅自仿制和生产复方大青叶合剂的，以生产假药论处

　　D. 这6家企业必须是中国境内的生产企业

【考点提示】BCD。复方大青叶合剂为中药二级保护品种。中药二级保护品种在保护期满后可以延长保护期限，时间为7年，由生产企业在该品种保护期满前6个月依据条例规定的程序申报。擅自仿制和生产中药保护品种的，由县级以上药品监督管理部门以生产假药依

法论处。《中药品种保护条例》适用于中国境内生产制造的中药品种,包括中成药、天然药物的提取物及其制剂和中药人工制品。

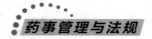

第七章 特殊管理的药品管理

第一节 麻醉药品和精神药品的管理

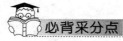

1. 《麻醉药品和精神药品管理条例》（简称《条例》）规定，国家对**麻醉药品药用原植物**及麻醉药品和精神药品实行管制。

2. 除条例另有规定的外，任何单位、个人不得进行**麻醉药品药用原植物的种植**以及麻醉药品和精神药品的实验研究、生产、经营、使用、储存、运输等活动。

3. 麻醉药品是指连续使用后易产生**生理依赖性、能成瘾癖**的药品。

4. 精神药品是指直接作用于**中枢神经系统**，使之兴奋或抑制，连续使用可产生依赖性的药品。

5. 依据精神药品使人体产生的依赖性和危害人体健康的程度，精神药品分为**第一类精神药品、第二类精神**

特殊管理的药品管理 第七章

药品。

6. 《非药用类麻醉药品和精神药品列管办法》中指出,麻醉药品和精神药品按照**药用类、非药用类**分类列管。

7. 具体管制品种目录的调整由**国务院公安部门会同国务院食品药品监督管理部门和国务院卫生计生行政部门**负责。

8. 根据《药品管理法》及相关规定,麻醉药品和精神药品的标签必须印有**国务院药品监督管理部门规定的标志**。

9. 国务院药品监督管理部门规定的麻醉药品专用标志样式颜色为**天蓝色与白色相间**,精神药品的专用标志样式颜色为**绿色与白色相间**。

10. 国务院药品监督管理部门负责全国麻醉药品和精神药品的监督管理工作,并会同**国务院农业主管部门**对麻醉药品药用原植物实施监督管理。

11. **省级药品监督管理部门**负责本行政区域内麻醉药品和精神药品的监督管理工作。

12. **国务院公安部门**负责对造成麻醉药品药用原植物、麻醉药品和精神药品流入非法渠道的行为进行查处。**县级以上地方公安机关**负责对本行政区域内造成麻醉药品和精神药品流入非法渠道的行为进行查处。

13. 麻醉药品和精神药品目录由**国务院药品监督管理部门会同国务院公安部门、国务院卫生主管部门**制定、调整并公布。

14. 《麻醉药品品种目录（2013版）》共121个品种，其中我国生产及使用的品种及包括的制剂、提取物、提取物粉共有**27个**品种。

15. 《条例》规定，麻醉药品目录中的罂粟壳只能用于**中药饮片和中成药的生产、医疗配方**使用。

16. 《精神药品品种目录（2013版）》共有149个品种，其中第一类精神药品有**68个**品种，第二类精神药品有**81个**品种。

17. 目前，《精神药品品种目录（2013版）》确定的我国生产及使用的第一类精神药品有7个品种，具体包括**哌醋甲酯、司可巴比妥、丁丙诺啡**、γ-羟丁酸、氯胺酮、马吲哚、三唑仑。

18. 目前，异戊巴比妥、格鲁米特、喷他佐辛、戊巴比妥、阿普唑仑属于《精神药品品种目录（2013版）》确定的**我国生产及使用的第二类精神药品**。

19. 丁丙诺啡透皮贴剂、佐匹克隆（包括其盐、异构体和单方制剂）是新调整进入第二类精神药品目录的品种，自2014年1月1日起，按**第二类精神药品**管理。

20. 根据《条例》的有关规定，**国家食品药品监管**

总局、公安部、国家卫生健康委员会决定将含可待因复方口服液体制剂（包括口服溶液剂、糖浆剂）列入第二类精神药品管理。

21. 国家根据**麻醉药品和精神药品的医疗、国家储备和企业生产所需原料的需要**确定需求总量，对麻醉药品药用原植物的种植、麻醉药品和精神药品的生产实行总量控制。

22. 麻醉药品和精神药品的年度生产计划，是由国务院药品监督管理部门根据麻醉药品和精神药品的**需求总量**制定。

23. 麻醉药品药用原植物年度种植计划，是由国务院药品监督管理部门和国务院农业主管部门根据**麻醉药品年度生产计划**，共同制定。

24. 麻醉药品药用原植物种植企业应当根据**年度种植计划**，种植麻醉药品药用原植物。

25. 麻醉药品药用原植物种植企业应当向**国务院药品监督管理部门、国务院农业主管部门**定期报告种植情况。

26. 麻醉药品药用原植物种植企业由**国务院药品监督管理部门和国务院农业主管部门共同**确定，其他单位和个人不得种植麻醉药品药用原植物。

27. 为严格麻醉药品和精神药品生产管理，国家对麻醉药品和精神药品实行**定点生产制度**。

28. 国务院药品监督管理部门按照**合理布局、总量控制**的原则，根据麻醉药品和精神药品的需求总量，确定麻醉药品和精神药品定点生产企业的数量和布局，并根据年度需求总量对定点生产企业的数量和布局进行调整、公布。

29. 根据2016年2月《国务院关于修改部分行政法规的决定》（国务院令第666号），麻醉药品、精神药品生产由**省级食品药品监督管理部门**审批。

30. 定点生产企业应当严格按照麻醉药品和精神药品年度生产计划安排生产，并依照规定向**所在地省级药品监督管理部门**报告生产情况。

31. 定点生产企业生产的麻醉药品和第一类精神药品原料药只能按照计划销售给**制剂生产企业和经批准购用的其他单位**，小包装原料药可以销售给**全国性批发企业、区域性批发企业**。

32. 定点生产企业只能将麻醉药品和第一类精神药品制剂销售给**全国性批发企业、区域性批发企业**以及经批准购用的其他单位。

33. 定点生产企业只能将第二类精神药品原料药销售给**全国性批发企业、区域性批发企业**、专门从事第二类精神药品批发业务的企业、第二类精神药品制剂生产企业以及经备案的其他需用第二类精神药品原料药的企业。

34. 生产企业将第二类精神药品原料药销售给制剂生产企业及经备案的其他需用第二类精神药品原料药的企业时，应当按照**备案的需用计划**销售。

35. 麻醉药品和精神药品定点生产企业销售麻醉药品和精神药品不得使用**现金交易**。

36. 国家对麻醉药品和精神药品实行**定点经营制度**，未经批准的任何单位和个人不得从事麻醉药品和精神药品经营活动。

37. 国务院药品监督管理部门应当根据**麻醉药品和第一类精神药品的需求总量**，确定麻醉药品和第一类精神药品的定点批发企业布局，并应当根据年度需求总量对布局进行调整、公布。

38. 药品经营企业不得经营**麻醉药品原料药、第一类精神药品原料药**。

39. 供医疗、科学研究、教学使用的小包装麻醉药品原料药和第一类精神药品原料药可以由**国务院药品监督管理部门规定的药品批发企业**经营。

40. 专门从事第二类精神药品批发业务的药品经营企业，应当经**所在地省级药品监督管理部门**批准，并予以公布。

41. 仅取得第二类精神药品经营资格的药品批发企业，只能从事<u>第二类精神药品批发业务</u>。

42. 从事麻醉药品和第一类精神药品批发业务的全国性批发企业、区域性批发企业，可以从事<u>第二类精神药品批发业务</u>。

43. 经所在地设区的市级药品监督管理部门批准，实行统一进货、统一配送、统一管理的药品零售连锁企业可以从事<u>第二类精神药品零售业务</u>。

44. 全国性批发企业应当从<u>定点生产企业</u>购进麻醉药品和第一类精神药品。

45. 区域性批发企业可以从<u>全国性批发企业</u>购进麻醉药品和第一类精神药品。

46. 区域性批发企业从定点生产企业购进麻醉药品和第一类精神药品制剂，须经<u>所在地省级药品监督管理部门</u>批准。

47. 从事第二类精神药品批发业务的企业，可以从<u>第二类精神药品定点生产企业、具有第二类精神药品经营资格的定点批发企业</u>购进第二类精神药品。

48. 全国性批发企业在确保<u>责任区内区域性批发企业供药</u>的基础上，可以在全国范围内向其他区域性批发企业销售麻醉药品和第一类精神药品。

49. 全国性批发企业向取得麻醉药品和第一类精神

药品使用资格的医疗机构销售麻醉药品和第一类精神药品,须经**医疗机构所在地省级药品监督管理部门**批准。

50. 区域性批发企业在确保**责任区内医疗机构供药**的基础上,可以在本省行政区域内向其他医疗机构销售麻醉药品和第一类精神药品。

51. 企业销售出库的第二类精神药品不允许购货单位自提,须由供货企业将药品送达**医疗机构库房或购买方注册的仓库地址**。

52. 药品零售连锁企业对其所属的经营第二类精神药品的门店,应当严格执行**统一进货、统一配送、统一管理**。

53. 药品零售连锁企业门店所零售的第二类精神药品,应当**由本企业直接配送,不得委托配送**。

54. 全国性批发企业、区域性批发企业在销售麻醉药品和第一类精神药品时,应当建立**购买方销售档案**。

55. 全国性批发企业、区域性批发企业向其他企业、单位销售麻醉药品和第一类精神药品时,应当核实**企业或单位资质文件、采购人员身份证明**,核实无误后方可销售。

56. **麻醉药品、第一类精神药品**不得零售。除经批准的药品零售连锁企业外,其他药品零售企业不得从事第二类精神药品零售活动。

57. 第二类精神药品零售企业应当凭**执业医师开具**

的处方，按规定剂量销售第二类精神药品，并将处方保存 2 年备查。

58. 零售第二类精神药品时，处方应经**执业药师或其他依法经过资格认定的药学技术人员**复核。

59. 全国性批发企业、区域性批发企业、专门从事第二类精神药品批发业务的企业和经批准从事第二类精神药品零售业务的零售连锁企业配备的麻醉药品、精神药品管理人员和直接业务人员，应当相对稳定，并每年接受不少于 **10 学时**的麻醉药品和精神药品管理业务培训。

60. 药品生产企业需要以麻醉药品和第一类精神药品为原料生产普通药品的，应当向所在地省级药品监督管理部门报送年度需求计划，由省级药品监督管理部门汇总报**国务院药品监督管理部门**批准后，向定点生产企业购买。

61. 药品生产企业需要以第二类精神药品为原料生产普通药品的，应当将年度需求计划报**所在地省级药品监督管理部门**，并向定点批发企业或者定点生产企业购买。

62. 医疗机构需要使用麻醉药品和第一类精神药品的，应当经所在地设区的市级卫生主管部门批准，取得**麻醉药品、第一类精神药品购用印鉴卡**。

特殊管理的药品管理 第七章

63. 设区的市级卫生主管部门发给医疗机构麻醉药品、第一类精神药品购用印鉴卡（简称印鉴卡）时，应当将取得印鉴卡的医疗机构情况抄送**所在地设区的市级药品监督管理部门**，并报省级卫生主管部门备案。

64. 医疗机构向设区的市级卫生行政部门提出办理《印鉴卡》，应当具备的条件有：①**有与使用麻醉药品和第一类精神药品相关的诊疗科目**。②具有经过麻醉药品和第一类精神药品培训的、专职从事麻醉药品和第一类精神药品管理的药学专业技术人员。③有获得麻醉药品和第一类精神药品处方资格的执业医师。④有保证麻醉药品和第一类精神药品安全储存的设施和管理制度。

65. 《印鉴卡》有效期为**3年**。

66. 《印鉴卡》有效期满前3个月，医疗机构应当向**市级卫生行政部门**重新提出申请。

67. 《印鉴卡》有效期满需换领新卡的医疗机构，还应当提交原《印鉴卡》有效期期间内**麻醉药品、第一类精神药品使用情况**。

68. 市级卫生行政部门自收到医疗机构变更申请之日起5日内完成《印鉴卡》变更手续，并将变更情况抄送**所在地同级药品监督管理部门、公安机关**，报省级卫生行政部门备案。

69. 医疗机构应当按照国务院卫生主管部门的规定，对本单位执业医师进行有关麻醉药品和精神药品使用知识的培训、考核，经考核合格的，授予**麻醉药品和第一类精神药品处方资格**。

70. 执业医师取得**麻醉药品和第一类精神药品**的处方资格后，方可在本医疗机构开具麻醉药品和第一类精神药品处方，但不得为自己开具该种处方。

71. 医疗机构应当将具有麻醉药品和第一类精神药品处方资格的执业医师名单及其变更情况，定期报送**所在地设区的市级卫生行政部门**，并抄送同级药品监督管理部门。

72. 医疗机构应当对麻醉药品和精神药品处方进行**专册登记**，加强管理。

73. 麻醉药品处方至少保存**3 年**，精神药品处方至少保存**2 年**。

74. 医疗机构抢救患者急需麻醉药品和第一类精神药品而本医疗机构无法提供时，可以从其他医疗机构或者定点批发企业紧急借用；抢救工作结束后，应当及时将借用情况报**所在地设区的市级药品监督管理部门、卫生主管部门**备案。

75. 对临床需要而市场无供应的麻醉药品和精神药品，持有医疗机构制剂许可证和印鉴卡的医疗机构需要配制制剂的，应当经**所在地省级药品监督管理部门**批准。

76. 医疗机构配制的麻醉药品和精神药品制剂**只能在本医疗机构使用，不得对外销售**。

77. 乡镇卫生院以上医疗机构应加强对购进罂粟壳的管理，严格凭**执业医师处方**调配使用。

78. 定点生产企业、全国性批发企业和区域性批发企业、麻醉药品和第一类精神药品的使用单位，应当配**备专人负责管理**工作，并建立储存麻醉药品和第一类精神药品的专用账册。

79. 麻醉药品和第一类精神药品入出库实行**双人核查**制度，药品入库须双人验收，出库须双人复核，做到账物相符。

80. 对因破损、变质、过期而不能销售的麻醉药品和精神药品品种，应清点登记造册，单独妥善保管，并及时向**所在地县级以上药品监督管理部门**申请销毁。

81. 托运或自行运输麻醉药品和第一类精神药品的单位，应当向**所在地设区的市级药品监督管理部门**申请领取《麻醉药品、第一类精神药品运输证明》（简称运输证明）

82. 货物到达后，承运单位应将运输证明副本递交收货单位。收货单位应在收到货物后**1个月内**将运输证明副本交还发货单位。

83. 铁路运输应当采用**集装箱或行李车**运输麻醉药品和第一类精神药品。

84. 道路运输麻醉药品和第一类精神药品必须采用**封闭式车辆**，有专人押运，中途不应停车过夜。

85. 邮寄麻醉药品和精神药品，寄件人应当提交**所在地设区的市级药品监督管理部门**出具的准予邮寄证明。

86. 麻醉药品和精神药品的寄件单位应事先向所在地设区的市级药品监督管理部门申请办理《麻醉药品、精神药品邮寄证明》（简称邮寄证明）邮寄证明**一证一次**有效。

87. 省级邮政主管部门指定符合安全保障条件的邮政营业机构负责收寄麻醉药品和精神药品，并将指定的邮政营业机构名单报**所在地省级药品监督管理部门、国家邮政局**备案。

88. 邮政营业机构收寄麻醉药品和精神药品时，应当查验、收存邮寄证明并与详情单相关联一并存档，依据**邮寄证明**办理收寄手续。

89. 邮寄证明保存**1年**备查。

90. 定点生产企业、全国性批发企业和区域性批发企业之间运输麻醉药品、第一类精神药品时，发货单位在发货前应当向**所在地省级药品监督管理部门**报送本次运输货物的相关信息。

历年考题

【A型题】1. 区域性批发企业需要就近向相邻的其他省内取得麻醉药品使用资格的医疗机构销售麻醉药品,应当经(　　)

　　A. 国家药品监督管理部门批准
　　B. 批发企业所在地省级药品监督管理部门批准
　　C. 医疗机构所在地省级药品监督管理部门批准
　　D. 批发企业所在地设区的市级药品监督管理部门批准

【考点提示】B。由于特殊地理位置的原因,区域性批发企业需要就近向其他省、自治区、直辖市行政区域内取得麻醉药品和第一类精神药品使用资格的医疗机构销售麻醉药品和第一类精神药品的,应当经企业所在地省级药品监督管理部门批准。

【A型题】2. 药品零售连锁企业经批准可以销售(　　)

　　A. 麻醉药品　　　　　B. 第一类精神药品
　　C. 疫苗　　　　　　　D. 第二类精神药品

药事管理与法规

【考点提示】D。经所在地设区的市级药品监督管理部门批准,实行统一进货、统一配送、统一管理的药品零售连锁企业可以从事第二类精神药品零售业务。

【A型题】3. 根据《麻醉药品和精神药品管理条例》,医院从药品批发企业购进第一类精神药品时,应(　　)

A. 由医院自行到药品批发企业提货
B. 由药品批发企业将药品送至医院
C. 由公安部门协助药品批发企业将药品送至医院
D. 由公安部门协助医院到药品批发企业提货
E. 由公安部门监督药品批发企业将药品送至医院

【考点提示】B。全国性批发企业和区域性批发企业向医疗机构销售麻醉药品和第一类精神药品,应当将药品送至医疗机构。医疗机构不得自行提货。

【A型题】4. 根据《麻醉药品、第一类精神药品购用印鉴卡管理规定》,下列项目变更时不必办理《印鉴卡》变更手续的是(　　)

A. 医疗机构负责人
B. 医疗管理部门负责人

C. 药学部门负责人

D. 具有麻醉药品处方审核资格的药师

E. 麻醉药品采购人员

【考点提示】D。当《印鉴卡》中医疗机构名称、地址、医疗机构法人代表(负责人)、医疗管理部门负责人、药学部门负责人、采购人员等项目发生变更时,医疗机构应当在变更发生之日起3日内到市级卫生行政部门办理变更手续。

【B型题】(5~7题共用选项)

A. 从事麻醉药品和第一类精神药品批发业务的全国性批发企业

B. 医疗机构需要取得麻醉药品和第一类精神药品购用印鉴卡

C. 从事麻醉药品和第一类精神药品批发业务的区域性批发企业

D. 药品零售连锁企业从事第二类精神药品零售业务

5. 由国家药品监督管理部门审批的是( )

6. 由省级药品监督管理部门审批的是( )

7. 由所在地设区的市级卫生主管部门批准的是( )

【考点提示】A、C、B。从事麻醉药品和第一类精神药品批发业务的全国性批发企业需要由国家药品监督管理部门审批。从事麻醉药品和第一类精神药品批发业务的区域性批发企业需要由省级药品监督管理部门审批。医疗机构取得麻醉药品和第一类精神药品购用印鉴卡需要由所在地设区的市级卫生主管部门批准。

【B型题】(8~9题共用选项)
  A. 3年
  B. 1年
  C. 不少于5年
  D. 药品有效期满之日起不少于5年
根据《麻醉药品和精神药品管理条例》

8. 药品经营企业对第二类精神药品专用账册的保存期限为(　　)

9. 运输麻醉药品和第一类精神药品运输证明的有效期为(　　)

【考点提示】D、B。麻醉药品和第一类精神药品、第二类精神药品专用账册的保存期限应当自药品有效期满之日起不少于5年。运输麻醉药品和第一类精神药品的运输证明有效期1年。

【B 型题】（10~11 题共用选项）

　　A. 三唑仑片　　　　　B. 酒石酸麦角胺片
　　C. 氯硝西泮片　　　　D. 盐酸布桂嗪注射液

10. 根据《麻醉药品品种目录（2013 年版）》，属于麻醉药品的是(　　)

11. 根据《麻醉药品品种目录（2013 年版）》，属于第一类精神药品的是(　　)

【考点提示】 D、A。根据《麻醉药品品种目录（2013 年版）》，盐酸布桂嗪注射液属于麻醉药品。根据《麻醉药品品种目录（2013 年版）》，三唑仑片属于第一类精神药品。

【B 型题】（12~14 题共用选项）

　　A. 复方枇杷喷托维林颗粒　B. 氯胺酮注射液
　　C. 复方樟脑酊　　　　　　D. 氨酚氢可酮片

12. 属于第一类精神药品的是(　　)

13. 属于含特殊药品复方制剂的是(　　)

14. 属于第二类精神药品的是(　　)

【考点提示】 B、A、D。氯胺酮注射液属于第一类精神药品。目前，《精神药品品种目录（2013 版）》确定的我国生产及使用的第一类精神药品有 7 个品种，具体包括哌醋甲酯、司可巴比妥、丁丙诺啡、γ-羟丁酸、氯胺

药事管理与法规

酮、马吲哚、三唑仑。复方枇杷喷托维林颗粒属于含特殊药品复方制剂。含麻醉药品口服复方制剂有复方福尔可定口服溶液、复方福尔可定糖浆、复方枇杷喷托维林颗粒、尿通卡克乃其片。氨酚氢可酮片属于第二类精神药品。目前,目录确定的我国生产及使用的第二类精神药品有29个品种,具体包括异戊巴比妥、格鲁米特、喷他佐辛、戊巴比妥、阿普唑仑、巴比妥、氯氮䓬、氯硝西泮、地西泮、艾司唑仑、氟西泮、劳拉西泮、甲丙氨酯、咪达唑仑、硝西泮、奥沙西泮、匹莫林、苯巴比妥、唑吡坦、丁丙诺啡透皮贴剂、布托啡诺及其注射剂、咖啡因、安钠咖、地佐辛及其注射剂、麦角胺咖啡因片、氨酚氢可酮片、曲马多、扎来普隆、佐匹克隆。

【B型题】(15~17题共用选项)
  A. 曲马多   B. 氯胺酮
  C. 麦角胺   D. 罂粟壳
  D. 士的宁

15. 按麻醉药品管理的是( )
16. 按第一类精神药品管理的是( )
17. 按第二类精神药品管理的是( )

【考点提示】D、B、A。曲马多按第二类精神药品管理,氯胺酮按第一类精神药品管理,麦角胺按易制毒化学品管理，罂粟壳按麻醉药品管理，士的宁按医疗用毒性药品管理。

第二节 医疗用毒性药品的管理

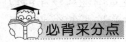

1. 医疗用毒性药品（简称毒性药品），是指毒性剧烈，**治疗剂量与中毒剂量相近**，使用不当会致人中毒或死亡的药品。

2. 毒性药品的管理品种，由**国务院卫生主管部门会同国务院药品监督管理部门**规定。

3. 现已公布的毒性药品的管理品种分为**中药品种、西药品种**两大类。

4. 毒性药品中药品种共 27 种，分别为砒石（红砒、白砒）、**砒霜、水银、生马钱子**、生川乌、生草乌、生白附子、生附子、生半夏、生天南星、生巴豆、斑蝥、青娘虫、红娘子、生甘遂、生狼毒、生藤黄、生千金子、生天仙子、闹羊花、雪上一枝蒿、白降丹、蟾酥、洋金花、红粉、轻粉、雄黄。

5. 毒性药品西药品种共 13 种，分别为**去乙酰毛花苷丙、阿托品、洋地黄毒苷**、氢溴酸后马托品、三氧化二砷、毛果芸香碱、升汞、水杨酸毒扁豆碱、氢溴酸东莨菪碱、亚砷酸钾、士的宁、亚砷酸注射液、A型肉毒毒素及其制剂。

6. 国务院药品监督管理部门规定的医疗用毒性药品的标志样式的颜色为**黑白相间，黑底白字**。

7. 毒性药品的生产是由**药品监督管理部门指定的药品生产企业**承担，未取得毒性药品生产许可的企业，不得生产毒性药品。

8. 毒性药品的收购和经营，由**药品监督管理部门指定的药品经营企业**承担，其他任何单位或者个人均不得从事毒性药品的收购、经营业务。

9. 毒性药品年度生产、收购、供应和配制计划，由**省级药品监督管理部门**根据医疗需要制定并下达。

10. 生产毒性药品及其制剂，必须严格执行生产工艺操作规程，投料应在**本企业药品检验人员的监督**下准确投料，并建立完整的生产记录，保存五年备查。

11. 收购、经营、加工、使用毒性药品的单位必须建立健全**保管、验收、领发、核对**等制度，严防收假、发错，严禁与其他药品混杂。

12. 具有毒性药品经营资质并具有**生物制品经营资质**的药品批发企业方可作为A型肉毒毒素制剂的经销商。

13. 具有相应经营资质的药品批发企业，只能将A型肉毒毒素制剂销售给**医疗机构**，未经指定的药品经营企业不得购销A型肉毒毒素制剂。

14. 医疗机构供应和调配毒性药品,须凭**执业医师签名的正式处方**。

15. 具有毒性药品经营资格的零售药店供应和调配毒性药品时,须凭**盖有执业医师所在的医疗机构公章的正式处方**。

16. 调配处方时,必须认真负责,计量准确,按医嘱注明要求,并由**配方人员及具有药师以上技术职称的复核人员**签名盖章后方可发出。

17. 医疗用毒性药品的调配处方一次有效,取药后处方保存**两年**备查。

18. 科研和教学单位所需的毒性药品,必须持本单位的证明信,经**单位所在地县级以上药品监督管理部门**批准后,供应单位方能发售。

19. 医疗机构应当向**经药品生产企业指定的A型肉毒毒素经销商**采购A型肉毒毒素制剂。

历年考题

【A型题】1. 下列品种不属于医疗用毒性药品的是(　　)

　　A. 美沙酮　　　　　B. 阿托品
　　C. 生甘遂　　　　　D. A型肉毒霉素

【考点提示】 A。美沙酮属于麻醉药品,不属于医疗用毒性药品。

【A型题】 2. 根据《医疗用毒性药品管理办法》及相关规定,关于医疗用毒性药品生产、经营管理的说法,正确的是( )

A. 医疗机构供应和调配毒性药品,必须凭相关医师签名的正式处方,且每次处方剂量不得超过三日极量
B. 药师调配处方时,对处方未注明"生用"的毒性中药,可以付炮制品或生药材
C. 医疗用毒性药品专有标志的样式是黑白相间,白底黑字
D. 生产企业生产毒性药品,每次配料必须经二人以上复核无误,并详细记录每次生产所用原料和成品数

【考点提示】 D。医疗机构供应和调配毒性药品,须凭执业医师签名的正式处方。具有毒性药品经营资格的零售药店,供应和调配毒性药品时,须凭盖有执业医师所在的医疗机构公章的正式处方。每次处方剂量不得超过二日极量。调配处方时,必须认真负责,计量准确,按医嘱注明要求,并由配方人员及具有药师以上技术职称的复核人员签名盖章后方可发出。对处方未注明

"生用"的毒性中药，应当付炮制品。医疗用毒性药品专有标志的样式是黑白相间，黑底白字。毒性药品的生产企业生产毒性药品，每次配料，必须经二人以上复核无误，并详细记录每次生产所用原料和成品数，经手人要签字备查。

第三节　药品类易制毒化学品的管理

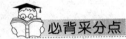

1. 为加强药品类易制毒化学品的管理，防止其流入非法渠道，根据<u>《易制毒化学品管理条例》</u>，原卫生部制定了《药品类易制毒化学品管理办法》（卫生部令第72号），并于2010年3月18日发布，自2010年5月1日起施行。

2. 易制毒化学品，是指国家规定管制的可用于制造麻醉药品和精神药品的<u>前体、原料、化学配剂</u>等物质，流入非法渠道又可用于制造毒品。

3. 小包装麻黄素，是指国家食品药品监督管理总局指定生产的供<u>教学、科研、医疗机构配制制剂</u>使用的特定包装的麻黄素原料药。

4. 易制毒化学品分为三类。第一类是可以用于制毒的主要原料，第二类、第三类是可以用于制毒的化学配剂。药品类易制毒化学品属于**第一类易制毒化学品**。

5. 易制毒化学品分类和品种是由**国务院**批准调整，涉及药品类易制毒化学品的，是由**国家食品药品监督管理部门**负责及时调整并予公布。

6. **国家食品药品监督管理部门**主管全国药品类易制毒化学品生产、经营、购买等方面的监督管理工作。**县级以上地方食品药品监督管理部门**负责本行政区域内的药品类易制毒化学品生产、经营、购买等方面的监督管理工作。

7. 国家对药品类易制毒化学品实行**定点生产、定点经营、购买许可制度**。

8. 药品类易制毒化学品的生产许可，由**企业所在地省级食品药品监督管理部门**审批。

9. 药品类易制毒化学品及含有药品类易制毒化学品的制剂**不得委托生产**。

10. 药品类易制毒化学品单方制剂和小包装麻黄素，纳入麻醉药品销售渠道经营，仅能由**麻醉药品全国性批发企业和区域性批发企业**经销，不得零售。

11. 未实行药品批准文号管理的品种，纳入**药品类易制毒化学品原料药**渠道经营。

12. 申请经营药品类易制毒化学品原料药的药品经营企业，应具有**麻醉药品和第一类精神药品定点经营资格或者第二类精神药品定点经营资格**，否则，食品药品监督管理部门将不予受理。

13. 国家对药品类易制毒化学品实行**购买许可制度**。购买药品类易制毒化学品的，应当办理《药品类易制毒化学品购用证明》（以下简称《购用证明》）。

14. 《购用证明》由国家食品药品监督管理部门统一印制，有效期为**3个月**。

15. 具有**药品类易制毒化学品的生产、经营、使用**相应资质的单位，方有申请《购用证明》的资格。

16. 申请《购用证明》的单位，向所在地省级食品药品监督管理部门或者省、自治区食品药品监督管理部门确定并公布的设区的市级食品药品监督管理部门提出申请，经审查符合规定的，由**省级食品药品监督管理部门**发给《购用证明》。

17. 购买药品类易制毒化学品时必须使用《购用证明》**原件**，不得使用复印件、传真件。

18. 《购用证明》只能**在有效期内一次使用**。

19. 购买药品类易制毒化学品原料药的，必须取得**《购用证明》**。

20. **药品类易制毒化学品经营企业之间**不得购销药品类易制毒化学品原料药。

21. 教学科研单位只能凭《购用证明》从**麻醉药品全国性批发企业、区域性批发企业和药品类易制毒化学品经营企业**购买药品类易制毒化学品。

22. 药品类易制毒化学品生产企业应当将药品类易

制毒化学品单方制剂（如盐酸麻黄碱片、盐酸麻黄碱注射液、盐酸麻黄碱滴鼻液等）和小包装麻黄素销售给<u>**麻醉药品全国性批发企业**</u>。

23. 麻醉药品区域性批发企业之间因医疗急需等特殊情况需要调剂药品类易制毒化学品单方制剂的，应当在调剂后 2 日内将调剂情况分别报<u>**所在地省级食品药品监督管理部门**</u>备案。

24. 药品类易制毒化学品生产企业、经营企业销售药品类易制毒化学品，应当逐一建立购买方档案。购买方为医疗机构的，档案应当包括<u>**医疗机构麻醉药品、第一类精神药品购用印鉴卡复印件和销售记录**</u>。

25. 药品类易制毒化学品生产企业、经营企业销售药品类易制毒化学品时，应当核查采购人员<u>**身份证明、相关购买许可证明**</u>，经核查无误后方可销售，并保存核查记录。

26. 发货应当严格执行出库复核制度，认真核对实物与药品销售出库单是否相符，并确保将药品类易制毒化学品送达<u>**购买方"药品生产许可证"或者"药品经营许可证"所载明的地址**</u>，或者医疗机构的药库。

27. 药品类易制毒化学品在核查、发货、送货过程中发现可疑情况的，应当立即停止销售，并向<u>**所在地食品药品监督管理部门、公安机关**</u>报告。

28. 药品类易制毒化学品生产企业、经营企业和使用药品类易制毒化学品的药品生产企业,应建立药品类易制毒化学品专用账册。专用账册保存期限应当自药品类易制毒化学品有效期期满之日起不少于**2年**。

历年考题

【A型题】1. 下列关于药品类易制毒化学品购销行为的说法,错误的是(　　)

A. 购买药品类易制毒化学品原料药必须取得《购用证明》

B. 麻醉药品区域性批发企业之间不得购销小包装麻黄素

C. 药品类易制毒化学品只能使用现金或实物进行交易

D. 销售药品类易制毒化学品应当逐一建立购买方档案

【考点提示】C。购买药品类易制毒化学品原料药的,必须取得《购用证明》。麻醉药品区域性批发企业之间不得购销药品类易制毒化学品单方制剂和小包装麻黄素。药品类易制毒化学品禁止使用现金或者实物进行交易。药品类易制毒化学品生产企业、经营企业销售药品类易制毒化学品,应当逐一建立购买方档案。

【B 型题】（2～3 题共用选项）

　　A. 麻醉药品　　　　　　B. 医疗用毒性药品
　　C. 精神药品　　　　　　D. 药品类易制毒化学品

2. 伪麻黄素属于（　　）

3. A 型肉毒毒素及其制剂属于（　　）

【考点提示】 D、B。伪麻黄素属于药品类易制毒化学品。药品类易制毒化学品品种目录（2010 版）所列物质有麦角酸、麦角胺、麦角新碱及麻黄素、伪麻黄素、消旋麻黄素、去甲麻黄素、甲基麻黄素、麻黄浸膏、麻黄浸膏粉等麻黄素类物质。A 型肉毒毒素及其制剂属于医疗用毒性药品西药品种。毒性药品西药品种共 13 种，分别为去乙酰毛花苷丙、阿托品、洋地黄毒苷、氢溴酸后马托品、三氧化二砷、毛果芸香碱、升汞、水杨酸毒扁豆碱、氢溴酸东莨菪碱、亚砷酸钾、士的宁、亚砷酸注射液、A 型肉毒毒素及其制剂。

【X 型题】 4. 下列药品属于药品类易制毒化学品的有（　　）

　　A. 麦角新碱　　　　　　B. 盈利浓缩物
　　C. 麻黄浸膏　　　　　　D. 麦角酸

【考点提示】 ACD。药品类易制毒化学品，是指《易制毒化学品管理条例》中所确定的麦角酸、麻黄素等物质。药品类易制毒化学品品种目录（2010 版）所列物质有麦角酸、麦角胺、麦角新碱及麻黄素、伪麻黄素、消旋麻黄素、去甲麻黄素、甲基麻黄素、麻黄浸膏、麻黄浸膏粉等麻黄素类物质。

第四节　含特殊药品复方制剂的管理

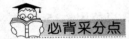 **必背采分点**

1. 《关于进一步加强含麻黄碱类复方制剂管理的通知》提出了五项管理要求，包括：**规范含麻黄碱类复方制剂的经营行为**；严格审核含麻黄碱类复方制剂购买方资质；严把含麻黄碱类复方制剂准入关；继续严控生产含麻黄碱类复方制剂所需原料药审批量；完善信息报送，加强监督检查等内容。

2. 原国家食品药品监督管理局于 2009 年 8 月 18 日发布了《关于切实加强部分含特殊药品复方制剂销售管理的通知》（国食药监安〔2009〕503 号），其目的是要**进一步加强对含特殊药品复方制剂的监管，有效遏制此类药品从药用渠道流失、滥用而危害公众健康安全**。

3. 原国家食品药品监督管理局于 2010 年 12 月 22 日发布了《关于对部分含特殊药品复方制剂实施电子监管工作的通知》（国食药监办〔2010〕484 号），并决定自

2012年1月1日起,对**含麻黄碱类复方制剂、含可待因复方口服溶液、含地芬诺酯复方制剂**实施电子监管,未入网及未使用药品电子监管码统一标识的,一律不得销售。

4.《关于进一步加强含麻醉药品和曲马多口服复方制剂购销管理的通知》附件所列含麻醉药品和曲马多口服复方制剂一律列入**必须凭处方销售的药品**范围,无医师处方严禁销售。

5. 口服固体制剂每剂量单位:含可待因$\leq$**15mg** 的复方制剂;含双氢可待因$\leq$**10mg** 的复方制剂;含羟考酮$\leq$**5mg** 的复方制剂。

6. 口服固体制剂的具体品种有**阿司待因片、阿司可咖胶囊、阿司匹林可待因片**、氨酚待因片、氨酚待因片(Ⅱ)、氨酚双氢可待因片、复方磷酸可待因片、可待因桔梗片、氯酚待因片、洛芬待因缓释片、洛芬待因片、萘普待因片、愈创罂粟待因片。

7. 含可待因复方口服液体制剂的具体品种有**复方磷酸可待因溶液、复方磷酸可待因溶液(Ⅱ)、复方磷酸可待因口服溶液**、复方磷酸可待因口服溶液(Ⅲ)、复方磷酸可待因糖浆、可愈糖浆、愈酚待因口服溶液、愈酚伪麻待因口服溶液。

8. 含麻醉药品口服复方制剂有**复方福尔可定口服溶液、复方福尔可定糖浆**、复方枇杷喷托维林颗粒、尿通卡克乃其片。

9. 含曲马多口服复方制剂有**复方曲马多片、氨酚曲马多片、氨酚曲马多胶囊**。

10. **具有"药品经营许可证"的企业**均可经营含特殊药品复方制剂。

11. 药品批发企业购销含特殊药品复方制剂时，应留存购销方**合法资质证明复印件、采购人员（销售人员）法人委托书和身份证明复印件、核实记录**等，并按GSP的要求建立客户档案。

12. 根据《关于加强含可待因复方口服液体制剂管理的通知》，自2015年5月1日起，不具备第二类精神药品经营资质的企业不得再购进含可待因复方口服液体制剂，原有库存产品登记造册报**所在地设区的市级食品药品监管部门**备案后，按规定售完为止。

13. 药品批发企业销售含特殊药品复方制剂时，应当严格执行出库复核制度，认真核对实物与销售出库单是否相符，并确保将药品送达**购买方"药品经营许可证"所载明的仓库地址、药品零售企业注册地址，或者医疗机构的药库**。

14. 药品批发企业销售出库的含特殊药品复方制剂送达购买方后，购买方应查验货物，查验无误后收货人员应在**销售方随货同行单的回执联**上签字。

15. 药品零售企业销售含特殊药品复方制剂时，处方药应当严格执行处方药与非处方药分类管理有关规定，**复方甘草片、复方地芬诺酯片**列入必须凭处方销售的处方药管理，严格凭医师开具的处方销售。

16. 药品零售企业销售含特殊药品复方制剂时，除处方药外，非处方药一次销售不得超过**5个最小包装**（含麻黄碱复方制剂另有规定除外）

17. 自2015年5月1日起，含可待因复方口服液体制剂（包括口服溶液剂和糖浆剂）列入**第二类精神药品管理。**

18. 具有经营资质的药品零售企业，销售含可待因复方口服液体制剂时，必须凭**医疗机构使用精神药品专用处方开具的处方**销售，单方处方量不得超过7日常用量。

19. 复方甘草片、复方地芬诺酯片应同含麻黄碱类复方制剂一并设置专柜由专人管理、专册登记，上述药品登记内容包括：**药品名称、规格、销售数量、生产企业、生产批号**。

20. 药品零售企业销售含特殊药品复方制剂时，如发现超过正常医疗需求，大量、多次购买上述药品的，应当立即向**当地食品药品监督管理部门**报告。

21. 境内企业不得接受**境外厂商委托**生产含麻黄碱类复方制剂。

22. 为进一步加强药品管理，保证医疗需求，防止从药用渠道流失和滥用，原国家食品药品监督管理局决定对**含麻黄碱类复方制剂（不包括含麻黄的中成药）、含可待因复方口服溶液、含地芬诺酯复方制剂**实施电子监管。

23. 自 2012 年 1 月 1 日起,对含麻黄碱类复方制剂、含可待因复方口服溶液、含地芬诺酯复方制剂,<u>未入网及未使用药品电子监管码统一标识的</u>一律不得销售。

24. 具有<u>蛋白同化制剂、肽类激素定点批发资质</u>的药品经营企业,方可从事含麻黄碱类复方制剂的批发业务。

25. 药品批发企业销售含麻黄碱类复方制剂时,应当核实购买方资质证明材料、采购人员身份证明等情况,核实无误后方可销售,并跟踪核实药品到货情况,核实记录保存至<u>药品有效期后一年</u>备查。

26.《关于加强含麻黄碱类复方制剂管理有关事宜的通知》将单位剂量麻黄碱类药物含量大于 30mg(不含 30mg)的含麻黄碱类复方制剂,列入<u>必须凭处方销售的处方药</u>管理。

27. 含麻黄碱类复方制剂每个最小包装规格麻黄碱类药物含量口服固体制剂不得超过**720mg**,口服液体制剂不得超过**800mg**。

28. 药品零售企业销售含麻黄碱类复方制剂,除处方药按处方剂量销售外,一次销售不得超过<u>**2 个最小包装**</u>。

29. 药品零售企业不得<u>开架销售</u>含麻黄碱类复方制剂,应当设置专柜由专人管理、专册登记。

30. 药品零售企业发现超过正常医疗需求，大量、多次购买含麻黄碱类复方制剂的，应当立即向**当地食品药品监管部门、公安机关**报告。

31. 对按处方药管理的含麻黄碱类复方制剂，其广告只能在**医学、药学专业刊物**上发布；不得在大众传播媒介发布广告或者以其他方式进行以公众为对象的广告宣传。

历年考题

【A型题】1. 关于地芬诺酯单方剂和含地芬诺酯复方制剂经营管理的说法，正确的是（　　）

A. 地芬诺酯单方剂和含地芬诺酯复方制剂都按麻醉药品管理

B. 地芬诺酯单方剂和含地芬诺酯复方制剂都不属于麻醉药品

C. 地芬诺酯单方剂和含地芬诺酯复方制剂都可以在药品零售企业销售

D. 含地芬诺酯复方剂不能在药品零售企业销售，含地芬诺酯复方剂在药品零售企业应严格凭医师开具的处方销售

【考点提示】D。药品零售企业销售含特殊药品复方制剂时，处方药应当严格执行处方药与非处方药分类

管理有关规定,复方甘草片、复方地芬诺酯片列入必须凭处方销售的处方药管理,严格凭医师开具的处方销售。

【B型题】(2~4题共用选项)
　　A. 复方甘草片
　　B. 含可待因复方口服液体制剂
　　C. 含麻黄碱复方制剂
　　D. 药品类易制毒化学品单方制剂
　2. 列入第二类精神药品管理的是（　　）
　3. 零售药店销售时,应当查验、登记购买人身份证明,一次销售不得超过两个最小包装的是（　　）
　4. 纳入麻醉药品销售渠道经营,零食药店不得销售的是（　　）

【考点提示】B、C、D。含可待因复方口服液体制剂（包括口服溶液剂、糖浆剂）列入第二类精神药品管理。药品零售企业销售含麻黄碱复方制剂时,应当查验、登记购买人身份证明,一次销售不得超过两个最小包装。药品类易制毒化学品单方制剂和小包装麻黄素,纳入麻醉药品销售渠道经营,仅能由麻醉药品全国性批发企业和区域性批发企业经销,不得零售。

药事管理与法规

【X型题】5. 关于麻黄碱复方制剂管理的说法，正确的是(　　)

 A. 药品零售企业销售含麻黄碱复方制剂，除处方药按处方制剂销售外，一次销售不得超过5个最小包装

 B. 药品零售企业不得开架销售含麻黄碱复方制剂，应设专柜由专人管理

 C. 从事含麻黄碱复方制剂批发业务的药品经营企业，应具有蛋白同化制剂、肽类激素的经营资质

 D. 药品零售企业销售含麻黄碱复方制剂，应查验购买者的身份证件并进行登记

【考点提示】BCD。药品零售企业销售含麻黄碱类复方制剂，应当查验购买者的身份证，并对其姓名和身份证号码予以登记。除处方药按处方剂量销售外，一次销售不得超过2个最小包装。药品零售企业不得开架销售含麻黄碱类复方制剂，应当设置专柜由专人管理、专册登记，登记内容包括药品名称、规格、销售数量、生产企业、生产批号、购买人姓名、身份证号码。具有蛋白同化制剂、肽类激素定点批发资质的药品经营企业，方可从事含麻黄碱类复方制剂的批发业务。

第五节 兴奋剂的管理

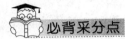

1. 对于普通患者，只要按药品说明书和医嘱服用含兴奋剂药品是安全无危害的。之所以要加强含兴奋剂药品的管理，主要是针对**运动员的职业特点及滥用兴奋剂对人体健康造成的危害**。

2. 《反兴奋剂条例》所称兴奋剂，是指**兴奋剂目录所列的禁用物质**等。

3. 兴奋剂目录由**国务院体育主管部门**会同国务院食品药品监督管理部门、国务院卫生主管部门、国务院商务主管部门和海关总署制定，每年调整并公布。

4. 现行兴奋剂目录是**《2018年兴奋剂目录》**。

5. 我国公布的《2018年兴奋剂目录》，将兴奋剂品种分为七大类，共计323个品种。品种类别分布为：①蛋白同化制剂品种**84个**。②肽类激素品种**62个**。③麻醉药品品种14个。④刺激剂（含精神药品）品种72个。⑤药品类易制毒化学品品种3个。⑥医疗用毒性药品品种1个。⑦其他品种（β受体阻滞剂、利尿剂等）87个。

6. 兴奋剂目录所列品种从药物作用方面来讲，主要涉及**心血管**、**呼吸**、**神经**、**内分泌**、**泌尿**等系统用药；从药品管理方面来讲，主要是**麻醉药品**、**精神药品**、**医疗用毒性药品**等特殊管理药品和易制毒药品、激素等处方药药品。

7. 咖啡团类刺激剂因带有**黄嘌呤基团**，又称为黄嘌呤类刺激剂。

8. **刺激剂**是最早使用，最早禁用的一批兴奋剂，也是最原始意义上的兴奋剂。因为只有这一类兴奋剂对神经肌肉的药理作用才是真正的"兴奋作用"。

9. 刺激剂按**药理学特点、化学结构**可分为精神刺激药、拟交感神经胺类药物、咖啡因类、杂类中枢神经刺激物质。

10. 苯丙胺和它的相关衍生物及其盐类属于**精神刺激药**。

11. 拟交感神经胺类药物是一类仿内源性儿茶酚胺的肾上腺素和去甲肾上腺素作用的物质，以**麻黄碱和它们的衍生物及其盐类**为代表。

12. 尼可刹米、胺苯唑和士的宁等属于**杂类中枢神经刺激物质**。

13. 麻醉止痛剂按药理学特点和化学结构可分为**哌替啶类、阿片生物碱类**两大类。

14. 哌替啶类麻醉止痛剂包括杜冷丁、二苯哌己酮和美沙酮，以及它们的盐类和衍生物，其主要功能性化学基团是**哌替啶**。

15. 阿片生物碱类麻醉止痛剂包括吗啡、可待因、乙基吗啡（狄奥宁）、海洛因、喷他佐辛（镇痛新），以及它们的盐类和衍生物，化学核心基团是**从阿片中提取出来的吗啡生物碱**。

16. 蛋白同化制剂又称同化激素，俗称合成类固醇，是合成代谢类药物，具有**促进蛋白质合成、减少氨基酸分解**的特征，可促进肌肉增生，提高动作力度和增强男性的性特征。

17. 作为兴奋剂使用的蛋白同化制剂（合成类固醇），其衍生物和商品剂型品种特别繁多，多数为**雄性激素**的衍生物。

18. **蛋白同化制剂**是目前使用范围最广，使用频度最高的一类兴奋剂，也是药检中的重要对象。

19. 肽类激素大多以**激素**的形式存在于人体。

20. 肽类激素的作用是通过**刺激肾上腺皮质生长、红细胞生成**等实现促进人体的生长、发育，大量摄入会降低自身内分泌水平，损害身体健康，还可能引起心血管疾病、糖尿病等。

21. 肽类激素包括人生长激素（HGH）及其类似物，红细胞生成素（EPO）及其类似物，胰岛素、胰岛素样生长因子及其类似物，**促性腺激素，促皮质素类**。

22. 利尿剂的临床效应是通过影响**肾脏的尿液生成**

过程，来增加尿量排出，从而缓解或消除水肿等症状。

23. 滥用利尿剂的目的有：①**通过快速排除体内水分，减轻体重**。②增加尿量以尽快减少体液和排泄物中其他兴奋剂代谢产物，以此来造成药检的假阴性结果。③加速其他兴奋剂及其他代谢产物的排泄过程，从而缓解某些副作用。

24. β受体阻滞剂以抑制性为主，在体育运动中运用比较少，是临床常用的治疗**高血压与心律失常**的药物。

25. β受体阻滞剂可**降低心律、使肌肉放松**，减轻比赛前的紧张和焦虑，有时还用于帮助休息和睡眠。

26. 依照《反兴奋剂条例》的规定，我国对含兴奋剂药品的管理可体现为**实施特殊管理、实施严格管理、实施处方药管理**三个层次。

27. 兴奋剂目录所列禁用物质属于麻醉药品、精神药品、医疗用毒性药品和药品类易制毒化学品的，其生产、销售、进口、运输和使用，依照药品管理法和有关行政法规的规定实施**特殊管理**。

28. 除实施特殊管理和严格管理的品种外，兴奋剂目录所列的其他禁用物质，实施**处方药管理**。

29. 《反兴奋剂条例》第17条规定，药品中含有兴奋剂目录所列禁用物质的，生产企业应当在包装标识或者产品说明书上注明**"运动员慎用"**字样。

30. 根据《国家食品药品监督管理总局关于兴奋剂目录调整后有关药品管理的通告》（2015年第54号）的要求，兴奋剂目录发布执行后的**第9个月首日起**，药品生产企业所生产的含兴奋剂目录新列入物质的药品，必须在包装标识或产品说明书上标注"运动员慎用"字样。

31. 依法取得"药品经营许可证"的药品批发企业，具备一定条件并经**所在地省级药品监督管理部门**批准后，方可经营蛋白同化制剂、肽类激素。

32. 对进口的蛋白同化制剂、肽类激素品种的审核，除查验"进口药品注册证"（或者"医药产品注册证"）复印件外，还应当查验**药品"进口准许证"复印件、《进口药品检验报告书》复印件**。

33. 蛋白同化制剂、肽类激素的验收、检查、保管、销售和出入库登记记录应当保存至**超过蛋白同化制剂、肽类激素有效期2年**。

34. 蛋白同化制剂、肽类激素的生产企业只能向**医疗机构，具有同类资质的生产企业，具有蛋白同化制剂、肽类激素经营资质的药品批发企业**销售蛋白同化制剂、肽类激素。

35. 国家对蛋白同化制剂、肽类激素实行**进出口准许证管理**。

36. 进口蛋白同化制剂、肽类激素，进口单位应当向**所在地省、自治区、直辖市食品药品监督管理部门**提出申请。

37. 进口单位持**省级药品监督管理部门**核发的药品"**进口准许证**"向海关办理报关手续。

38. 药品"进口准许证"有效期**1年**。药品"出口准许证"有效期**不超过3个月（有效期时限不跨年度）**。

39. 医疗机构只能凭依法享有处方权的执业医师开具的处方向患者提供蛋白同化制剂、肽类激素。处方应当保存**2年**。

历年考题

【A型题】1. 根据《2016年兴奋剂目录》，具有促进蛋白质合成和减少氨基酸分解特征的合成类固醇属于（　　）

　　A. 蛋白同化制剂　　B. 刺激剂
　　C. 血液兴奋剂　　　D. 肽类激素

【考点提示】A。蛋白同化制剂又称同化激素，俗称合成类固醇，是合成代谢类药物，具有促进蛋白质合成、减少氨基酸分解的特征，可促进肌肉增生，提高动作力度和增强男性的性特征。

【A型题】2. 属于兴奋剂目录所列的品种，并且药品零售企业可以经营的是（　　）

A. 阿片生物碱类止痛剂
B. 利尿剂
C. 抗肿瘤药物
D. 蛋白同化制剂

【考点提示】B。利尿剂的临床效应是通过影响肾脏的尿液生成过程，来增加尿量排出，从而缓解或消除水肿等症状。利尿剂属于兴奋剂目录所列的品种，并且药品零售企业可以经营。

【X型题】3. 关于蛋白同化制剂、肽类激素的销售与使用的说法，正确的有（　　）

A. 医疗机构蛋白同化制剂、肽类激素处方应当保存两年备查
B. 蛋白同化制剂应储存在专库或专柜中，应有专人负责管理
C. 经营蛋白同化制剂、肽类激素时，应严格审核供货单位和购货单位的合法资质证明材料，建立客户档案
D. 药品零售企业已购进的新列入兴奋剂目录的蛋白同化制剂和肽类激素可以继续销售，但应当严格按照处方药管理

【考点提示】A、B、C、D。

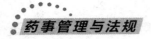

第六节 疫苗的管理

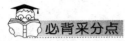

1. 《疫苗流通和预防接种管理条例》（简称《条例》）规定，疫苗分为**第一类疫苗**、**第二类疫苗**两类。

2. 第一类疫苗，是指**政府免费向公民提供，公民应当依照政府的规定受种的疫苗**，包括国家免疫规划确定的疫苗，省、自治区、直辖市人民政府在执行国家免疫规划时增加的疫苗，以及县级以上人民政府或者其卫生主管部门组织的应急接种或者群体性预防接种所使用的疫苗。

3. 接种第一类疫苗是免费的，其费用由**政府**承担；接种第二类疫苗是收费的，其费用由**受种者或者其监护人**承担。

4. 《关于纳入国家免疫规划疫苗包装标注特殊标识的通知》规定，自 2006 年 1 月 1 日起，凡纳入国家免疫规划的疫苗制品的最小外包装上，须标明**"免费"字样、"免疫规划"专用标识**。

5. 目前国家免疫规划的疫苗包括：**麻疹疫苗、脊髓灰质炎疫苗、百白破联合疫苗、卡介苗、乙型肝炎疫苗**（不包括成人预防用乙型肝炎疫苗），以及各省、自治区、直辖市人民政府增加的免费向公民提供的疫苗。

6. "免费"字样应当标注在疫苗最小外包装的显著位置，**字样颜色为红色，宋体字**，大小可与疫苗通用名称相同。

7. "免疫规划"专用标识应当印刷在疫苗最小外包装的<u>顶面的正中处</u>，标识样式的颜色为宝石蓝色。

8.《条例》规定，国家实行有计划的预防接种制度，推行<u>扩大免疫规划</u>。

9. 国务院卫生主管部门根据全国范围内的传染病流行情况、人群免疫状况等因素，制定国家免疫规划；会同<u>**国务院财政部门**</u>拟订纳入国家免疫规划的疫苗种类，报国务院批准后公布。

10. 省、自治区、直辖市人民政府在执行国家免疫规划时，根据本行政区域的传染病流行情况、人群免疫状况等因素，可以增加免费向公民提供的疫苗种类，并报<u>国务院卫生主管部门</u>备案。

11. <u>**县级以上地方人民政府卫生主管部门**</u>负责本行政区域内预防接种的监督管理工作。

12. <u>**国务院药品监督管理部门**</u>负责全国疫苗的质量和流通的监督管理工作。

13. 采购疫苗，应当通过<u>省级公共资源交易平台</u>进行。

14. 《条例》规定,省级疾病预防控制机构应当根据**国家免疫规划和本地区预防、控制传染病的发生、流行的需要**,制定本地区第一类疫苗的使用计划,并向依照国家有关规定负责采购第一类疫苗的部门报告,同时报同级人民政府卫生主管部门备案。

15. 第一类疫苗的使用计划应当包括**疫苗的品种、数量、供应渠道、供应方式**等内容。

16. 依照国家有关规定负责采购第一类疫苗的部门应当依法与疫苗生产企业签订政府采购合同,约定疫苗的**品种、数量、价格**等内容。

17. 疫苗生产企业应当按照政府采购合同的约定,向**省级疾病预防控制机构**或者其指定的其他疾病预防控制机构供应第一类疫苗,不得向其他单位或者个人供应。

18. 第一类疫苗分发至接种单位采取**逐级分发**形式,特殊情况时有关疾病预防控制机构可以直接将第一类疫苗分发至接种单位。

19. 省级疾病预防控制机构应当做好分发第一类疫苗的组织工作,并按照使用计划将第一类疫苗组织分发到**设区的市级疾病预防控制机构或者县级疾病预防控制机构**。

20. 县级疾病预防控制机构应当按照使用计划将第一类疫苗分发到**接种单位、乡级医疗卫生机构**。

21. 乡级医疗卫生机构应当将第一类疫苗分发到**承担预防接种工作的村医疗卫生机构**。

22. 传染病暴发、流行时，县级以上地方人民政府或者其卫生主管部门需要采取应急接种措施的，设区的市级以上疾病预防控制机构可以**直接向接种单位**分发第一类疫苗。

23. 第二类疫苗由**省级疾病预防控制机构**组织在省级公共资源交易平台集中采购，由县级疾病预防控制机构向疫苗生产企业采购后供应给本行政区域的接种单位。

24. 疫苗生产企业应当直接向**县级疾病预防控制机构**配送第二类疫苗，或者委托具备冷链储存、运输条件的企业配送。接受委托配送第二类疫苗的企业不得委托配送。

25. 疫苗生产企业配送第二类疫苗可采取**干线运输+区域仓储+区域配送的分段接力**方式。

26. 县级疾病预防控制机构向接种单位供应第二类疫苗可以收取**疫苗费用，储存、运输费用**。

27. 疫苗费用按照**采购价格**收取，储存、运输费用按照**省、自治区、直辖市的规定**收取。

28. 疫苗生产企业、配送企业、区域仓储企业、疾病预防控制机构、接种单位在交接疫苗过程中，双方均应登记疫苗的**名称、规格、生产批号、数量、有效期、**

生产企业、配送企业、运输车牌号、起运和到达时间、运输温度记录等信息,送货人员和收货验收人员应当签字确认。

29. 过期疫苗由县级疾病预防控制机构统一登记回收,并定期向县级食品药品监管部门报告过期疫苗的品种、批号、数量、生产企业,由**县级食品药品监管部门会同同级卫生计生行政部门**按照规定监督销毁,做好销毁记录。

30. 疫苗的收货、验收、在库检查等记录应当保存至**超过疫苗有效期2年**备查。

31. 疾病预防控制机构、接种单位应当如实记录销毁、回收情况,销毁记录保存**5年以上**。

32. 在接收或者购进疫苗时,应当索取和检查疫苗生产企业或疫苗配送企业提供的**生物制品批签发证明复印件**,进口疫苗还应当提供**"进口药品通关单"复印件**。

33. 疾病预防控制机构、接种单位在接收或者购进疫苗时,应当向疫苗生产企业索取前款规定的证明文件,并保存至**超过疫苗有效期2年**备查。

34. 疫苗生产企业应当依照药品管理法和国务院药品监督管理部门的规定,建立真实、完整的销售记录,并保存至**超过疫苗有效期2年**备查。

35. 自动温度监测系统的测量范围、精度、误差等技术参数能够满足疫苗储存、运输管理需要，具有**不间断监测、连续记录、数据存储、显示及报警**功能。

36. 《疫苗储存和运输管理规范（2017年版）》（国卫疾控发〔2017〕60号）规定，自动温度监测设备，温度测量精度要求在**±0.5℃**范围内；冰箱监测用温度计，温度测量精度要求在**±1℃**范围内。

37. 疫苗配送企业、疾病预防控制机构、接种单位应对疫苗运输过程进行温度监测。运输时间超过**6小时**，须记录途中温度。

38. 疾病预防控制机构、接种单位收货时应当核实**疫苗运输的设备类型、运输过程的疫苗运输温度记录**，对疫苗运输工具、疫苗冷藏方式、疫苗名称、生产企业、规格、批号、有效期、数量、用途、启运和到达时间、启运和到达时的疫苗储存温度和环境温度等内容进行核实并做好记录。

39. 对于冷链运输时间长、需要配送至偏远地区的疫苗，省级疾病预防控制机构应当对疫苗生产企业提出**加贴温度控制标签**的要求并在招标文件中提出。

40. 疫苗生产企业应当评估疫苗储存、运输过程中出入库、装卸等常规操作产生的**温度偏差对疫苗质量的影响及可接收的条件**。

41. 药品监督管理部门依照药品管理法及其实施条例的有关规定，对疫苗在储存、运输、供应、销售、分发和使用等环节中的质量进行监督检查，并将检查结果及时向**同级卫生主管部门**通报。

42. 药品监督管理部门在监督检查中，对有证据证明可能危害人体健康的疫苗及其有关材料可以采取查封、扣押的措施，并在**7日内**做出处理决定；疫苗需要检验的，应当自检验报告书发出之日起**15日内**做出处理决定。

43. 疾病预防控制机构、接种单位、疫苗生产企业发现假劣或者质量可疑的疫苗，应当立即停止接种、分发、供应、销售，并立即向**所在地的县级人民政府卫生主管部门和药品监督管理部门**报告，不得自行处理。

44. 疾病预防控制机构、接种单位对**包装无法识别、超过有效期、脱离冷链、经检验不符合标准、来源不明**的疫苗，应当如实登记，向所在地县级人民政府药品监督管理部门报告，由县级人民政府药品监督管理部门会同同级卫生主管部门按照规定监督销毁。

45. 疾病预防控制机构、接种单位应当如实记录销毁情况，销毁记录保存时间不得少于**5年**。

46. 国家建立疫苗全程追溯制度。**国务院药品监督管理部门会同国务院卫生主管部门**制定统一的疫苗追溯体系技术规范。

特殊管理的药品管理 第七章

历年考题

【A 型题】1. 下图的专有标识（印刷在最小外包装顶面的正中处，颜色为宝石蓝色）是（　　）

A. 易制毒化品专有 B. 兴奋剂专用标识
C. 疫苗专用标识   D. 免疫规划专用标识

【考点提示】D。"免疫规划"专用标识应当印刷在疫苗最小外包装顶面的正中处，标识颜色为宝石蓝色。

【A 型题】2. 根据《疫苗流通和预防接种管理条例》，关于第二类疫苗流通管理的说法，正确的是(　　)

A. 经过审核批准，药品批发企业可以经营并配送第二类疫苗

B. 由县级疾病预防控制机构通过公共资源平台向生产企业采购后供应本行政区域的接种单位

C. 疫苗生产企业应直接向县级疾病预防控制机构配送第二类疫苗，不得委托配送
D. 县级疾病预防控制机构向接种单位供应第二类疫苗可以收取疫苗费用，但不可以收取储存、运输费用

【考点提示】B。《疫苗流通和预防接种管理条例》第十五条规定，第二类疫苗由省级疾病预防控制机构组织在省级公共资源交易平台集中采购，由县级疾病预防控制机构向疫苗生产企业采购后供应给本行政区域的接种单位。药品批发企业不得经营并配送第二类疫苗。疫苗生产企业应当直接向县级疾病预防控制机构配送第二类疫苗，或者委托具备冷链储存、运输条件的企业配送。接受委托配送第二类疫苗的企业不得委托配送。县级疾病预防控制机构向接种单位供应第二类疫苗可以收取疫苗费用及储存、运输费用。疫苗费用按照采购价格收取，储存、运输费用按照省、自治区、直辖市的规定收取。收费情况应当向社会公开。

【X型题】3. 根据《疫苗流通和预防接种管理条例》，疾病预防控制机构、疫苗生产企业应对运输过程中的疫苗进行温度监测并记录。其记录内容除疫苗名称、生产企业、供货（发送）单位、数量、批号及有效期外，还应包括（ ）

特殊管理的药品管理 第七章

A. 疫苗运输过程中的温度变化
B. 启运和到达时的疫苗储存温度和环境温度
C. 疫苗运输工具和接送人签字
D. 疫苗启运和到达时间

【考点提示】ABCD。疾病预防控制机构、疫苗生产企业、疫苗批发企业应对运输过程中的疫苗进行温度监测并记录。记录内容包括疫苗名称、生产企业、供货（发送）单位、数量、批号及有效期、启运和到达时间、启运和到达时的疫苗储存温度和环境温度、运输过程中的温度变化、运输工具名称和接送疫苗人员签名。

第八章 药品标准与药品质量监督检验

第一节 药品标准管理

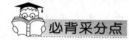
必背采分点

1. **药品标准**是鉴别药品真伪,控制药品质量的依据。

2. 为了保证药品标准的可靠、有效,所有药品标准的具体项目都应当是**可以识别,或能够定量的**。

3. 药品标准分为**法定标准、非法定标准**两种。

4. 法定标准是包括《中国药典》在内的**国家药品标准**;非法定标准有**行业标准、企业标准**等。

5. 法定标准属于**强制性标准**,是药品质量的最低标准,拟上市销售的任何药品都必须达到这个标准。

6. 企业标准只能作为企业的内控标准,各项指标均不得低于**国家药品标准**。

7. 国家药品标准是国家对**药品质量要求、检验方法**

所做的技术规定,是药品生产、供应、使用、检验和管理共同遵循的法定依据。

8. 通常,国家药品标准由**政府或政府授权的权威机构组织**编撰,政府统一颁布。

9. 国家药品标准包括**国家药品监督管理部门颁布的《中华人民共和国药典》、药品标准、经国家药品监督管理部门批准的药品注册标准**,其内容一般包含药品质量指标、生产工艺和检验方法等相关的技术指导原则和规范。

10. 《中国药典》由**国家药典委员会**编纂,国家药品监督管理部门批准并颁布。

11. 国家药品标准的核心是**《中国药典》**,其是具有法律地位的药品标准,拥有最高的权威性。

12. 进口药品获得进口注册许可后,也必须执行**进口药品的注册标准**。

13. 药品标准与药品**生产技术、质量管理水平**密切相关,药品标准的高低反映了一个国家或者企业的综合实力。

14. 制定药品标准应坚持质量第一,体现"**安全有效、技术先进、经济合理**"的原则,尽可能与国际标准接轨,起到促进质量提高,择优发展的作用。

15. 制定药品标准应充分考虑生产、流通、使用各环节对药品质量的影响因素，有针对性地制定检测项目，切实加强对**药品内在质量**的控制。

16. 制定药品标准应根据"**准确、灵敏、简便、迅速**"的原则选择并规定检测、检验方法，既要考虑现阶段的实际水平和条件，又要体现新技术的应用和发展。

历年考题

【A型题】下列关于药品标准的说法，错误的是（　　）

A. 《中国药典》为法定药品标准

B. 生产企业执行的药品注册标准一般不高于《中国药典》规定

C. 医疗机构制剂标准作为省级地方标准仍允许保留，属于有法律效力的药品标准

D. 局颁药品标准收载的品种是国内已有生产，疗效较好，需要统一标准但尚未载入药典的品种

【考点提示】B。药品注册标准是指国家药品监督管理部门批准给申请人特定药品的标准，生产该药品的生产企业必须执行该注册标准。药品注册标准不得低于《中国药典》的规定。进口药品获得进口注册许可后，也必须执行进口药品的注册标准。

第二节 药品说明书和标签管理

必背采分点

1. 药品说明书和标签,是药品外在质量的主要体现,是**传递药品信息,指导医师用药和消费者购买使用药品**,以及药师开展合理用药咨询的主要依据之一。

2. 药品说明书和标签是介绍药品特性,指导合理用药和普及医药知识,告知正确贮存、保管和运输药品的重要媒介,起着**信息准确传递**的作用。

3. 药品说明书和标签由**国家药品监督管理部门**予以核准,药品生产企业印制时,应当按照国家药品监督管理部门规定的格式和要求,根据核准的内容印制说明书和标签,不得擅自增加或删改原批准的内容。

4. 药品的标签应当以**说明书**为依据,其内容不得超出说明书的范围,不得印有暗示疗效、误导使用和不适当宣传产品的文字和标识。

5. 以企业名称等作为标签底纹的,不得以**突出显示某一名称**来弱化药品通用名称。

6. 药品说明书和标签应当使用**国家语言文字工作委员会公布的规范化汉字**,增加其他文字对照的,应当以汉字表述为准。

7. 药品说明书和标签的文字表述应当**科学、规范、准确**,并跟踪药品上市后的安全性和有效性情况,及时提出修改药品说明书的申请。

8. 药品说明书和标签中的文字应当清晰易辨,标识应当清楚醒目,不得有印字脱落或者黏贴不牢等现象,不得以**黏贴、剪切、涂改**等方式进行修改或者补充。

9. 药品说明书和标签中标注的药品名称必须符合**国家药品监督管理部门公布的药品通用名称、商品名称的命名原则**,并与药品批准证明文件的相应内容一致。

10. 对于横版标签,药品通用名称必须在**上三分之一**范围内显著位置标出;对于竖版标签,药品通用名称必须在**右三分之一**范围内显著位置标出;除因包装尺寸的限制而无法同行书写的,不得分行书写。

11. 药品通用名称不得选用**草书、篆书**等不易识别的字体,不得使用**斜体、中空、阴影**等形式对字体进行修饰。

12. 药品通用名称的字体颜色应当使用**黑色或者白色**,不得使用其他颜色。浅黑、灰黑、亮白、乳白等黑、白色号均可使用,但要与其背景形成强烈反差。

13. 药品商品名称不得与通用名称同行书写,其字体和颜色不得比通用名称更突出和显著,其字体以单字面积计，不得大于**通用名称所用字体的二分之一**。

14. 自 2006 年 6 月 1 日起，新化学结构、新活性成分且在**保护期、过渡期、监测期**内的药品；在我国具有化合物专利，且该专利在有效期内的药品，可以申请使用商品名称。

15. 药品标签使用注册商标的，应当印刷在药品标签的边角，含文字的注册商标，其字体以单字面积计不得大于**通用名称所用字体的四分之一**。

16. 外用药品标识为**红色方框底色内标注白色"外"字**。

17. 药品说明书是指导医师、药师和患者选择和使用的主要依据，具有**科学上、医学上、法律上**的意义。

18. 药品说明书的具体格式、内容和书写要求由**国家药品监督管理部门**制定并发布。

19. 药品说明书对疾病名称、药学专业名词、药品名称、临床检验名称和结果的表述，应当采用**国家统一颁布或规范的专用词汇**，度量衡单位应当符合**国家标准的规定**。

20. 药品说明书应当列出**全部活性成分或者组方中的全部中药药味**。注射剂和非处方药还应当列出所用的**全部辅料名称**。

21. 根据**药品不良反应监测、药品再评价结果**等信息，国家药品监督管理部门可以要求药品生产企业修改药品说明书。

22. 药品生产企业未根据药品上市后的安全性、有效性情况及时修改说明书或者未将药品不良反应在说明书中充分说明的，由此引起的不良后果由**该生产企业**承担。

23. 药品说明书中，**批准文号**是鉴别假药、劣药的重要依据。

24. 药品说明书中，化学药品标"**适应证**"，中药标"**功能主治**"。

25. 国家药品监督管理部门批准该药品注册的时间为**核准日期**。

26. 药品说明书中，核准和修改日期应当印制在说明书**首页左上角**。修改日期位于核准日期下方，按时间顺序逐行书写。

27. "特殊药品、非处方药、外用药品标识"等专用标识在药品说明书**首页右上方**标注。

28. 凡国家药品标准中用法项下规定只可外用，不可口服、注射、滴入或吸入，仅用于体表或某些特定黏膜部位的液体、半固体或固体中药、天然药物，均需标注**外用药品**标识。

29. "×××说明书"，其中的"×××"是指该药品的**通用名称**。

30. 如果是处方药,则必须标注:"**请仔细阅读说明书并在医师指导下使用**",并印制在药品说明书标题下方。

31. 如果是非处方药,则必须标注:"请仔细阅读说明书并按说明使用或在药师指导下购买和使用",并印制在药品说明书标题下方,该忠告语采用**加粗字体**印刷。

32. 药品说明书中有"警示语"的,应当在说明书标题下以**醒目的黑体字**注明。

33. 【药品名称】按**通用名称、商品名称、英文名称、汉语拼音**的顺序列出。

34. 化学药品和治疗用生物制品说明书中,【成分】需列出活性成分的**化学名称、化学结构式、分子式、分子量**。

35. 化学药品和治疗用生物制品说明书中,复方制剂可以不列出每个活性成分化学名称、化学结构式、分子式、分子量内容。本项可以表达为"**本品为复方制剂,其组分为:_____**"。

36. 化学药品和治疗用生物制品说明书中,多组分或者化学结构尚不明确的化学药品或者治疗用生物制品应当列出主要成分名称,简述**活性成分来源**。

37. 【性状】包括药品的**外观、嗅、味、溶解度、物理常数**等,依次规范描述;性状应符合国家药品标准。

38. 非处方药应按照国家药品监督管理部门公布的**非**

处方药功能主治内容书写，并不得超出国家药品监督管理部门公布的该药品非处方药适应证（功能主治）范围。

39. 同一药品生产企业生产的同一品种，如规格或包装规格不同，应使用**不同的说明书**。

40. 中成药非处方药的【规格】应与药品标准一致。数字以**阿拉伯数字**表示，计量单位必须以**汉字**表示。每一说明书只能写一种规格。

41. 老年人或儿童等特殊人群的用法用量不得使用"儿童酌减"或"老年人酌减"等表述方法，可在【注意事项】中注明"**儿童用量（或老年人用量）应咨询医师或药师**"。

42. 中成药非处方药用量按照**国家药品监督管理部门**公布的该药品非处方药用量书写。

43. 非处方药在【不良反应】项目下应当实事求是地详细列出该药品已知的或者可能发生的不良反应。并按不良反应的**严重程度、发生的频率或症状的系统性**列出。

44. 药品标签分为**内标签、外标签**。

45. 药品内标签是指**直接接触药品包装的标签**；外标签是指**内标签以外的其他包装标签**。

46. 药品外标签内容中，适应证或者功能主治、用法用量、不良反应、禁忌、注意事项不能全部注明的，应当标出**主要内容并注明"详见说明书"字样**。

47. 用于运输、储藏包装的标签至少应当注明**药品通用名称、规格、贮藏、生产日期、产品批号、有效期、批准文号、生产企业**,也可以根据需要注明包装数量、运输注意事项或者其他标记等必要内容。

48. 同一药品生产企业生产的同一药品,药品规格和包装规格均相同的,其标签的**内容、格式、颜色**必须一致;药品规格或者包装规格不同的,其标签应当明显区别或者规格项明显标注。

49. 同一药品生产企业生产的同一药品,分别按处方药与非处方药管理的,两者的包装颜色应当**明显区别**。

50. 预防用生物制品有效期的标注按照国家药品监督管理部门批准的注册标准执行,治疗用生物制品有效期的标注应自**分装日期**计算,其他药品有效期的标注以**生产日期**计算。

历年考题

【A 型题】1. 下列药品说明书和标签中,药品名称和标识符合规定的是(　　)

A. 某外用乳膏标签上采用蓝底白色字体的"外"字标识

B. 某药品的通用名字体采用深绿色,与背景形成强烈反差

C. 某药品的商品名字体以单字面积计等于通用名所用字体的二分之一

D. 某药品的注册商标字体以单字面积计等于通用名所用字体的三分之一

【考点提示】C。药品商品名称不得与通用名称同行书写，其字体和颜色不得比通用名称更突出和显著，其字体以单字面积计不得大于通用名称所用字体的二分之一。药品的通用名字体颜色应当使用黑色或者白色，不得使用其他颜色。浅黑、灰黑、亮白、乳白等黑、白色号均可使用，但要与其背景形成强烈反差。药品标签使用注册商标的，应当印刷在药品标签的边角，含文字的注册商标，其字体以单字面积计不得大于通用名称所用字体的四分之一。外用药品标识为红色方框底色内标注白色"外"字，样式：外。药品标签中的外用药标识应当彩色印制，说明书中的外用药品标识可以单色印制。

【A 型题】2. 下列药品中，在药品标签和说明书中不需要印有特殊标识的是（　　）

A. 麻醉药品和精神药品

B. 外用药品和非处方药

C. 含特殊药品复方制剂和兴奋剂

D. 医疗用毒性药品和放射性药品

【考点提示】C。《药品说明书和标签管理规定》第28条规定,麻醉药品、精神药品、医疗用毒性药品、放射性药品、外用药品和非处方药品等国家规定有专用标识的,其说明书和标签必须印有规定的标识。

【A型题】3. 根据《药品说明书和标签管理规定》,关于药品说明书规定的说法,错误的是(　　)

　　A. 非处方药应列出主要辅料名称
　　B. 注射剂应列出全部辅料名称
　　C. 化学药列出全部活性成分
　　D. 中成药组方中应列出全部中药药味
　　E. 药品说明书核准日期和修改日期应当在说明书中醒目标示

【考点提示】A。注射剂和非处方药还应当列出所用的全部辅料名称。

【B型题】(4~6题共用选项)

　　A.【注意事项】　　　　B.【成分】
　　C.【禁忌】　　　　　　D.【不良反应】

4. 欲查询是否有药物滥用或者药物依赖性内容,可查询的说明书项目是(　　)

5. 欲查询注射剂的辅料组成,可查询的说明书项目

是（　　）

6. 列出药品不能应用的人群的说明书项目是（　　）

【考点提示】A、B、C。药物滥用或者药物依赖性内容，应在【注意事项】项下列出。处方中含有可能引起严重不良反应的辅料的，应在【成分】项下列出该辅料名称。处方药应当在【禁忌】项下列出该药品不能应用的各种情况，例如禁止应用该药品的人群、疾病等情况。

【B型题】（7~8题共用选项）

A. 有效期至 2016/31/08
B. 有效期至 2016年08月
C. 有效期至 2016年09月
D. 有效期至 2016.09.01

7. 某药品的生产批号为140031，生产日期为2014年9月1日，有效期为2年，其有效期可以标注为（　　）

8. 某药品的生产批号为140051，生产日期为2014年9月20日，有效期为2年，其有效期可以标注为（　　）

【考点提示】B、B。药品标签中的有效期应当按照年、月、日的顺序标注，年份用四位数字表示，月、日各用两位数表示。其具体标注格式为"有效期至××××年××月"或者"有效期至××××年××月××日";也可以用数字和其他符号表示为"有效期至××××.××"或者"有效期至××××/××/××"等。有效期若标注到日,应当为起算日期对应年月日的前一天;若标注到月,应当为起算月份对应年月的前一个月。

【B型题】(9~10题共用选项)

A. 印有商标

B. 印有商品名

C. 印有执行标准

D. 符合药用要求

E. 按照规定印有或贴有标签并附有说明书

根据《中华人民共和国管理法》及相关规定

9. 直接接触药品的包装材料和容器应(　　)

10. 药品的每个最小销售单元的包装应(　　)

【考点提示】D、E。《药品管理法》第52条规定,直接接触药品的包装材料和容器必须符合药用要求,符合保障人体健康、安全的标准,并由药品监督管理部门在批药品时一并审批。《药品管理法》第54条规定,药品包装必须按照规定印有或者贴有标签并附有说明书。

【B 型题】（11～12 题共用选项）

A. 药品通用名称、规格、批号、有效期

B. 药品商品名称、规格、批号、批准文号、有效期

C. 药品商品名称、贮藏、规格、批号、有效期、生产日期

D. 药品通用名称、规格、批号、有效期、执行标准、生产企业

E. 药品名称、贮藏、生产日期、生产批号、有效期、执行标准、批准文号、生产企业

根据《药品说明书和标签管理规定》

11. 尺寸过小的药品内包装，其标签至少应当注明(　　)

12. 原料药的标签应当注明(　　)

【考点提示】A、E。药品的内标签应当包含药品通用名称、适应证或者功能主治、规格、用法用量、生产日期、产品批号、有效期、生产企业等内容。包装尺寸过小无法全部标明上述内容的，至少应当标注药品通用名称、规格、产品批号、有效期等内容。原料药的标签应当注明药品名称、贮藏、生产日期、产品批号、有效期、执行标准、批准文号、生产企业，同时还需注明包装数量及运输注意事项等必要内容。

药品标准与药品质量监督检验 第八章

【B型题】(13~16题共用选项)
A.【适应证】　　　　B.【不良反应】
C.【药物相互作用】　D.【注意事项】
E.【禁忌】

根据《化学药品和治疗用生物制品说明书规范细则》

13. 某药品以辅助治疗某种疾病的内容应列在( )

14. 需要慎用某药品（如肝肾功能问题）内容应列在( )

15. 某药品与其他药品合并用药的注意事项应列在( )

16. 使用某药品需要观察过敏反应的内容应列在( )

【考点提示】A、D、C、D。【适应证】应当根据该药品的用途，采用准确的表述方式，明确用于预防、治疗、诊断、缓解或者辅助治疗某种疾病（状态）或者症状；【注意事项】列出使用时必须注意的问题，包括需要慎用的情况（如肝、肾功能的问题），影响药物疗效的因素（如食物、烟、酒），用药过程中需观察的情况（如过敏反应，定期检查血象、肝功、肾功）及用药对于临床检验的影响等；【药物相互作用】列出与该药产生相互作用的药品或者药品类别,并说明相互作用的结果及合并用药的注意事项。

【B型题】(17~20题共用选项)

A. 功能主治、适应证　B. 注意事项
C. 不良反应　　　　　D. 成分
E. 禁忌

根据《中药、天然药物处方药说明书的内容书写要求》

17. 列出药品中所用全部辅料名称的说明书项目是(　　)

18. 列出某药品不能应用的人群、疾病等情况的说明书项目是(　　)

19. 列出用药过程中需定期检查血象的说明书项目是(　　)

20. 列出处方中含有可能引起严重不良反应的成分或辅料的说明书项目是(　　)

【考点提示】D、E、B、D。

17.【成分】中应列出处方中所有的药味或有效部位、有效成分等。注射剂还应列出所用的全部辅料名称。

18.【禁忌】中应当列出该药品不能应用的各种情况,例如禁止应用该药品的人群、疾病等情况。

19.【注意事项】中列出使用时必须注意的问题，包括需要慎用的情况（如肝、肾功能的问题），影响药物疗效的因素（如食物、烟、酒），用药过程中需观察的情况（如过敏反应，定期检查血象、肝功、肾功）及用药对于临床检验的影响等。

20. 处方中含有可能引起严重不良反应的辅料的，在【成分】项下也应列出该辅料名称。

第三节　药品质量监督检验和药品质量公告

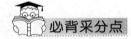

1. 药品质量监督检验是指国家药品检验机构按照国家药品标准对需要进行质量监督的药品进行**抽样、检查、验证**，并发出相关质量结果报告的药品技术监督过程。

2. 药品监督检验具有**第三方检验的公正性**，因为它不涉及买卖双方的经济利益，不以营利为目的。

3. 药品监督检验是代表国家对研制、生产、经营、使用的药品质量进行的检验，具有比**生产或验收检验**更高的权威性。

4. 根据《药品管理法》及其相关规定，**药品检验所**是执行国家对药品监督检验的法定技术监督机构，承担依法实施药品审批和药品质量监督检查所需的药品检验工作。

5. 国家依法设置的药品检验所分为四级，即**中国食品药品检定研究院、省级药品检验所、市级药品检验所、县级药品检验所**。

6. 省和省以下各级药品检验所受**同级药品监督管理部门**领导，业务上受**上一级药品检验所**指导。

7. 根据国家发展的要求，到"十二五"末，省级药品检验机构、口岸药品检验机构要具备依据法定标准对化学药品和中药的**全项检验能力**，市级药品检验机构要具备**85%以上项目的检验能力**。

8. 药品质量监督检验根据其目的和处理方法不同，可以分为**抽查检验、注册检验、指定检验、复验**等类型。

9. 抽查检验简称抽验，是国家依法对生产、经营和使用的药品质量进行**有目的地调查和检查**的过程，是药品监督管理部门通过技术方法对药品质量合格与否做出判断的一种重要手段。

10. 根据《药品质量抽查检验管理规定》，抽查检验分为**评价抽验、监督抽验**。

11. 评价抽验是药品监督管理部门为掌握、了解辖区内药品质量总体水平与状态而进行的抽查检验工作，它是建立在以科学理论为基础，以**数理统计**为手段的药品质量评价抽验方式，准确客观地评价一类或一种药品的质量状况。

12. 监督抽验是药品监督管理部门在药品监督管理工作中，为保证人民群众用药安全而对监督检查中发现的质量可疑药品所进行的**有针对性的抽验**。

13. 评价抽验的抽样工作可由**药品检验机构**承担；监督抽验的抽样工作由**药品监督管理部门**承担，然后送达所属区划的药品检验机构检验。

14. 药品抽查检验分为**国家、省（自治区、直辖市）**两级。

15. 国家药品抽验以**评价抽验**为主，省级药品抽验以**监督抽验**为主。

16. 抽查检验结果由国家和省级药品监督管理部门发布药品质量公告，国家药品质量公告应当根据药品质量状况**及时或定期**发布。

17. 对药品的评价抽验，应给出药品质量分析报告，**定期**在药品质量公告上予以发布。

18. 药品监督管理部门在开展药品抽样工作时，应当由药品监督管理部门派出**2名以上药品抽样人员**完成。

19. 根据《国家药品安全"十二五"规划》，药品抽验必须做到**检验标准、检验程序公开，检验结果及时公告**。对抽验不合格产品，及时依法处置。

20. 药品注册检验包括**样品检验、药品标准复核**。

21. 样品检验是指药品检验所按照**申请人申报或者国家药品监督管理部门核定的药品标准**对样品进行的检验。

22. 药品标准复核是指药品检验所对申报的药品标准中**检验方法的可行性、科学性、设定的项目和指标能否控制药品质量**等进行的实验室检验和审核工作。

23. 药品标准复核的目的是为了证明**原检验数据和结果的可靠性和真实性**,以确保药品的质量。

24. 药品注册检验由**中国食品药品检定研究院或者省级药品检验所**承担。

25. 进口药品的注册检验由**中国食品药品检定研究院**组织实施。

26. 国家法律或国家药品监督管理部门规定某些药品在销售前或者进口时,必须经过**指定药品检验机构**检验,检验合格的才准予销售。

27. **疫苗类制品、血液制品、用于血源筛查的体外生物诊断试剂**及国家食品药品监督管理总局规定的其他生物制品,在每批产品上市销售前或进口时,都应当通过批签发审核检验。未通过批签发的产品,不得上市销售或进口。

28. 批签发申请人应当是**持有药品批准证明文件的境内外制药企业**。

29. 批签发申请资料须经企业质量受权人审核并签发，**质量受权人等关键岗位人员变更**时申请人应当主动报告，涉及**批签发产品质量、工艺、监管等方面的变更**申请人应当主动说明。

30. 药品抽验当事人对药品检验机构的药品检验结果有异议，可以按照法律法规的规定向相关的药品检验机构提出**复核检验**。

31. 如果当事人对药品检验所的检验结果有异议的，可以自**收到药品检验结果之日起 7 日内**提出复验申请，逾期不再受理复验。

32. 复验申请应向**原药品检验所或原药品检验所的上一级药品检验所**提出，也可以直接向中国食品药品检定研究院提出，除此以外的其他药品检验所不得受理复验申请。

33. 申请复验的当事人应当按照国务院有关部门或者省人民政府有关部门的规定，向**复验机构预先**支付药品检验费用。

34. 药品质量公告是指由**国务院和省级药品监督管理部门**向公众发布的有关药品质量抽查检验结果的通告。

35. 通过药品质量公告，可以指导药品监督管理部门查处不合格药品，对不合格药品起到**控制作用**，防止已经出现质量问题、尚未处理的药品再次流入市场，实施对药品质量的后续跟踪管理。

36. 国家药品质量公告应当根据药品质量状况**及时或定期**发布。

37. 省药品质量公告的发布由**各省级药品监督管理部门**自行规定。

38. 省级药品监督管理部门发布的药品质量公告,应当及时通过**国家药品监督管理部门网站**向社会公布,并在发布后 5 个工作日内报国家药品监督管理部门备案。

39. 从保障公众用药安全,对药品实行规范管理的角度出发,药品质量公告的重点是**不符合国家药品标准的药品品种**。

40. 国家药品质量公告发布前,涉及内容的核实由**省级药品监督管理部门**负责。

41. 省级药品监督管理部门可以组织省级药品检验机构具体落实。核实结果应当经省级药品监督管理部门加盖印章予以确认后按要求报**中国食品药品检定研究院**汇总。

42. 在核实中,对企业反映的情况,应当查证其**购销记录、生产记录**等原始文件,必要时,应当进行进一步的调查予以确认。

43. 省级药品质量公告发布前,由**省级药品监督管理部门**组织核实。

44. 涉及外省不合格药品的,应当及时通知相关的**省级药品监督管理部门协助**核实。

45. 公告不当的,必须在**原公告**范围内予以更正。

历年考题

【A 型题】1. 下列关于药品质量抽查检验和质量公告的说法,错误的是(　　)

A. 药品抽查检验只能按照检验成本收取费用

B. 国家药品质量公告应当根据药品质量状况及时或定期发布

C. 抽样人员在药品抽样时应当认真检查药品贮存条件是否符合要求

D. 当事人对药品检验机构的药品检验结果有异议,可以向相关的药品检验机构提出复验

【考点提示】A。药品抽查检验不向被抽样的企业或单位收取费用,所需费用由财政列支。

【B 型题】(2~3 题共用选项)

A. 评价抽验　　　　B. 指定检验

C. 注册检验　　　　D. 监督抽验

2. 药品监督管理部门在监督检查中,对可疑药品所进行的有针对性的抽验属于(　　)

3. 每批生物制品出厂上市前，进行的强制性检验属于（　　）

【考点提示】D、B。监督抽验是药品监督管理部门在药品监督管理工作中，为保证人民群众用药安全而对监督检查中发现的质量可疑药品所进行的有针对性的抽验。指定检验是指国家法律或国家药品监督管理部门规定某些药品在销售前或者进口时，必须经过指定药品检验机构检验，检验合格的，才准予销售的强制性药品检验。

【B型题】（4~6题共用选项）

A. 抽查检验　　　　　B. 指定检验
C. 注册检验　　　　　D. 复验

4. 药品上市销售前需经指定的药品检验机构进行的检验属于（　　）

5. 国家对新药审批时进行的检验属于（　　）

6. 结果由药品监督管理部门以药品质量公告形式发布的检验属于（　　）

【考点提示】B、C、A。指定检验是指国家法律或国家药品监督管理部门规定某些药品在销售前或者进口时，必须经过指定药品检验机构检验，检验合格的，才准予销售的强制性药品检验。注册检验包括样品检验和药品标准复核。由中国食品药品检定研究院或省级药品检验所承担。国家对新药审批时或进口药品注册进行注册检验。抽查检验简称抽验，是国家依法对生产、经营和使用的药品质量进行有目的地调查和检查的过程，是药品监督管理部门通过技术方法对药品质量合格与否做出判断的一种重要手段，结果由药品监督管理部门以药品质量公告形式发布。

第九章 药品广告管理与消费者权益保护

第一节 药品广告管理

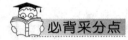

1. 为规范药品广告活动,加强药品广告管理,保证药品广告的真实性和合法性,2007年3月3日,**国家工商行政管理总局**发布《药品广告审查发布标准》;2007年3月13日,**国家食品药品监督管理局**发布《药品广告审查办法》。

2. **省、自治区、直辖市食品药品监督管理部门**是药品广告的审查机关,负责本行政区域药品广告的审查工作。

3. 药品广告须经企业所在地省、自治区、直辖市人民政府食品药品监督管理部门批准,并发给**药品广告批准文号**;未取得药品广告批准文号的,不得发布。

4. 药品广告批准文号的申请人必须是**具有合法资格的药品生产企业或者药品经营企业**。

药品广告管理与消费者权益保护 第九章

5. 药品经营企业作为申请人的，必须征得**药品生产企业**的同意。

6. 申请药品广告批准文号，应当向**药品生产企业所在地的药品广告审查机关**提出。申请进口药品广告批准文号，应当向**进口药品代理机构所在地的药品广告审查机关**提出。

7. 凡利用各种媒介或者形式发布的广告含有**药品名称、药品适应证（功能主治）或者与药品有关的其他内容的**，为药品广告，应当依法进行审查。

8. 非处方药仅宣传药品名称（含药品通用名称和药品商品名称）的，或者处方药在指定的医学药学专业刊物上仅宣传药品名称（含药品通用名称和药品商品名称）的，**无须审查**。

9. 药品广告批准文号的格式为"×药广审（视）第0000000000号""×药广审（声）第0000000000号""×药广审（文）第0000000000号"。其中"×"为**各省、自治区、直辖市的简称**。"0"为由10位数字组成，前6位代表**审查年月**，后4位代表**广告批准序号**。"视""声""文"代表用于广告媒介形式的分类代号。

10. 处方药可以在**国务院卫生行政部门和国务院食品药品监督管理部门共同指定的医学、药学专业刊物**上做广告，但不得在大众传播媒介发布广告或者以其他方式进行以公众为对象的广告宣传,不得以赠送医学、药学专业刊物等形式向公众发布处方药广告,不得在未成年人出版物和广播电视频道、节目、栏目上发布。

11. 在药品生产企业所在地和进口药品代理机构所在地以外的省、自治区、直辖市发布药品广告的(简称异地发布药品广告),在发布前应当到**发布地药品广告审查机关**办理备案。

12. 药品广告的内容必须真实、合法,以**国务院食品药品监督管理部门批准的说明书**为准,并应当显著标明禁忌、不良反应,不得含有虚假的内容,不得进行扩大或者恶意隐瞒的宣传,不得含有说明书以外的理论、观点等内容。

13. 药品广告中必须标明药品的通用名称、忠告语、药品广告批准文号、药品生产批准文号;以非处方药商品名称为各种活动冠名的,可以只发布**药品商品名称**。

14. 药品广告必须标明药品生产企业或者药品经营企业名称,不得单独出现**"咨询热线""咨询电话"**等内容。

15. 药品广告中不得**以产品注册商标代替药品名称进行宣传**,但经批准作为药品商品名称使用的文字型注册商标除外。

16. 处方药广告的忠告语是:"**本广告仅供医学药学专业人士阅读**"。

17. 药品广告中有关药品功能疗效的宣传应当科学准确，不得出现**表示功效、安全性的断言或者保证**的情形；或者利用国家机关、医药科研单位、学术机构或者专家、学者、医师、患者的名义和形象作证明的情形。

18. 处方药名称与该药品的商标、生产企业字号相同的，不得使用该商标、企业字号在**医学、药学专业刊物以外**的媒介变相发布广告。

19. 电视台、广播电台不得在**7：00～22：00**发布含有涉及改善和增强性功能内容的广告。

20. 药品广告应当宣传和引导**合理用药**，不得直接或者间接怂恿任意、过量地购买和使用药品。

21. 药品广告不得含有"家庭必备"或者类似内容；不得含有"无效退款""保险公司保险"等保证内容；不得含有**评比、排序、推荐、指定、选用、获奖**等综合性评价内容。

22. 药品广告不得利用**不满十周岁的未成年人**作为广告代言人；不得在中小学校、幼儿园内开展广告活动。

23. 药品广告中不得出现**"获得国家非物质遗产"**"**驰名商标**"等内容。

24. 药品广告中涉及专利产品或者专利方法的，应当标明**专利号、专利种类**。

25. 新修订的食品安全法规定，特殊医学用途配方食品广告适用药品广告管理的规定。特定全营养配方食品广告按**处方药**审批管理，其他类别特殊医学用途配方食品广告按**非处方药**审批管理。

26. 省、自治区、直辖市人民政府食品药品监督管理部门应当对其批准的药品广告进行检查，对于违反《药品管理法》和《广告法》的广告，应当向**广告监督管理机关**通报并提出处理建议。

27. "药品生产许可证""药品经营许可证"被吊销的，药品批准证明文件被撤销、注销的，国家食品药品监督管理总局或者省、自治区、直辖市食品药品监督管理部门责令停止生产、销售和使用的药品，药品广告审查机关应当**注销药品广告批准文号**。

28. 篡改经批准的药品广告内容进行虚假宣传的，由食品药品监督管理部门责令立即停止该药品广告的发布，撤销该品种药品广告批准文号，**1年内**不受理该品种的广告审批申请。

29. 对任意扩大产品适应证（功能主治）范围、绝对化夸大药品疗效、严重欺骗和误导消费者的违法广告，省以上食品药品监督管理部门一经发现，应当采取行政强制措施，暂停该药品在辖区内的销售，同时责令违法发布药品广告的企业**在当地相应的媒体发布更正启事**。

30. 对提供虚假材料申请药品广告审批，被药品广告审查机关在受理审查中发现的，**1年内**不受理该企业该品种的广告审批申请。

31. 异地发布药品广告未向发布地药品广告审查机关备案的，发布地药品广告审查机关发现后，应当责令限期办理备案手续，逾期不改正的，**停止该药品品种在发布地的广告发布活动**。

历年考题

【A型题】1. 药品广告必须符合合法性和科学性要求，不得在药品广告中出现的是（　　）
A. 忠告语　　　　　　　B. 药品生产批准文号
C. 医疗机构名称、地址　D. 药品经营企业名称

【考点提示】C。药品广告中必须标明药品的通用名称、忠告语、药品广告批准文号、药品生产批准文号。药品广告必须标明药品生产企业或者药品经营企业名称，不得单独出现"咨询热线""咨询电话"等内容。

【A型题】2. 下列关于药品广告内容要求的说法错误的是（　　）
A. 药品广告中不得含有"家庭必备"内容
B. 在广播电台发布药品广告，必须同时播出药品广告批准文号
C. 药品不得在未成年人出版物和广播电视上发布

D. 药品广告中不得含有"毒副作用小"的说明性文字

【考点提示】B。已经审查批准的药品广告在广播电台发布时,可不播出药品广告批准文号。

【A型题】3. 根据《中华人民共和国广告法》,可做广告的药品是(　　)

A. 地西泮　　　　　　B. 美沙酮口服液
C. 吗啡阿托品注射液　D. 三唑仑片
E. 舒肝丸

【考点提示】E。麻醉药品、精神药品、医疗用毒性药品、放射性药品等特殊药品,药品类易制毒化学品,以及戒毒治疗的药品,医疗机构配制的制剂,军队特需药品,国家食品药品监督管理总局依法明令停止或者禁止生产、销售和使用的药品,批准试生产的药品不得发布广告。

【A型题】4. 下列药品广告发布行为,符合规定的是(　　)

A. 某药厂生产的"气血双补丸",通过广播健康咨询方式宣传"服用三个疗程,心脏病治愈率达90%"
B. 某药厂生产的"冠脉通片",发布报纸媒介广告宣传"服用后胸闷胸痛等症状逐渐消失"

C. 某药厂以其生产的非处方药"西瓜霜润喉片"的商品名称为某省歌手大奖赛冠名
D. 某药厂生产的"小儿感冒颗粒",在某电视台儿童频道发布药品广告

【考点提示】C。以非处方药商品名称为各种活动冠名的,可以只发布药品商品名称。

【B型题】(5~7题共用选项)
A. 向所在省级工商管理部门办理备案
B. 向所在省级工商管理部门申请并取得药品广告批准文号
C. 向所在省级药品监督管理部门申请并取得药品广告批准文号
D. 向所在省级药品监督管理部门办理备案

5. 发布进口药品广告的审查程序是(   )
6. 发布非处方药广告的程序是(   )
7. 异地发布药品广告在发布地的程序要求是(   )

【考点提示】C、C、D。药品广告须经企业所在地省、自治区、直辖市人民政府食品药品监督管理部门批准,并发给药品广告批准文号;未取得药品广告批准文号的,不得发布。在药品生产企业所在地和进口药品代理机构所在地以外的省、自治区、直辖市发布药品广告的,在发布前应当到发布地药品广告审查机关办理备案。

药事管理与法规

【B型题】(8~10题共用选项)

A. 甲省药品监督管理部门
B. 甲省工商行政管理部门
C. 乙市药品监督管理部门
D. 乙市工商行政管理部门
E. 丙县药品监督管理部门

甲省乙市丙县的A药品生产企业未经审查批准在丙县电视台发布虚假广告,有关机关按照行政程序对其进行处罚

8. 应对A的虚假广告行为做出行政处罚的机关是(　　)

9. 如果在查处过程中,涉及药品专业技术内容需要认定的,认定的机关可以是(　　)

10. 如果A要申请药品广告批准文号,其广告审查机关是(　　)

【考点提示】A、A、A。应对A的虚假广告行为做出行政处罚的机关是甲省药品监督管理部门。广告监督管理机关在查处违法药品广告案件中,涉及药品专业技术内容需要认定的,应当将需要认定的内容通知省级以上药品监督管理部门,省级以上药品监督管理部门应在收到通知书后的10个工作日内将认定结果反馈广告监督管理机关。药品广告须经企业所在地省、自治区、直辖市人民政府食

品药品监督管理部门批准,并发给药品广告批准文号。

【C型题】(11~13题共用题干)

A制药公司是一家现代化企业,许多产品在市场上口碑很好,B制药公司为获取更大利润,将自己产品的包装盒装潢设计的与A制药公司同类药品非常相似,并在印制药品说明书和标签时假冒了A制药公司的注册商标,同时做了宣传和广告。

11. 在不正当竞争行为中,B制药公司假冒注册商标的行为应定性为(　　)

　　A. 混淆行为　　　　　　B. 限制竞争行为
　　C. 诋毁商誉行为　　　　D. 侵犯商业秘密行为

12. 关于上述信息中所指的药品注册商标的说法,正确的是(　　)

　　A. 药品说明书和标签中可以印制注册商标,但禁止使用未经注册的商标
　　B. 药品不能申请注册商标
　　C. 药品说明书中的药品注册商标必须印制在通用名称同行的边角上
　　D. 注册商标的单字面积不得大于通用名称所用字体的1/2

13. 如果上述信息中的B企业的药品广告批准文号

属于提供虚假材料申请而取得,药品广告审查机关应当撤销药品广告批准文号,同时还应( )

A. 3年内不受理该企业该品种的广告审批申请

B. 1年内不受理该企业该品种的广告审批申请

C. 1年内不受理该企业所有品种的广告审批申请

D. 3年内不受理该企业所有品种的广告审批申请

【考点提示】A、A、A。混淆行为是指经营者在经营活动中采取不实手段对自己的商品做虚假表示、说明或者承诺,或者不当利用他人的知识产权推销自己的商品或者服务,使消费者产生误解的行为。《反不正当竞争法》第5条规定,经营者不得采用下列不正当手段从事市场交易,损害竞争对手:①假冒他人的注册商标。②与知名商品相混淆。③擅自使用他人的企业名称或者姓名,引入误认为是他人的商品。④在商品上伪造或者冒用认证标志、名优标志等质量标志,伪造产地,对商品质量做引人误解的虚假表示。药品说明书和标签中禁止使用未经注册的商标及其他未经国家药品监督管理部门批准的药品名称。对提供虚假材料申请药品广告审批,取得药品广告批准文号的,药品广告审查机关在发现后应当撤销该药品广告批准文号,并3年内不受理该企业该品种的广告审批申请。

药品广告管理与消费者权益保护 第九章

【X型题】14. 甲、乙、丙、丁发布药品广告的行为,错误的有(　　)。

A. 乙发布广告,宣传其生产的复方苯巴比妥溴化钠片,称"6个月临床观察,96.7%患者的语言、运动能力明显提高"

B. 甲通过电视台发布其所生产的六味地黄丸的广告

C. 丁通过某网站发布其所生产的枸橼酸西地那非片的广告

D. 丙为其配置的医疗机构制剂,通过某医学杂志发布广告

【考点提示】ACD。麻醉药品、精神药品、医疗用毒性药品、放射性药品等特殊药品,药品类易制毒化学品,以及戒毒治疗的药品,医疗机构配制的制剂,军队特需药品,国家食品药品监督管理总局依法明令停止或者禁止生产、销售和使用的药品,批准试生产的药品不得发布广告。处方药可以在国务院卫生行政部门和国务院食品药品监督管理部门共同指定的医学、药学专业刊物上做广告,但不得在大众传播媒介发布广告或者以其他方式进行以公众为对象的广告宣传,不得以赠送医学、药学专业刊物等形式向公众发布处方药广告,不得在未成年人出版物和广播电视频道、节目、栏目上发布。非处方药广告发布的媒

体没有限制。六味地黄丸属于乙类非处方药，甲通过电视台发布其所生产的六味地黄丸的广告是可以的。

第二节　反不正当竞争法

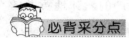

1. 为保障社会主义市场经济健康发展，鼓励和保护公平竞争，制止不正当竞争行为，**保护经营者和消费者的合法权益**，1993 年 9 月 2 日第八届全国人民代表大会常务委员会第三次会议通过《中华人民共和国反不正当竞争法》。

2. 经营者在生产经营活动中，应当遵循**自愿、平等、公平、诚信**的原则，遵守法律和商业道德。

3. 《反不正当竞争法》第 6 条规定，经营者不得实施下列混淆行为，引人误认为是他人商品或者与他人存在特定联系：①**擅自使用与他人有一定影响的商品名称、包装、装潢等相同或者近似的标识**；②擅自使用他人有一定影响的企业名称（包括简称、字号等）、社会组织名称（包括简称等）、姓名（包括笔名、艺名、译名等）；③擅自使用他人有一定影响的域名主体部分、网站名称、网页等；④其他足以引人误认为是他人商品或者与他人存在特定联系的混淆行为。

4. 经营者在交易活动中,可以以**明示方式**向交易相对方支付折扣,或者向中间人支付佣金。

5. 经营者向交易相对方支付折扣、向中间人支付佣金的,应当**如实入账**。

6. 经营者不得对其商品的性能、功能、质量、销售状况、用户评价、曾获荣誉等作**虚假或者引人误解的商业宣传**,欺骗、误导消费者。

7. 通过虚假交易生成不真实的销量数据、用户好评的"刷单炒信",会对消费者的购物决策产生严重误导,新修订的《反不正当竞争法》将其定性为**虚假商业宣传**。

8. 未经其他经营者同意,在其合法提供的网络产品或者服务中,插入链接、强制进行目标跳转属于**互联网不正当竞争行为**。

9. 所谓商业秘密,是指不为公众所知悉、具有商业价值并经权利人采取保密措施的**技术信息**、**经营信息**。

10. 经营者违反约定或者违反权利人有关保守商业秘密的要求,**披露、使用或者允许他人使用其所掌握的商业秘密**属于侵犯商业秘密。

11. 经营者不得从事下列有奖销售:①所设奖的种类、兑奖条件、奖金金额或者奖品等有奖销售信息不明确，影响兑奖；②**采用谎称有奖或者故意让内定人员中奖的欺骗方式进行有奖销售**；③抽奖式的有奖销售，最高奖的金额超过五万元。

12. 经营者编造、传播虚假信息或者误导性信息，损害竞争对手的商业信誉、商品声誉属于**诋毁商誉行为**。

13. 经营者违反《反不正当竞争法》规定，给他人造成损害的，应当依法承担民事责任。因不正当竞争行为受到损害的经营者的赔偿数额，按照其因被侵权所受到的实际损失确定；实际损失难以计算的，按照**侵权人因侵权所获得的利益确定**。赔偿数额还应当包括经营者为制止侵权行为所支付的合理开支。

14. 经营者违反《反不正当竞争法》规定，实施混淆行为和侵犯商业秘密的不正当竞争行为，权利人因被侵权所受到的实际损失、侵权人因侵权所获得的利益难以确定的，由人民法院根据侵权行为的情节判决给予权利人**三百万元以下**的赔偿。

15. 经营者违反规定实施混淆行为的，由监督检查部门责令停止违法行为，没收违法商品。违法经营额五万元以上的，可以并处违法经营额**五倍以下**的罚款；没有违法经营额或者违法经营额不足五万元的，可以并处**二十五万元以下的**罚款。情节严重的，吊销营业执照。

16. 经营者登记的企业名称违反规定的,应当及时办理名称变更登记;名称变更前,由原企业登记机关以**统一社会信用代码**代替其名称。

17. 经营者违反规定贿赂他人的,由监督检查部门没收违法所得,处**十万元以上三百万元以下**的罚款。情节严重的,吊销营业执照。

18. 经营者违反规定对其商品做虚假或者引人误解的商业宣传,或者通过组织虚假交易等方式帮助其他经营者进行虚假或者引人误解的商业宣传的,由监督检查部门责令停止违法行为,处**二十万元以上一百万元以下**的罚款;情节严重的,处**一百万元以上二百万元以下**的罚款,可以吊销营业执照。

19. 经营者违反规定侵犯商业秘密的,由监督检查部门责令停止违法行为,处**十万元以上五十万元以下**的罚款;情节严重的,处**五十万元以上三百万元以下**的罚款。

20. 经营者违反规定进行有奖销售的,由监督检查部门责令停止违法行为,处**五万元以上五十万元以下**的罚款。

21. 经营者违反规定损害竞争对手商业信誉、商品声誉的,由监督检查部门责令停止违法行为、消除影响,处**十万元以上五十万元以下**的罚款;情节严重的,处五十万元以上三百万元以下的罚款。

22. 经营者违反规定妨碍、破坏其他经营者合法提供的网络产品或者服务正常运行的，由监督检查部门责令停止违法行为，处十万元以上五十万元以下的罚款；情节严重的，处五十万元以上三百万元以下的罚款。

历年考题

【A 型题】1. 按照《关于禁止商业贿赂的暂行规定》，下列行为不属于商业贿赂的是（ ）

  A. 经营者在账外暗中给予对方单位或是个人回扣

  B. 经营者以咨询费、科研费名义给对方单位或个人报销费用的

  C. 经营者以提供旅游、考察的方式对对方单位或是个人给付利益的

  D. 经营者销售商品，给付中间人佣金并如实入账的

【考点提示】D。经营者不得采用财物或者其他手段进行贿赂以销售或者购买商品。在账外暗中给予对方单位或者个人回扣的，以行贿论处；对方单位或者个人在账外暗中收受回扣的，以受贿论处。经营者销售或者购买商品，可以以明示方式给对方折扣，可以给中间人

佣金。经营者给对方折扣、给中间人佣金的，必须如实入账。接受折扣、佣金的经营者必须如实入账。

【X型题】2. 根据《关于禁止商业贿赂行为的暂行规定》，下列说法正确的有（　　）
   A. 任何单位或者个人在销售或者购买商品时不得收受或者索取贿赂
   B. 经营者销售商品，不得以明示方式给予对方折扣
   C. 购货单位或者个人在账外暗中收受回扣的，以受贿论处
   D. 在账外暗中给予购货单位或者个人回扣的，以行贿论处
   E. 经营者在商品交易中，赠送小额广告礼品的，视为商业贿赂行为

【考点提示】ACD。参见第1题【考点提示】。

第三节　消费者权益保护

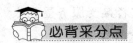
必背采分点

1. 消费者权益保护法具有的特定适用对象包括：

①消费者为生活消费需要购买、使用商品或者接受服务的,其权益保护适用消费者权益保护法。②农民购买、使用直接用于农业生产的生产资料的,参照消费者权益保护法执行。③经营者为消费者提供其生产、销售的商品或者提供服务,适用消费者权益保护法。

2. 消费者权益保护法以**保护消费者的权益**为核心。在处理消费者与经营者的关系上,经营者应当遵守消费者权益保护法的规定,该法未作规定的,应当遵守有关法律、法规的规定。

3. 消费者的权利包括**安全保障权、真情知悉权、自主选择权**、公平交易权、获取赔偿权、结社权、知识获取权、受尊重权、监督批评权。

4. 消费者在购买、使用商品和接受服务时享有**人身、财产安全不受损害**的权利。

5. 消费者在自主选择商品或者服务时,有权进行**比较、鉴别、挑选**。

6. 消费者在购买商品或者接受服务时,有权获得**质量保障、价格合理、计量正确**等公平交易条件,有权拒绝经营者的强制交易行为。

7. 消费者因购买、使用商品或者接受服务受到人身、财产损害的,享有**依法获得赔偿**的权利。

8. 消费者享有依法成立维护自身合法权益的社会组

织的权利,即**结社权**。

9. 各级人民政府对消费者协会履行职责应当予以必要的**经费**等支持。

10. 消费者在购买、使用商品和接受服务时,享有**人格尊严、民族风俗习惯得到尊重**的权利,享有**个人信息依法得到保护**的权利。

11. 消费者享有对**商品、服务、保护消费者权益工作**进行监督的权利。

12. 经营者应当保证其提供的商品或者服务符合**保障人身、财产安全**的要求。

13. 经营者发现其提供的商品或者服务存在缺陷,采取召回措施的,**经营者**应当承担消费者因商品被召回支出的必要费用。

14. 租赁他人柜台或者场地的经营者,应当标明其**真实名称、标记**。

15. 经营者提供商品或者服务,应当按照国家有关规定或者商业惯例向消费者出具**发票等购货凭证或者服务单据**。

16. 经营者提供的商品或者服务不符合质量要求的,消费者可以依照国家规定、当事人约定退货,或者要求经营者履行**更换、修理**等义务。

17. 经营者提供的商品或者服务不符合质量要求,

依照规定进行退货、更换、修理的,**经营者**应当承担运输等必要费用。

18. 经营者采用网络、电视、电话、邮购等方式销售商品,商品不符合质量要求的,消费者有权自**收到商品之日起七日内**退货,退回商品的运费由消费者承担。经营者应当自收到退回商品之日起七日内返还消费者支付的商品价款。

19. 经营者不得以**格式条款、通知、声明、店堂告示**等方式,做出排除或者限制消费者权利、减轻或者免除经营者责任、加重消费者责任等对消费者不公平、不合理的规定,不得利用格式条款并借助技术手段强制交易。

20. 采用网络、电视、电话、邮购等方式提供商品或者服务的经营者,以及提供证券、保险、银行等金融服务的经营者,应当向消费者提供**经营地址、联系方式、商品或者服务的数量和质量**、价款或者费用、履行期限和方式、安全注意事项和风险警示、售后服务、民事责任等信息。

21. 经营者收集、使用消费者个人信息,应当遵循**合法、正当、必要**的原则,明示收集、使用信息的目的、方式和范围,并经消费者同意。

22. 国家采取以下各项措施,保障消费者各项权利的实现：①听取消费者对规则制定的意见。②政府及其部门落实消费者权益保护的责任。③**抽查检验与控制缺陷产品**。④惩处违法犯罪行为。⑤及时审理相关诉讼。

23. 有关行政部门发现并认定经营者提供的商品或者服务存在缺陷，有危及人身、财产安全危险的，应当立即责令经营者采取**停止销售、警示、召回、无害化处理、销毁、停止生产或者服务**等措施。

24. **协商和解**是消费者权益争议解决的首选方式。

25. 消费者权益发生争议后，消费者与经营者对争议所持的观点和认识的差距较大。不能协商和解时，消费者可以请求**消费者协会或者依法成立的其他调解组织**居中调解，以使争议得到及时、公正的解决。

26. 消费者与经营者对调解达成协议，消费者协会或者依法成立的其他调解组织应当制作调解书，双方应**按调解书载明的内容**各自履行各自的义务。

27. 行政部门在接到消费者对购买的商品和接受服务的申诉后，在其受理和职权的范围内，应及时进行调查和取证，对经营者仅承担民事责任的，可在**自愿、合法**的前提下组织争议的双方进行调解，以使争议及时合理地解决。

28. 仲裁是指消费者和经营者在争议发生之前或争议发生之后达成协议，**自愿将消费者权益争议交由第三**

方做出裁决，以解决争议的方式。

29. 调解书与裁决书有同样的法律效力，具有强制执行力。如果一方或双方不履行义务时，债权人可以向**人民法院**申请强制执行。

30. 消费者权益争议大多属于事实清楚，证据也较为充分，权利义务关系比较明确，争议不大的简单民事案件，采用诉讼方式具有**高效、快捷、力度强**的特点，能够使案件得到彻底的解决，且有强制执行力。

31. 司法审判具有**权威性、强制性**，是解决各种争议的最后手段。

32. 消费者在购买、使用商品或者接受服务时，其合法权益受到损害，因原企业分立、合并的，可以向**变更后承受其权利义务的企业**要求赔偿。

33. 使用他人营业执照的违法经营者提供商品或者服务，损害消费者合法权益的，消费者可以向其要求赔偿，也可以向**营业执照的持有人**要求赔偿。

34. 网络交易平台提供者明知或者应知销售者或者服务者利用其平台侵害消费者合法权益，未采取必要措施的，依法与该销售者或者服务者承担**连带责任**。

35. 广告经营者、发布者发布虚假广告的，消费者可以请求**行政主管部门**予以惩处。

36. 广告经营者、发布者设计、制作、发布有关消费者生命健康商品或者服务的虚假广告，造成消费者损害的，应当<u>与提供该商品或者服务的经营者承担连带责任</u>。

37. 消费者向有关行政部门投诉的，该部门应当<u>自收到投诉之日起七个工作日内</u>，予以处理并告知消费者。

38. 对侵害众多消费者合法权益的行为，中国消费者协会以及在省、自治区、直辖市设立的消费者协会，可以向<u>人民法院</u>提起诉讼。

历年考题

【A型题】1. 根据《中华人民共和国消费者权益保护法》，消费者有权要求经营者提供检验合格证明，这在消费者权利中属于（　　）

　　A. 公平交易权　　　　B. 监督批评权
　　C. 真情知悉权　　　　D. 受尊重权

【考点提示】C。真情知悉权是指消费者享有知悉其购买、使用的商品或者接受的服务的真实情况的权利。消费者有权根据商品或者服务的不同情况，要求经营者提供商品的价格、产地、生产者、用途、性能、规格、等级、主要成分、生产日期、有效期限、检验合格证明、使用方法说明书、售后服务，或者服务的内容、规格、费用等有关情况。

【A型题】2. 根据《中华人民共和国消费者权益保护法》,关于消费者权利的说法,错误的是(　　)

A. 消费者享有自主选择商品或者服务的权利

B. 消费者在购买、使用商品或者接受服务时,享有要求回扣的权利

C. 消费者享有知悉其购买、使用的商品或者接受服务的真实情况的权利

D. 消费者在购买使用商品和接受服务时享有人身、财产安全不受损害的权利

E. 消费者因购买、使用商品或者接受服务受到人身、财产损害的,享有依法获得赔偿的权利

【考点提示】B。消费者享有自主选择商品或者服务的权利。消费者在购买商品或者接受服务时,有权获得质量保障、价格合理、计量正确等公平交易条件,有权拒绝经营者的强制交易行为。消费者享有知悉其购买、使用的商品或者接受的服务的真实情况的权利。消费者在购买、使用商品和接受服务时享有人身、财产安全不受损害的权利。消费者因购买、使用商品或者接受服务受到人身、财产损害的,享有依法获得赔偿的权利。

【B型题】(3~4题共用选项)

A. 请求消费者协会组织调解

B. 与经营者协商和解

C. 向有关行政部门申请行政裁决

D. 向人民法院提起诉讼

3. 消费者和经营者发生消费者权益争议的解决途径中，不包括(　　)

4. 消费者和经营者发生消费者权益争议的解决途径中，其结果具有强制执行力的最后解决手段是(　　)

【考点提示】C、D。消费者和经营者发生消费者权益争议的，可以通过下列途径解决：①与经营者协商和解。②请求消费者协会或者依法成立的其他调解组织调解。③向有关行政部门投诉。④提请仲裁。⑤向人民法院提起诉讼。消费者和经营者发生消费者权益争议的，不包括向有关行政部门申请行政裁决。向人民法院提起诉讼是解决各种争议的最后手段。

【X型题】5. 根据《消费者权益保护法》，提供商品和服务的经营者应当承担的义务包括(　　)

　　A. 经营者收集、使用消费者个人信息应遵循合法、正当、必要的原则，明示收集、使用信息的目的、方式和范围，并经消费者同意

　　B. 经营者不得采用格式条款提请消费者注意商品或服务质量、价款、履行期限、安全注意

事项和风险警示

C. 经营者向消费者提供有关商品或服务质量、性能、用途、有效期限等信息,应真实、全面,不得做虚假或引人误解的宣传

D. 经营者应当保证其提供的商品或服务符合保障人身、财产安全的要求

【考点提示】ACD。经营者不得以格式条款、通知、声明、店堂告示等方式,做出排除或者限制消费者权利、减轻或者免除经营者责任、加重消费者责任等对消费者不公平、不合理的规定,不得利用格式条款并借助技术手段强制交易。

第十章 药品安全法律责任

第一节 药品安全法律责任概述

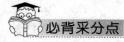必背采分点

1. 药品安全法律责任是指由于违反药品法律法规所应承担的法律后果,其包括的构成要素有:①以存在**违法行为**为前提。②有法律明文规定。③有国家强制力保证执行。④由专门机关追究。

2. 药品安全法律责任是违反药品法律法规的结果。只有在构成**违法**的前提下,行为人才应该承担相应的法律责任。

3. 只有**药品法律、法规对于行为人违法行为所承担的不利后果做了明确规定**的,才能依法追究行为人的法律责任。

4. 如果违法行为主体拒绝履行其相应的法律责任,可以运用**国家强制力**保证其履行。

5. 根据行为人违反药品法律法规的性质和社会危害程度的不同，可将药品安全法律责任分为**刑事责任、民事责任、行政责任**。

6. 药品安全刑事责任，是指行为人违反了药品管理法律法规，侵犯了国家的药品管理制度，侵犯了不特定多数人的健康权利，构成犯罪时，由**司法机关**依照《中华人民共和国刑法》（简称《刑法》）的规定，对其依法追究法律责任。

7. 刑事责任是基于行为人实施了《刑法》明文规定的犯罪行为而产生的，其确立的依据是**行为人实施的行为符合犯罪的构成要件**。

8. 刑事责任具有**鲜明的惩罚性**，是对当事人最为严厉的一种制裁手段。

9. 刑事责任实现的方式表现为刑法所规定的各类以**限制或者剥夺行为人的自由和生命**为主的刑罚。

10. 根据《刑法》规定，实现刑事责任的方式是**刑罚**。

11. 刑罚是国家审判机构依照刑法的规定，剥夺犯罪分子某种权益直至生命的一种强制行为，分为**主刑、附加刑**。

12. 刑罚的主刑包括**管制、拘役、有期徒刑、无期徒刑、死刑**，它们只能单独适用。

13. 刑罚的附加刑有**罚金、剥夺政治权利、没收财产**，它们可以附加适用，也可以独立适用。

14. 我国《刑法》对违反药品法律、法规的犯罪行为的刑事责任作了明确规定，规定了相关罪名，如**生产、销售假药罪，生产、销售劣药罪，非法提供麻醉药品、精神药品罪**等。

15. 因产品存在缺陷造成损害请求赔偿的诉讼时效期间为两年，自**当事人知道或者应当知道其权益受到损害时**起计算。

16. 根据我国现行药品法律法规的规定，药品行政责任主要包括**行政处罚、行政处分**两种。

17. 行政处罚指药品监督管理部门在职权范围内对**违反药品法律法规但尚未构成犯罪的**行政相对人所实施的行政制裁。

18. 行政处分指由有管辖权的国家机关或企事业单位依据**行政隶属关系**对违法失职人员给予的一种行政制裁。

19. 行政处分的种类主要有**警告、记过、记大过、降级、撤职、开除**六种。

历年考题

【A型题】1. 对违反药品法律法规但尚未构成犯罪

的,药品监督管理部门应依法给予行政处罚,下列属于行政处罚种类的是( )

A. 管制 B. 罚金
C. 没收违法所得 D. 撤职

【考点提示】 C。行政处罚的种类主要有警告、罚款、没收非法财物、没收违法所得、责令停产停业、暂扣或吊销有关许可证等。

【B型题】(2~3题共用选项)

A. 行政处分 B. 民事责任
C. 刑事责任 D. 行政处罚

2. "情节严重的,取消其药物临床试验机构的资格",其中的"取消其药物临床试验机构资格"属于( )

3. "对受试对象造成损害的,药物临床试验机构依法承担治疗和赔偿责任"属于( )

【考点提示】 D、B。行政处罚的种类,可分为人身罚、资格罚、财产罚、声誉罚四类。资格罚,是指行政主体限制、暂停或剥夺做出违法行为的行政相对人某种行为能力或资格的处罚措施。根据《行政处罚法》规定,资格罚主要包括责令停产停业、吊销许可证或者执照等。药品安全民事责任主要是产品责任,即生产者、销售者因生产、销售缺陷产品致使他人遭受人身伤害、财产损失,而应承担的赔偿损失、消除危险、停止侵害等责任的特殊侵权民事责任。

【B型题】(4~6题共用选项)

A. 民事责任　　　　B. 刑事责任
C. 行政处罚　　　　D. 行政处分

4. 吊销许可证属于(　　)
5. 责令停产停业属于(　　)
6. 因药品缺陷向患者赔偿属于(　　)

【考点提示】C、C、A。行政处罚的种类主要有警告、罚款、没收非法财物、没收违法所得、责令停产停业、暂扣或吊销有关许可证等。药品安全民事责任主要是产品责任,即生产者、销售者因生产、销售缺陷产品致使他人遭受人身伤害、财产损失,而应承担的赔偿损失、消除危险、停止侵害等责任的特殊侵权民事责任。

第二节　生产、销售假药、劣药的法律责任

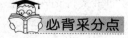

必背采分点

1. 《药品管理法》第48条规定,有下列情形之一

的为假药:①**药品所含成分与国家药品标准规定的成分不符的**;②以非药品冒充药品或者以他种药品冒充此种药品的。

2. 擅自委托或者接受委托生产药品的,对委托方和受托方均依照**生产、销售假药**的法律责任给予处罚。

3. 根据《药品管理法》第73条的规定,对生产、销售假药的单位,没收违法生产、销售的药品和违法所得,并处**违法生产、销售药品货值金额二倍以上五倍以下**的罚款;有药品批准证明文件的予以撤销,并责令停产、停业整顿;情节严重的,吊销"药品生产许可证""药品经营许可证"或者"医疗机构制剂许可证"。构成犯罪的,依法追究刑事责任。

4. 生产、销售假药,具有下列情形之一的,应当认定为有"其他严重情节":①造成较大突发公共卫生事件的;②**生产、销售金额二十万元以上不满五十万元的**;③生产、销售金额十万元以上不满二十万元,并具有本解释第1条规定的应当酌情从重处罚情形之一的;④根据生产、销售的时间、数量、假药种类等,应当认定为情节严重的。

5. 根据《关于办理危害药品安全刑事案件适用法律若干问题的解释》的规定,以生产、销售假药为目的,实施下列行为之一的,应当认定为"生产"假药:①**合**

成、精制、提取、储存、加工炮制药品原料的行为；②将药品原料、辅料、包装材料制成成品过程中，进行配料、混合、制剂、储存、包装的行为；③印制包装材料、标签、说明书的行为。

6. 对于医疗机构、医疗机构工作人员明知是假药而有偿提供给他人使用，或者为出售而购买、储存的行为，应当认定为**"销售"假药**。

7. 2017年9月1日起施行的《最高人民法院、最高人民检察院关于办理药品、医疗器械注册申请材料造假刑事案件适用法律若干问题的解释》（法释〔2017〕15号）规定，药品注册申请单位的工作人员在药物非临床研究或者药物临床试验过程中故意使用虚假试验用药品的，以**生产、销售假药罪**定罪处罚。

8. 药品注册申请单位的工作人员指使药物非临床研究机构、药物临床试验机构、合同研究组织的工作人员提供"情节严重"的虚假药物非临床研究报告、药物临床试验报告及相关材料的，以**提供虚假证明文件罪的共同犯罪**论处。

9. 《关于办理危害药品安全刑事案件适用法律若干问题的解释》规定了应当酌情从重处罚的七种情形，并规定对犯生产、销售假药罪的，一般应当依法判处**生产、销售金额二倍以上的罚金**。

10. 在<u>自然灾害、事故灾难、公共卫生事件、社会安全事件</u>等突发事件期间,生产、销售用于应对突发事件的假药的,应当从重处罚。

11. 根据《药品管理法实施条例》第 71 条的规定,生产没有国家药品标准的中药饮片,不符合<u>省、自治区、直辖市人民政府药品监督管理部门制定的炮制规范</u>的;医疗机构不按照省、自治区、直辖市人民政府药品监督管理部门批准的标准配制制剂的,按照生产劣药论处。

12. 根据《药品管理法》第 74 条的规定,生产、销售劣药的,没收违法生产、销售的药品和违法所得,并处<u>违法生产、销售药品货值金额一倍以上三倍以下的罚款</u>;情节严重的,责令停产、停业整顿或者撤销药品批准证明文件,吊销"药品生产许可证""药品经营许可证"或者"医疗机构制剂许可证";构成犯罪的,依法追究刑事责任。

13. 生产、销售劣药,致人死亡,或者具有下列情形之一的,应当认定为"后果特别严重":①致人重度残疾的;②造成三人以上重伤、中度残疾或者器官组织损伤导致严重功能障碍的;③造成五人以上轻度残疾或者器官组织损伤导致一般功能障碍的;④<u>造成十人以上轻伤的</u>;⑤造成重大、特别重大突发公共卫生事件的。

14. 根据最高人民检察院、公安部《关于公安机关管辖的刑事案件立案追诉标准的规定(一)》,生产销售假冒、伪劣产品行为的立案标准为：①**伪劣产品销售金额五万元以上的**；②伪劣产品尚未销售，货值金额十五万元以上的；③伪劣产品销售金额不满五万元，但将已销售金额乘以三倍后，与尚未销售的伪劣产品货值金额合计十五万元以上的。

15. 根据《药品管理法》第76条的规定，知道或者应当知道属于假劣药品而为其提供运输、保管、仓储等便利条件的，没收全部运输、保管、仓储的收入，并处**违法收入百分之五十以上三倍以下**的罚款；构成犯罪的，依法追究刑事责任。

16. 最高人民法院、最高人民检察院《关于办理危害药品安全刑事案件适用法律若干问题的解释》规定，明知他人生产、销售假药、劣药，而提供生产、经营场所、设备或者运输、储存、保管、邮寄、网络销售渠道等便利条件的，以**生产、销售假药、劣药的共同犯罪**论处。

17. 共同犯罪的，对各共同犯罪人合计判处的罚金应当在**生产、销售假药、劣药金额的两倍以上**。

历年考题

【A型题】1. 根据《最高人民法院、最高人民检察院关于办理危害药品分定刑事案件适用法律若干问题的

解释》，在生产、销售假药的刑事案件中，下列情形不属于"酌情从重处罚"的是（　　）

A. 生产的假药属于疫苗的
B. 生产的假药属于注射剂的
C. 医疗机构工作人员销售假药的
D. 药品检验机构工作人员销售假药的

【考点提示】D。应当酌情从重处罚的情形包括：①生产、销售的假药以孕产妇、婴幼儿、儿童或者危重病人为主要使用对象的；②生产、销售的假药属于麻醉药品、精神药品、医疗用毒性药品、放射性药品、避孕药品、血液制品、疫苗的；③生产、销售的假药属于注射剂药品、急救药品的；④医疗机构、医疗机构工作人员生产、销售假药的；⑤在自然灾害、事故灾难、公共卫生事件、社会安全事件等突发事件期间，生产、销售用于应对突发事件的假药的；⑥两年内曾因危害药品安全违法犯罪活动受过行政处罚或者刑事处罚的；⑦其他应当酌情从重处罚的情形。

【A型题】2. 根据最高人民法院、最高人民检察院发布的《关于办理危害药品安全刑事案件适用法律若干问题的解释》生成，销售劣药造成下列情形，应认定为"对人体健康造成严重危害"的是（　　）

A. 造成轻伤或重伤的
B. 造成重度残疾的
C. 进成五人以上轻度残疾的
D. 造成重大突发公共卫生事件的

【考点提示】A。生产、销售假药,具有下列情形之一的,应当认定为"对人体健康造成严重危害":①造成轻伤或者重伤的;②造成轻度残疾或者中度残疾的;③造成器官组织损伤导致一般功能障碍或者严重功能障碍的;④其他对人体健康造成严重危害的情形。

【A型题】3. 违法生产、销售假药的企业,其直接负责的主管人员和其他负责任人员在一定年限内不得从事药品生产、经营活动,根据《中华人民共和国药品管理法》的相关规定,这个年限是(　　)

A. 5 年　　　　　　　B. 8 年
C. 10 年　　　　　　 D. 15 年

【考点提示】C。根据《中华人民共和国药品管理法》第75条第1款的规定,从事生产、销售假药的企业或者其他单位,其直接负责的主管人员和其他直接责任人员十年内不得从事药品生产、经营活动。

【A型题】4. 某省中药饮片生产企业生产的某中药饮片，其标签标示"功能主治：清热平肝、提升免疫力、抗癌"，与本省中药饮片炮制规范注明的功能主治"清热、平肝"不符，该批药品经抽样检验均符合规定。该批中药饮片应定性为（　　）

　　A. 合格药品

　　B. 按劣药论处

　　C. 违反说明书和标签管理规定的药品

　　D. 按假药论处

【考点提示】 D。按照《药品管理法》第48条的规定，药品所标明的适应证或者功能主治超出规定范围的，按假药论处。

【A型题】5. 通过改换包装而改变原生产日期和生产批号的药品，应当定性为（　　）

　　A. 假药　　　　　　B. 劣药

　　C. 按假期论处　　　D. 按劣药论处

　　E. 过期药品

【考点提示】 D。有下列情形之一的药品，按劣药论处：①未标明有效期或者更改有效期的；②不注明或者更改生产批号的；③超过有效期的；④直接接触药品的包装材料和容器未经批准的；⑤擅自添加着色剂、防腐剂、香料、矫味剂及辅料的;⑥其他不符合药品标准规定的。

【B型题】(6~8题共用选项)

　　A. 后果特别严重
　　B. 其他严重情节
　　C. 对人体健康造成严重危害
　　D. 其他特别严重
6. 生产、销售劣药,致人重度残疾,属于(　　)
7. 生产、销售假药,造成轻伤的,属于(　　)
8. 生产、销售假药,造成较大突发公共卫生事件的,属于(　　)

【考点提示】A、C、D。生产、销售劣药,致人死亡,或者致人重度残疾的,应当认定为"后果特别严重"。生产、销售假药,造成轻伤或者重伤的,应当认定为"对人体健康造成严重危害"。生产、销售假药,造成较大突发公共卫生事件的,应当认定为有"其他严重情节"。

【B型题】(9~10题共用选项)

　　A. 构成犯罪,追究刑事责任时酌情从重处罚
　　B. 构成犯罪,追究刑事责任时加重处罚
　　C. 未构成犯罪,在行政处罚时应从重处罚

D. 未构成犯罪，在行政处罚时加重处罚

根据《中华人民共和国药品管理法》《中华人民共和国刑法》《关于办理危害药品安全刑事案件适用法律若干问题的解释》

9. 对生产、销售以孕产妇、婴幼儿及儿童为主要对象的假药，但还不能认定为"对人体健康造成严重危害"，其法律责任是（　　）

10. 生产、销售劣药，有拒绝、逃避监督检查的行为，但还不能认定为"对人体健康造成严重危害"，其法律责任是（　　）

【考点提示】A、C。根据《药品管理法实施条例》第七十九条第二款的规定，生产、销售以孕产妇、婴幼儿及儿童为主要使用对象的假药，但还不能认定为"对人体健康造成严重危害"的，从重处罚。生产、销售假、劣药的，拒绝、逃避监督检查，或者伪造、销毁、隐匿有关证据材料的，或者擅自动用查封、扣押物品的，但还不能认定为"对人体健康造成严重危害"，由药品监督管理部门在《药品管理法》和《药品管理法实施条例》规定的处罚幅度内从重处罚。

【C型题】（11～14题共用题干）

某市药品监督管理部门在日常检查中发现，某药品生产企业库存的复方氨基酸胶囊的生产批号,由"140509"更改为"150706"并出厂销售。另有某医疗机构工作人员丁某,明知该药品生产企业行为的实际情况,为该科室购买该批复方氨基酸胶囊并有发热患者使用。经查,该药品生产企业销售该批药品的金额为10万元。但未收到该药品造成的健康损害的报告,不足以认定为"对人体健康造成严重危害"。

11. 上述信息中更改生产批号的复方氨基酸胶囊应认定为(　　)

　　A. 假药　　　　　　　B. 按劣药论处
　　C. 劣药　　　　　　　D. 按假药论处

12. 根据上述信息,该药品生产企业刑事责任的认定,正确的是(　　)

　　A. 构成生产、销售假药罪
　　B. 构成生产、销售伪劣产品罪
　　C. 构成生产、销售劣药罪
　　D. 构成无证生产、经营药品罪

13. 关于上述信息中的药品生产企业和主要责任人可能承担的法律责任的说法,正确的是(　　)

　　A. 直接负责的主管人员和其他直接责任人员5年内不得从事药品生产、经营活动
　　B. 只需承担行政责任,不需要承担刑事责任

C. 按生产销售假药罪，处三年以上十年以下有期徒刑，并处罚金
D. 按生产销售伪劣产品罪承担刑事责任

14. 上述信息中的医疗机构工作人员丁某的行为可以认定为（　　）

A. 生产假药　　　　　　B. 销售假药
C. 销售劣药　　　　　　D. 生产劣药

【考点提示】B、B、B、C。

11. 根据《药品管理法》的规定，不注明或者更改生产批号的按劣药论处。

12. 在生产、销售劣药尚不足以认定为"对人体健康造成严重危害"时，可能因为销售金额或货值金额符合生产、销售伪劣产品罪的构成要件，而构成生产、销售伪劣产品罪。

13. 本题中的药品生产企业和主要责任人只需承担行政责任，不需要承担刑事责任。根据《药品管理法》第74条规定，生产、销售劣药的，没收违法生产、销售的药品和违法所得，并处违法生产、销售药品货值金额一倍以上三倍以下的罚款；情节严重的，责令停产、停业整顿或者撤销药品批准证明文件，吊销"药品生产许可证""药品经营许可证"或者"医疗机构制剂许可证"；构成犯罪的，依法追究刑事责任。

14. 对于医疗机构、医疗机构工作人员明知是劣药而有偿提供给他人使用，或者为出售而购买、储存的行为，应当认定为"销售"劣药。

【C型题】（15～17题共用题干）

在一个研讨班上，学员对假劣药情形、使用法律和法律责任展开了讨论。讨论的情形主要包括四个：一是采用多加矫味剂生产儿童退热药；二是多加药用淀粉少用主药生产降压药；三是部分药品超过有效期；四是某抗菌药物的外包装上标示的适应证与批准的药品说明书中适应证表述不一致，其外包装上添加了可以作为前列腺炎的二线用药的适应证等。

15. 上述信息中所指的四种情形，应按假药或假药论处的是（　　）

A. 多加矫味剂生产儿童退热药

B. 多加药用淀粉生产降压药

C. 药品超过有效期

D. 外包装上标示的适应证超过批准的说明书内容的

16. 上述信息中所指的生产假劣药情形，属于在处罚幅度内从重处罚的是（　　）

A. 多加药用淀粉生产降压药

B. 药品超过有效期
C. 外包装上标示的适应证超过批准的说明书内容的
D. 多加矫味剂生产儿童退热药

17. 针对第四种情形，如果所在企业生产金额达到100余万元，已经销售金额达到15万元，但尚未造成人员的伤害和死亡，应该认定为(　　)
A. 足以危害人体健康
B. 其他特别严重情节
C. 对人体健康造成严重危害
D. 其他严重情节

【考点提示】D、D、B。

15. 参见第4题【考点提示】。

16. 根据《药品管理法实施条例》第79条的规定，生产、销售假药，有下列行为之一的，从重处罚：①以麻醉药品、精神药品、医疗用毒性药品、放射性药品冒充其他药品，或者以其他药品冒充上述药品的；②生产、销售以孕产妇、婴幼儿及儿童为主要使用对象的假药的；③生产、销售的生物制品、血液制品属于假药的；④生产、销售假药，造成人员伤害后果的；⑤生产、销售假药，经处理后重犯的；⑥拒绝、逃避监督检查，或者伪造、销毁、隐匿有关证据材料的，或者擅自动用查封、扣押物品的。

17. 生产、销售假药，具有下列情形之一的，应当认定为有"其他特别严重情节"：①致人重度残疾的；②造成三人以上重伤、中度残疾或者器官组织损伤导致严重功能障碍的；③造成五人以上轻度残疾或者器官组织损伤导致一般功能障碍的；④造成十人以上轻伤的；⑤造成重大、特别重大突发公共卫生事件的；⑥生产、销售金额五十万元以上的；⑦生产、销售金额二十万元以上不满五十万元，并具有本解释第1条规定的应当酌情从重处罚情形之一的；⑧根据生产、销售的时间、数量、假药种类等，应当认定为情节特别严重的。

【C型题】（18～20题共用题干）

余某，现年35岁，2004年药学专业大学本科毕业，到某市人民医院药剂科工作。2010年经国家执业药师资格考试取得执业药师资格。2011年，碍于情面利用自己的证件替亲戚李某办理"药品经营许可证""执业药师注册证"，并担任药店负责人，但不参与实际经营。2013年因为酒后驾车被罚款，并暂扣驾驶证1个月。2015年3月该药店因故意销售假药"筋骨丹"300瓶和"喘立消丸"400瓶，被市食品药品监督管理局查获并移送公安机关处理。

18. 余某的行为符合执业药师资格制度相关规定的是(　　)
   A. 担任药店负责人但不参与药品质量管理
   B. 替亲戚办理"药品经营许可证",并担任药店负责人
   C. 作为医疗机构药剂人员参加考试并取得执业药师资格证书
   D. 在担任医疗机构药剂人员同时,在药店挂证担任执业药师

19. 关于余某酒驾行为所受的法律责任以及对于执业药师执业影响的说法,正确的是(　　)
   A. 因酒驾受到的处罚属于行政处罚,但不属于应办理注销注册的情形
   B. 因酒驾受到的处罚属于行政处罚,应由执业药师注册机构收缴注册证书并注销注册
   C. 因酒驾受到的处罚属于刑事处罚,应由执业药师注册机构收缴注册证书并注销注册
   D. 因酒驾受到的处罚属于刑事处罚,但还不属于应当办理注销注册的情形

20. 关于药店销售假药,余某对此应当承担的法律责任是(　　)
   A. 余某未参与实际经营,不负法律责任

B. 因销售药品未造成严重后果，余某不需要负刑事责任
C. 余某作为直接负责人犯销售假药罪
D. 因销售药品数量较少，数额较小，余某未构成销售假药罪

【考点提示】C、A、C。余某作为药剂人员参加执业药师考试并取得证书是符合规定的。因酒驾受到的处罚属于行政处罚，但不属于应办理注销注册的情形。单位犯生产、销售假药罪的，对单位判处罚金，并对其直接负责的主管人员和其他直接责任人员，依照自然人犯生产、销售假药罪的定罪量刑标准处罚。

第三节 违反药品监督管理规定的法律责任

必背采分点

1. 根据《药品管理法》第 72 条的规定，未取得"药品生产许可证""药品经营许可证"或者"医疗机构制剂许可证"的企业生产药品、经营药品的，依法予以取缔，没收违法生产、销售的药品和违法所得，并处**违法生产、销售的药品货值金额二倍以上五倍以下**的罚款；构成犯罪的，依法追究刑事责任。

2. 药品生产企业、药品经营企业和医疗机构变更药品生产、经营许可事项,应当办理变更登记手续而未办理的,由**原发证部门**给予警告,责令限期补办变更登记手续;逾期不补办的,宣布其"药品生产许可证""药品经营许可证"和"医疗机构制剂许可证"无效;仍从事药品生产经营活动的,依照《药品管理法》第72条的规定处罚。

3. 根据《药品管理法》第79条的规定,药品生产企业、药品经营企业、医疗机构从无"药品生产许可证""药品经营许可证"的企业购进药品的,责令改正,没收违法购进的药品,并处**违法购进药品货值金额二倍以上五倍以下**的罚款;有违法所得的,没收违法所得;情节严重的,吊销"药品生产许可证""药品经营许可证"或者医疗机构执业许可证书。

4. 根据《药品管理法》第78条的规定,药品的生产企业、经营企业、药物非临床安全性评价研究机构、药物临床试验机构未按照规定实施《药品生产质量管理规范》、《药品经营质量管理规范》、药物非临床研究质量管理规范、药物临床试验质量管理规范的,**给予警告,责令限期改正**;逾期不改正的,责令停产、停业整顿,并处五千元以上两万元以下的罚款;情节严重的,吊销"药品生产许可证""药品经营许可证"和药物临床试验机构的资格。

5. 行政许可具有**法律效力**，它解除了行政相对人从事特定活动的禁止，赋予了行政相对人相应的权利。

6. 根据《药品管理法》第81条的规定，伪造、变造、买卖、出租、出借许可证或者药品批准证明文件的，**没收违法所得，并处违法所得一倍以上三倍以下的罚款**；没有违法所得的，处两万元以上十万元以下的罚款；情节严重的，并吊销卖方、出租方、出借方的"药品生产许可证""药品经营许可证""医疗机构制剂许可证"或者撤销药品批准证明文件；构成犯罪的，追究刑事责任。

7. 根据《药品管理法》第82条的规定，违反《药品管理法》的规定，提供虚假的证明、文件资料、样品或者采取其他欺骗手段取得"药品生产许可证""药品经营许可证""医疗机构制剂许可证"或者药品批准证明文件的，吊销"药品生产许可证""药品经营许可证""医疗机构制剂许可证"或者撤销药品批准证明文件，**五年内**不受理其申请，并处一万元以上三万元以下的罚款。

8. 根据《药品管理法》第89条的规定：药品的生产企业、经营企业、医疗机构在药品购销中暗中给予、收受回扣或者其他利益的，药品的生产企业、经营企业或者其代理人给予使用其药品的医疗机构的负责人、药品采购人员、医师等有关人员以财物或者其他利益的，由工商行政管理部门处一万元以上二十万元以下的罚款，有违法所得的，予以没收；情节严重的，由**工商行**

政管理部门**吊销药品生产企业、药品经营企业的营业执照，并通知药品监督管理部门，由**药品监督管理部门**吊销其"药品生产许可证""药品经营许可证"；构成犯罪的，依法追究刑事责任。

9. 药品不良反应，是指合格药品在正常用法用量下出现的**与用药目的无关的有害反应**。

10. 药品不良反应报告和监测，是指药品不良反应的**发现、报告、评价、控制**的过程。

11. 根据《药品不良反应报告和监测管理办法》第58条的规定，药品生产企业未按照规定建立药品不良反应报告和监测管理制度，或者无专门机构、专职人员负责本单位药品不良反应报告和监测工作的，由**所在地药品监督管理部门**给予警告，责令限期改正，可以并处五千元以上三万元以下的罚款。

12. 药品生产企业未按照要求提交定期安全性更新报告，或未按照要求开展重点监测的，按照《药品注册管理办法》的规定**对相应药品不予再注册**。

13. 根据《药品不良反应报告和监测管理办法》第59条的规定，药品经营企业有下列违规情形之一的，由所在地药品监督管理部门给予警告，责令限期改正；逾期不改的，处三万元以下的罚款：①**无专职或者兼职人员负责本单位药品不良反应监测工作的**；②未按照要求开展药品不良反应或者群体不良事件报告、调查、评价和处理的;③不配合严重药品不良反应或者群体不良事件相关调查工作的。

14. 卫生行政部门对医疗机构做出行政处罚决定的,应当及时通报**同级药品监督管理部门**。

15. 药品生产企业履行召回义务,通常还需要**药品经营企业、使用单位**履行相关义务。

16. 根据《药品召回管理办法》第30条的规定,药品生产企业发现药品存在安全隐患而不主动召回药品的,责令召回药品,并处应召回药品**货值金额3倍**的罚款;造成严重后果的,由原发证部门撤销药品批准证明文件,直至吊销药品生产许可证。

17. 药品生产企业违反《药品召回管理办法》,未在规定时间内通知药品经营企业、使用单位停止销售和使用需召回药品的,未按照药品监督管理部门要求采取改正措施或召回药品的,由所在地药品监督管理部门予以警告,责令限期改正,并处**3万元以下罚款**。

18. 根据《药品召回管理办法》第35条的规定,药品生产企业未按照规定提交**药品召回的调查评估报告和召回计划、药品召回进展情况和总结报告**的,予以警告,责令限期改正;逾期未改正的,处2万元以下罚款。

19. 根据《药品召回管理办法》第36条的规定,药品经营企业、使用单位发现经营、使用的药品存在安全隐患,未立即停止销售或使用的,**责令停止销售和使用,并**

处一千元以上五万元以下罚款；造成严重后果的，由原发证部门吊销药品经营许可证或者其他许可证。

20. 根据《药品召回管理办法》第37条的规定，药品经营企业、使用单位拒绝配合药品生产企业或者药品监督管理部门开展有关药品安全隐患调查、拒绝协助药品生产企业召回药品的，**予以警告，责令改正，可以并处两万元以下罚款**。

21. 根据《药品管理法》第80条的规定，进口已获得药品进口注册证书的药品，未按照《药品管理法》规定向**允许药品进口的口岸所在地的药品监督管理部门**登记备案的，给予警告，责令限期改正；逾期不改正的，撤销进口药品注册证书。

22. 根据《药品管理法》第83条的规定，医疗机构将其配制的制剂在市场销售的，责令改正，没收违法销售的制剂，并处违法销售制剂**货值金额1倍以上3倍以下**的罚款；有违法所得的，没收违法所得。

23. 药品生产企业、药品经营企业生产、经营的药品及医疗机构配制的制剂，其包装、标签、说明书违反《药品管理法》及《药品管理法实施条例》规定，除依法应当**按照假药、劣药论处**之外，责令改正，给予警告；情节严重的，撤销该药品的批准证明文件。

药品安全法律责任 第十章

历年考题

【A 型题】1. 关于伪造、变造、买卖、出租、出借药品经营许可证法律责任叙述错误的是（　　）

  A. 有违法所得的，没收违法所得并处一倍以上三倍以下罚款
  B. 没有违法所得的，处一万以上十万以下的罚款
  C. 情节严重的，撤销药品批准证明文件
  D. 构成犯罪的，追究刑事责任

【考点提示】B。根据《药品管理法》第81条的规定，伪造、变造、买卖、出租、出借许可证或者药品批准证明文件的，没收违法所得，并处违法所得一倍以上三倍以下的罚款；没有违法所得的，处两万元以上十万元以下的罚款；情节严重的，并吊销卖方、出租方、出借方的"药品生产许可证""药品经营许可证""医疗机构制剂许可证"或者撤销药品批准证明文件；构成犯罪的，追究刑事责任。

【X 型题】2. 根据《药品不良反应报告和监测管理办法》，应由卫生行政部门给予行政处罚的有（　　）

  A. 医疗机构无专职或兼职人员负责本单位的药品不良反应监测工作
  B. 医疗机构未按照要求开展药品不良反应或药

品群体不良事件报告、调查、评价和处理

C. 医疗机构不配合严重药品不良反应和药品群体不良事件相关调查

D. 医疗机构没有向相关部门提交定期安全性更新报告

【考点提示】ABC。根据《药品不良反应报告和监测管理办法》第六十条的规定，医疗机构有下列违规情形之一的，由所在地卫生行政部门给予警告，责令限期改正；逾期不改的，处三万元以下的罚款。情节严重并造成严重后果的，由所在地卫生行政部门对相关责任人给予行政处分：①无专职或者兼职人员负责本单位药品不良反应监测工作的；②未按照要求开展药品不良反应或者群体不良事件报告、调查、评价和处理的；③不配合严重药品不良反应和群体不良事件相关调查工作的。

第四节　违反特殊管理药品规定的法律责任

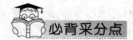

1. 为保证麻醉药品和精神药品的合法、安全、合理使用，防止流入非法渠道，国家对麻醉药品和精神药品实行**定点生产、定点经营**制度。

2. 根据《麻醉药品和精神药品管理条例》第 67 条的规定，定点生产企业违反麻醉药品和精神药品管理规定，**未按照麻醉药品和精神药品年度生产计划安排生产的**，由药品监督管理部门责令限期改正，给予警告，并没收违法所得和违法销售的药品；逾期不改正的，责令停产，并处五万元以上十万元以下的罚款；情节严重的，取消其定点生产资格。

3. 根据《麻醉药品和精神药品管理条例》第 68 条的规定，定点批发企业违反规定销售麻醉药品和精神药品，或者违反规定经营**麻醉药品原料药和第一类精神药品原料药**的，由药品监督管理部门责令限期改正，给予警告，并没收违法所得和违法销售的药品；逾期不改正的，责令停业，并处违法销售药品货值金额两倍以上五倍以下的罚款；情节严重的，取消其定点批发资格。

4. 根据《麻醉药品和精神药品管理条例》第 69 条的规定，定点批发企业违反麻醉药品和精神药品的管理规定，**未保证供药责任区域内的麻醉药品和第一类精神药品供应的**，由药品监督管理部门责令限期改正，给予警告；逾期不改正的，责令停业，并处两万元以上五万元以下的罚款；情节严重的，取消其定点批发资格。

5. 根据《麻醉药品和精神药品管理条例》第 70 条的规定，第二类精神药品零售企业违反规定储存、销售或者销毁第二类精神药品的,由药品监督管理部门**责令限期改正,给予警告,并没收违法所得和违法销售的药品**;逾期不改正的,责令停业,并处五千元以上两万元以下的罚款;情节严重的,取消其第二类精神药品零售资格。

6. 根据《麻醉药品和精神药品管理条例》第72条的规定,取得印鉴卡的医疗机构违反《麻醉药品和精神药品管理条例》的规定,**未依规定保存麻醉药品和精神药品专用处方或未依规定进行处方专册登记的**,由设区的市级卫生主管部门责令限期改正,给予警告;逾期不改正的,处五千元以上一万元以下罚款,情节严重的,吊销其印鉴卡并处分主管人员和责任人员。

7. 根据《麻醉药品和精神药品管理条例》第73条第1款的规定,具有麻醉药品和第一类精神药品处方资格的执业医师违反规定开具相关处方,或未按临床应用指导原则使用麻醉药品和第一类精神药品的,由**其所在医疗机构**取消其麻醉药品和第一类精神药品处方资格,造成严重后果的,由原发证机关吊销其执业证书。

8. 根据《麻醉药品和精神药品管理条例》第73条第2款的规定,未取得麻醉药品和第一类精神药品处方资格的执业医师擅自开具麻醉药品和第一类精神药品处方的,由**县级以上卫生主管部门**给予警告,暂停执业活动;造成严重后果的,吊销其执业证书;构成犯罪的,依法追究刑事责任。

9. 根据《麻醉药品和精神药品管理条例》第 73 条第 3 款的规定，处方的调配人、核对人违反规定，未对麻醉品和第一类精神药品处方进行核对，造成严重后果的，由<u>原发证部门</u>吊销其执业证书。

10. 根据《麻醉药品和精神药品管理条例》第 65 条的规定，药品监督管理部门、卫生主管部门违反《麻醉药品和精神药品管理条例》的规定，对不符合条件的申请人准予行政许可或者超越法定职权做出准予行政许可决定的，由其<u>上级行政机关或者监察机关</u>责令改正；情节严重的，对直接负责的主管人员和其他直接责任人员依法给予行政处分；构成犯罪的，依法追究刑事责任。

11. 以走私制毒物品罪、非法买卖制毒物品罪定罪处罚的，应当以涉案麻黄碱类复方制剂中**<u>麻黄碱类物质的含量</u>**作为涉案制毒物品的数量。以制造毒品罪定罪处罚的，应当将涉案麻黄碱类复方制剂**<u>所含的麻黄碱类物质可以制成的毒品数量</u>**作为量刑情节考虑。

12. 根据《易制毒化学品管理条例》第 40 条的规定，违反药品类易制毒化学品管理规定，易制毒化学品丢失、被盗、被抢后未及时报告，造成严重后果的，由县级以上食品药品监督管理部门给予警告，责令限期改正,处**1万元以上5万元以下**的罚款;对违反规定生产、经营、购买的易制毒化学品可以予以没收;逾期不改正的,责令限期停产停业整顿;逾期整顿不合格的,吊销相应的许可证。

13. 根据《易制毒化学品管理条例》第43条的规定,药品类易制毒化学品生产企业连续停产1年以上未按规定报告的,或者未经所在地省、自治区、直辖市食品药品监督管理部门现场检查即恢复生产的,由县级以上食品药品监督管理部门给予警告,责令限期改正,可以并处**1万元以上3万元以下**的罚款。

14. 根据《易制毒化学品管理条例》第42条的规定,药品类易制毒化学品生产企业、经营企业、使用药品类易制毒化学品的药品生产企业和教学科研单位,**拒不接受食品药品监督管理部门监督检查的**,由食品药品监督管理部门责令改正,对直接负责的主管人员以及其他直接责任人员给予警告;情节严重的,对单位处一万元以上五万元以下的罚款,对直接负责的主管人员以及其他直接责任人员处一千元以上五千元以下的罚款;有违反治安管理行为的,由公安机关依法给予治安管理处罚;构成犯罪的,依法追究刑事责任。

15. 根据《医疗用毒性药品管理办法》第11条的规定,对违反规定擅自生产、收购、经营毒性药品的单位或者个人，应没收其全部毒性药品，并给予**警告或按照非法所得的五至十倍罚款**；情节严重、致人伤残或死亡，构成犯罪的，依法追究刑事责任。

历年考题

【A型题】1. 根据《麻醉药品和精神药品管理条例》，取得《麻醉药品和第一类精神药品印鉴卡》的医疗机构，需承担"由设区的市级卫生主管部门责令限制改正，给予警告，逾期不改正的，处于5000以上1万以下罚款；情节严重的，吊销其印鉴卡；对直接负责的主管人员和其他责任人员依法给予降级、撤职、开除的处分"的法律责任的违法情形是（　　）

A. 未按照保存麻醉药品和精神药品专用处方或未依规定进行处方专册登记的

B. 未取得麻醉药品和第一类精神药品处方资格的执业医师，擅自开具麻醉药品和第一类精神药品的

C. 具有处方资格的执业医师，违反规定开具麻醉药品和第一类精神药品处方的

D. 处方调配人、核对人违反规定，未对麻醉药品和第一类精神药品处方进行核对，造成严重后果的

药事管理与法规

【考点提示】A。根据《麻醉药品和精神药品管理条例》第72条的规定,取得印鉴卡的医疗机构违反《麻醉药品和精神药品管理条例》的规定,有下列情形之一,由设区的市级卫生主管部门责令限期改正,给予警告;逾期不改正的,处五千元以上一万元以下罚款,情节严重的,吊销其印鉴卡并处分主管人员和责任人员:①未依规定购买、储存麻醉药品和第一类精神药品的;②未依规定保存麻醉药品和精神药品专用处方或未依规定进行处方专册登记的;③未依规定报告麻醉药品、精神药品的进货、库存、使用数量;④紧急借用麻醉药品和第一类精神药品后未备案的;⑤未依规定销毁麻醉药品的。

【X型题】2. 根据刑法及其相关司法解释,下列关于走私、非法买卖麻黄碱类复方制剂的刑事责任说法,正确的有(　　)

　　A. 将麻黄碱类复方制剂拆除包装,改变形态后进行非法买卖,达到定罪数量标准的,以非法买卖制毒物品罪处罚

　　B. 以加工、提炼制毒物品为目的,携带、寄递麻黄碱类复方制剂进出境,达到定罪数量标准的,以走私毒物品罪处罚

　　C. 以加工、提炼制毒物品为目的,购买麻黄碱

药品安全法律责任 第十章

  类复方制剂,达到定罪数量标准的,以非法买卖制毒物品罪处罚

D. 以加工、提炼制毒物品制造毒品为目的,购买麻黄碱复方制剂,达到定罪数量标准的,以制造毒品罪处罚

【考点提示】ABCD。①将麻黄碱类复方制剂拆除包装、改变形态后进行走私或者非法买卖,或者明知是已拆除包装、改变形态的麻黄碱类复方制剂而进行走私或者非法买卖的,依照刑法第350条第1款、第3款的规定,分别以走私制毒物品罪、非法买卖制毒物品罪定罪处罚。②以加工、提炼制毒物品为目的,购买麻黄碱类复方制剂,或者运输、携带、寄递麻黄碱类复方制剂进出境的,依照刑法350条第1款、第3款的规定,分别以非法买卖制毒物品罪、走私制毒物品罪定罪处罚。③以加工、提炼制毒物品制造毒品为目的,购买麻黄碱类复方制剂,或者运输、携带、寄递麻黄碱类复方制剂进出境的,依照刑法第347条的规定,以制造毒品罪定罪处罚。

第五节 药品监督管理部门及其工作人员违法行为的法律责任

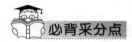

必背采分点

1. 药品监督管理部门及其执法人员违反药品监管的法律规定,依照《行政处罚法》《药品管理法》《药品管理法实施条例》等法律的有关规定,追究其法律责任,主要包括**行政责任、刑事责任**。

2. 根据《药品管理法》第86条的规定,药品检验机构出具虚假检验报告,不构成犯罪的,责令改正,给予警告,对单位并处三万元以上五万元以下的罚款;对直接负责的主管人员和其他直接责任人员依法给予**降级、撤职、开除**的处分,并处三万元以下的罚款;有违法所得的,没收违法所得;情节严重的,撤销其检验资格。药品检验机构出具的检验结果不实,造成损失的,应当承担相应的赔偿责任。

3. 根据《药品管理法》第94条的规定,药品监督管理部门或者设置的药品检验机构或者其确定的专业从事药品检验的机构参与药品生产经营活动的,由**其上级机关或者监察机关**责令改正,有违法收入的予以没收;

情节严重的,对直接负责的主管人员和其他直接责任人员依法给予行政处分。

4. 根据《药品管理法》第95条的规定,药品监督管理部门或者设置的药品检验机构或者其确定的专业从事药品检验的机构在药品监督检验中违法收取检验费用的,由政府有关部门责令退还,对直接负责的主管人员和其他直接责任人员依法给予**行政处分**。对违法收取检验费用情节严重的药品检验机构,撤销其检验资格。

5. 根据《药品管理法》第93条的规定,药品监督管理部门违反法律规定,**对不具备临床试验条件或者生产条件而批准进行临床试验、发给新药证书、发给药品批准文号的**,由其上级主管机关或者监察机关责令收回违法发给的证书、撤销药品批准证明文件,对直接负责的主管人员和其他直接责任人员依法给予行政处分。

6. 根据《药品管理法》第91条第2款的规定,药品监督管理部门**对药品广告不依法履行审查职责**,批准发布的广告有虚假或者其他违反法律、行政法规的内容的,对直接负责的主管人员和其他直接责任人员依法给予行政处分。

7. 根据《药品管理法》第98条的规定,药品监督管理部门滥用职权、徇私舞弊、玩忽职守,尚不构成犯罪的,依法给予**行政处分**;构成犯罪的,依法追究**刑事责任**。

第六节 违反中医药法相关规定的法律责任

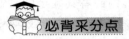

1. 根据《中医药法》第五十六条规定,举办中医诊所、炮制中药饮片、委托配制中药制剂应当备案而未备案,或者备案时提供虚假材料的,由中医药主管部门和药品监督管理部门按照各自职责分工责令改正,没收违法所得,并处<u>三万元以下</u>罚款,向社会公告相关信息;拒不改正的,责令停止执业活动或者责令停止炮制中药饮片、委托配制中药制剂活动,其直接责任人员五年内不得从事中医药相关活动。

2. 根据《中医药法》的规定,医疗机构应用传统工艺配制中药制剂未依照本法规定备案,或者未按照备案材料载明的要求配制中药制剂的,按<u>生产假药</u>给予处罚。

3. 根据《中医药法》第五十八条规定,在中药材种植过程中使用剧毒、高毒农药的,依照有关法律、法规规定给予处罚;情节严重的,可以由公安机关对其直接负责的主管人员和其他直接责任人员处<u>五日以上十五日以下</u>拘留。

第十一章 医疗器械、保健食品和化妆品的管理

第一节 医疗器械管理

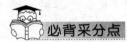

1. 为了**保证医疗器械的安全、有效，保障人体健康和生命安全**，2000年1月4日，国务院公布了《医疗器械监督管理条例》。

2. 医疗器械，是指直接或者间接用于人体的仪器、设备、器具、体外诊断试剂及校准物、材料以及其他类似或者相关的物品，包括**所需要的计算机软件**。

3. 医疗器械的效用主要通过**物理**等方式获得，不是通过药理学、免疫学或者代谢的方式获得，或者虽然有这些方式参与但是只起辅助作用。

4. 医疗器械的目的有：①疾病的诊断、预防、监护、治疗或者缓解；②损伤的诊断、监护、治疗、缓解或者功能补偿；③**生理结构或者生理过程的检验、替**

代、调节或者支持；④生命的支持或者维持；⑤妊娠控制；⑥通过对来自人体的样本进行检查，为医疗或者诊断目的提供信息。

5. 目前国家对体外诊断试剂的注册管理分为两类，其中用于血源筛查和采用放射性核素标记的体外诊断试剂按照**药品**进行管理，其他体外诊断试剂均按照**医疗器械**进行管理。

6. 国家对医疗器械按照风险程度实行**分类管理**。

7. 评价医疗器械风险程度，应当考虑医疗器械的**预期目的**、结构特征、使用方法等因素。

8. 第一类医疗器械实行**备案**管理。第二类、第三类医疗器械实行**注册**管理。

9. 境内第一类医疗器械备案，备案人向**设区的市级药品监督管理部门**提交备案资料。境内第二类医疗器械由**省级药品监督管理部门**审查，批准后发给医疗器械注册证。境内第三类医疗器械由**国家药品监督管理部门**审查，批准后发给医疗器械注册证。

10. 进口第一类医疗器械备案，备案人向**国家药品监督管理部门**提交备案资料。进口第二类、第三类医疗器械由**国家药品监督管理部门**审查，批准后发给医疗器械注册证。

11. 进口医疗器械，应当由**境外生产企业**作为注册

12. 医疗器械注册证格式由**国家食品药品监督管理总局**统一制定。

13. 医疗器械注册证编号的编排方式为×1 械注×2×××3 ×4 ××5 ××××6。其中：×1 为**注册审批部门所在地的简称**；×2 为**注册形式**；×××3 为**首次注册年份**；×4 为**产品管理类别**；××5 为**产品分类编码**；×××6 为**首次注册流水号**。

14. 医疗器械注册证延续注册的，编号中的**×××3、×××6** 数字不变。

15. 第一类医疗器械备案凭证编号的编排方式为×1 械备×××2×××3 号。其中×1 为**备案部门所在地的简称**；×××2 为**备案年份**；×××3 为**备案流水号**。

16. 医疗器械的产品名称应当使用**通用名称**，通用名称应当符合国家食品药品监督管理总局制定的医疗器械命名规则。

17. 第二类、第三类医疗器械的产品名称应当与**医疗器械注册证中的产品名称**一致。

18. 从事医疗器械经营，应当具有与经营范围和经营规模相适应的质量管理机构或者质量管理人员,质量管理人员应当具有**国家认可的相关专业学历或者职称**。

19. 从事第二类医疗器械经营的,由经营企业向**所在地设区的市级人民政府食品药品监督管理部门**备案。

20. 从事第三类医疗器械经营的,经营企业应当向所在地设区的市级人民政府食品药品监督管理部门申请经营许可;受理经营许可申请的食品药品监督管理部门应当自**受理之日起 30 个工作日内**进行审查,必要时组织核查。

21. 医疗器械经营许可证有效期为**5 年**。

22. "医疗器械经营许可证"有效期届满需要延续的,医疗器械经营企业应当在有效期届满**6 个月前**,向原发证部门提出"医疗器械经营许可证"延续申请。

23. "医疗器械经营许可证"和医疗器械经营备案凭证的格式由**国家食品药品监督管理总局**统一制定。

24. "医疗器械经营许可证"和医疗器械经营备案凭证由**设区的市级食品药品监督管理部门印制**。

25. "医疗器械经营许可证"编号的编排方式为××食药监械经营许××××××××号。其中:第一位×代表**许可部门所在地省、自治区、直辖市的简称**;第二位×代表**所在地设区的市级行政区域的简称**;第三到六位×代表**4 位数许可年份**;第七到十位×代表**4 位数**

许可流水号。

26. 第二类医疗器械经营备案凭证备案编号的编排方式为××食药监械经营备××××××××号。其中：第一位×代表**备案部门所在地省、自治区、直辖市的简称**；第二位×代表**所在地设区的市级行政区域的简称**；第三到六位×代表**4位数备案年份**；第七到十位×代表**4位数备案流水号**。

27. 医疗器械经营质量管理规范是医疗器械经营质量管理的基本要求，由**国家食品药品监督管理总局**制定，适用于所有从事医疗器械经营活动的经营者。

28. 企业应当依据**医疗器械经营质量管理规范**建立和执行覆盖医疗器械经营全过程的质量管理制度，并采取有效的质量控制措施，保障经营过程中的质量安全。

29. 企业应当根据**经营范围、经营规模**建立相应的质量管理记录。

30. 企业应当建立并执行**进货查验记录制度**。从事第二类、第三类医疗器械批发业务以及第三类医疗器械零售业务的经营企业应当建立**销售记录制度**。

31. 从事医疗器械批发业务的企业，其购进、贮存、销售等记录应当符合**可追溯要求**。

32. 进货查验记录和销售记录应当保存至**医疗器械有效期后2年**；无有效期的，不得少于5年。

33. 从事医疗器械网络销售的企业,是指通过网络销售医疗器械的**医疗器械上市许可持有人和医疗器械生产经营企业**。

34. 医疗器械上市许可持有人委托开展医疗器械网络销售的,应当评估确认受托方的**合法资质、销售条件、技术水平和质量管理能力**,对网络销售过程和质量控制进行指导和监督,对网络销售的医疗器械质量负责。

35. 从事医疗器械网络销售的企业,应当通过**自建网站或者医疗器械网络交易服务第三方平台**开展医疗器械网络销售活动。

36. 通过自建网站开展医疗器械网络销售的企业,应当依法取得《互联网药品信息服务资格证书》,并具备与其规模相适应的**办公场所及数据备份、故障恢复**等技术条件。

37. 医疗器械网络交易服务第三方平台提供者应当向所在地省级食品药品监督管理部门备案,填写**医疗器械网络交易服务第三方平台备案表**。

38. 医疗器械网络交易服务第三方平台提供者名称、法定代表人或者主要负责人、网站名称、**网络客户端应用程序名、网站域名、网站 IP 地址**、电信业务经营许可证或者非经营性互联网信息服务备案编号等备案信息

医疗器械、保健食品和化妆品的管理

发生变化的,应当及时变更备案。

39. 应当记录在医疗器械网络交易服务平台上开展的医疗器械交易信息,记录应当保存至医疗器械有效期后**2年**;无有效期的,保存时间不得少于**5年**;植入类医疗器械交易信息应当永久保存。

40. 医疗器械使用单位应当对医疗器械采购实行统一管理,由**其指定的部门或者人员**统一采购医疗器械,其他部门或者人员不得自行采购。

41. 进货查验记录应当保存至**医疗器械规定使用期限届满后2年或者使用终止后2年**。

42. 大型医疗器械进货查验记录应当保存至**医疗器械规定使用期限届满后5年或者使用终止后5年**。

43. 医疗器械使用单位对需要定期检查、检验、校准、保养、维护的医疗器械,应当按照产品说明书的要求进行检查、检验、校准、保养、维护并予以记录。记录保存期限不得少于**医疗器械规定使用期限终止后5年**。

44. 报告医疗器械不良事件应当遵循**可疑即报**的原则。

45. 任何单位和个人发现导致或者可能导致严重伤害或死亡的医疗器械不良事件,可以向**所在地省级医疗器械不良事件监测技术机构**或者向所在地县级以上食品药品监督管理部门报告。

46. 医疗器械再评价，是指对获准上市的医疗器械的**安全性、有效性**进行重新评价，并实施相应措施的过程。

47. 有下列情形之一的，省级以上食品药品监督管理部门应当对已注册的医疗器械组织开展再评价：①**根据科学研究的发展，对医疗器械的安全、有效有认识上的改变的**；②医疗器械不良事件监测、评估结果表明医疗器械可能存在缺陷的；③国务院食品药品监督管理部门规定的其他需要进行再评价的情形。

48. 医疗器械召回，是指医疗器械生产企业按照规定的程序对其已上市销售的某一类别、型号或者批次的存在缺陷的医疗器械产品，采取**警示、检查、修理、重新标签、修改并完善说明书、软件更新、替换、收回、销毁**等方式进行处理的行为。

49. **医疗器械生产企业**是控制与消除产品缺陷的责任主体，应当主动对缺陷产品实施召回。

50. 实施一级召回的，医疗器械召回公告应当在**国家食品药品监督管理总局网站和中央主要媒体上**发布；实施二级、三级召回的，医疗器械召回公告应当在**省、自治区、直辖市食品药品监督管理部门网站**发布，省、自治区、直辖市食品药品监督管理部门网站发布的召回公告应当与国家食品药品监督管理总局网站链接。

51. 医疗器械生产企业做出医疗器械召回决定的，

医疗器械、保健食品和化妆品的管理 第十一章

一级召回在**1日内**，二级召回在**3日内**，三级召回在**7日内**，通知到有关医疗器械经营企业、使用单位或者告知使用者。

历年考题

【A型题】1. 根据《医疗器械监督管理条例》，将医疗器械分为第一类，第二类，第三类的依据是（　　）
A. 有效程度由高到低　　B. 风险程度由低到高
C. 有效程度由低到高　　D. 风险程度由高到低

【考点提示】B。国家对医疗器械按照风险程度实行分类管理。第一类是风险程度低，实行常规管理可以保证其安全、有效的医疗器械。第二类是具有中度风险，需要严格控制管理以保证其安全、有效的医疗器械。第三类是具有较高风险，需要采取特别措施严格控制管理以保证其安全、有效的医疗器械。

【B型题】（2~4题共用选项）
A. 第二类医疗器械　　B. 第一类医疗器械
C. 第三类医疗器械　　D. 特殊用途医疗器械

2. 产品上市需要取得注册证，经营只需办理备案手续的是（　　）

3. 产品上市需要取得注册证，经营需要办理许可手

续的是( )

4. 产品上市需要办理备案手续,经营不需要备案和许可手续的是( )

【考点提示】A、C、B。经营第一类医疗器械不需许可和备案,经营第二类医疗器械实行备案管理,经营第三类医疗器械实行许可管理。

第二节 保健食品、特殊医学配方食品和婴幼儿配方食品管理

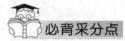

1.《中华人民共和国食品安全法》进一步改革完善我国食品安全监管体制,确认国家对**保健食品、特殊医学用途配方食品、婴幼儿配方食品**等特殊食品实行严格监督管理。

2. 保健食品,是指声称具有特定保健功能或者以补充**维生素、矿物质**为目的的食品。

3. 保健食品原料目录和允许保健食品声称的保健功能目录,由**国务院食品药品监督管理部门会同国务院卫生行政部门、国家中医药管理部门**制定、调整并公布。

4. 保健食品原料目录应当包括**原料名称、用量及其对应的功效**;列入保健食品原料目录的原料只能用于保

健食品生产，不得用于其他食品生产。

5. 使用保健食品原料目录以外原料的保健食品和首次进口的保健食品应当经**国务院食品药品监督管理部门**注册。

6. 首次进口的保健食品中属于**补充维生素、矿物质等营养物质**的，应当报国务院食品药品监督管理部门备案。其他保健食品应当报省、自治区、直辖市人民政府食品药品监督管理部门备案。

7. 保健食品广告内容应当真实合法，不得含有虚假内容，不得涉及**疾病预防、治疗功能**。

8. 保健食品广告内容应当经生产企业**所在地省、自治区、直辖市人民政府食品药品监督管理部门**审查批准，取得保健食品广告批准文件。

9. 由于政府机构改革和职能的调整，目前保健食品批准文号存在**卫生行政部门、食品药品监督管理部门**批准的两种形式。

10. 国产保健食品批准文号格式为**卫食健字+4位年代号第××××号**。

11. 2003年前起，由**食品药品监督管理部门**负责颁发保健食品批准证书，发给批准文号。

12. 新修订的《保健食品注册与备案管理办法》依据新食品安全法，对保健食品实行**注册与备案相结合**的分类管理制度。

13. 保健食品注册证书有效期为**5 年**。

14. 国产保健食品备案号格式为**食健备 G + 4 位年代号 + 2 位省级行政区域代码 + 6 位顺序编号**；进口保健食品备案号格式为**食健备 J + 4 位年代号 + 00 + 6 位顺序编号**。

15. 特殊医学用途配方食品注册号的格式为：**国食注字 TY + 4 位年号 + 4 位顺序号**，其中 TY 代表特殊医学用途配方食品。

16. 婴幼儿配方食品生产企业应当实施从原料进厂到成品出厂的**全过程质量控制**，对出厂的婴幼儿配方食品实施逐批检验，保证食品安全。

17. 婴幼儿配方食品生产企业应当将**食品原料、食品添加剂、产品配方及标签**等事项向省、自治区、直辖市人民政府食品药品监督管理部门备案。

18. 婴幼儿配方乳粉的产品配方应当经**国务院食品药品监督管理部门**注册。

19. 婴幼儿配方乳粉产品配方注册号格式为：**国食注字 YP + 4 位年代号 + 4 位顺序号**，其中 YP 代表婴幼儿配方乳粉产品配方。

20. 《关于婴幼儿配方乳粉产品配方注册管理过渡期的公告》规定，自 2018 年 1 月 1 日起，在我国境内

医疗器械、保健食品和化妆品的管理 第十一章

生产或向我国境内出口的婴幼儿配方乳粉应当依法取得**婴幼儿配方乳粉产品配方注册证书**。

历年考题

【A型题】1. 关于保健食品的说法，错误的是（　　）
   A. 适用于特定人群，具有调节机体功能作用
   B. 声称保健功能的，应当具有科学依据
   C. 不得对人体产生急性、亚急性或者慢性危害
   D. 可以声称对疾病有一定程度的预防治疗作用

【考点提示】D。保健食品，是指声称具有特定保健功能或者以补充维生素、矿物质为目的的食品。即适宜于特定人群食用，具有调节机体功能，不以治疗疾病为目的，并且对人体不产生任何急性、亚急性或者慢性危害的食品。

【A型题】2. 关于特殊医学用途配方食品和婴幼儿配方食品管理的说法，错误的是（　　）
   A. 特殊医学用途配方食品参照药品管理，应经国家食品药品管理总局注册
   B. 特殊医学用途配方食品广告参照药品广告有关管理规定
   C. 婴幼儿配方食品的产品配方应向省级药品监

督管理部门备案

D. 婴幼儿配方食品生产应实施全过程质量控制，实施逐批检验

【考点提示】C。婴幼儿配方食品生产企业应当实施从原料进厂到成品出厂的全过程质量控制，对出厂的婴幼儿配方食品实施逐批检验，保证食品安全。《食品安全法》将特殊医学用途配方食品参照药品管理的要求予以对待，规定该类食品应当经国家食品药品监督管理总局注册。特殊医学用途配方食品广告也参照药品广告的有关管理规定予以处理。婴幼儿配方食品生产企业应当将食品原料、食品添加剂、产品配方及标签等事项向省、自治区、直辖市人民政府食品药品监督管理部门备案。婴幼儿配方乳粉的产品配方应当经国务院食品药品监督管理部门注册。

【A型题】3. 下列保健食品的批准文号，符合国家食品药品监督管理部门批准的进口保健食品批准文号格式的是（　　）

A. 国食健字 G2012××××

B. 国食健字（2000）第××××号

C. 国食健字 J2013××××号

医疗器械、保健食品和化妆品的管理 第十一章

D. 国食健进字（2004）第×××号

【考点提示】C。对注册的保健食品，国产保健食品注册号格式为国食健注G+4位年代号+4位顺序号；进口保健食品注册号格式为国食健注J+4位年代号+4位顺序号。

【B型题】（4~6题共用选项）

A. 首次进口的属于补充维生素、矿物质的保健食品
B. 特殊医学配方食品
C. 体外诊断试剂
D. 使用保健食品原料目录的原料生产的保健食品

4. 注册管理分两类（一部分按药品管理，一部分按照医疗器械进行管理）的是（　　）

5. 参照药品管理要求进行管理，应经国家食品药品监督管理总局注册的是（　　）

6. 属于特殊食品，应报国家食品药品监督管理总局备案的是（　　）

【考点提示】C、B、A。目前国家对体外诊断试剂的注册管理分为两类，其中用于血源筛查和采用放射

性核素标记的体外诊断试剂按照药品进行管理,其他体外诊断试剂均按照医疗器械进行管理。《食品安全法》将特殊医学用途配方食品参照药品管理的要求予以对待,规定该类食品应当经国家食品药品监督管理总局注册。首次进口的保健食品中属于补充维生素、矿物质等营养物质的,应当报国务院食品药品监督管理部门备案。

【B型题】(7~8题共用选项)
   A. 报省级食品药品监督管理部门备案
   B. 经省级药品食品监督管理部门注册
   C. 报国家食品药品监督管理部门备案
   D. 经国家食品药品监督管理部门注册

7. 首次进口属于补充矿物质类营养物质的保健食品应当(　　)

8. 婴幼儿配方乳粉的产品配方应当(　　)

【考点提示】C、D。首次进口的保健食品中属于补充维生素、矿物质等营养物质的,应当报国务院食品药品监督管理部门备案。其他保健食品应当报省、自治区、直辖市人民政府食品药品监督管理部门备案。婴幼儿配方乳粉的产品配方应当经国务院食品药品监督管理部门注册。

医疗器械、保健食品和化妆品的管理

第三节 化妆品管理

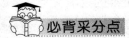

1. **《化妆品卫生监督条例》《化妆品卫生监督条例实施细则》**是目前化妆品管理遵循的主要行政法规和部门规章。

2. 特殊用途化妆品必须经**国务院食品药品监管部门**批准，取得批准文号后方可生产和进口。

3. 2013 年政府机构改革前，省级食品药品监督管理部门依据**《化妆品卫生监督条例》**向企业颁发"化妆品生产企业卫生许可证"。

4. "化妆品生产企业卫生许可证"有效期 4 年，**每2 年**复核一次。

5. 省、自治区、直辖市质量技术监督局依据**《工业产品生产许可证管理条例》**向化妆品生产企业颁发"工业产品生产许可证"，有效期为 5 年。

6. 现行的化妆品批准文号存在**卫生行政部门和药品监督管理部门**分别颁发的两种形式。

7. 省、自治区、直辖市药品监督管理部门负责**国产非特殊用途化妆品**的备案管理。

8. 国产特殊用途化妆品批准文号：①国家食品药品监督管理总局许可的体例为**国妆特字 G××××**；②原卫生部许可的体例为**卫妆特字（年份）第××××号**。

9. 国家食品药品监督管理总局批准的批准文号（备案号）中"××××××××"的**前4位**为年份，**后4位**为行政许可的先后顺序，每年度从0001号开始分别编排。

10. 特殊用途化妆品批准文号每**4年**重新审查1次。

历年考题

【A型题】1. 从批准文号格式判断，属于国产特殊用途化妆品的是（　　）

　　A. 国妆备进字J×××××

　　B. 国妆特字G××××号

　　C. 国妆进特字（年份）第××××号

　　D. 国妆特字（年份）第×××号

【考点提示】B。国产特殊用途化妆品批准文号：①国家食品药品监督管理总局许可的体例为国妆特字G××××；②原卫生部许可的体例为卫妆特字（年份）第×××号。

【A型题】2. 依据《化妆品卫生监督条例》，我国

医疗器械、保健食品和化妆品的管理 第十一章

将化妆品分为特殊用途化妆品、非特殊用化妆品,下列属于非特殊用途化妆品的是( )

A. 染发类 B. 除斑类
C. 香水类 D. 防晒类

【考点提示】C。特殊用途化妆品是指用于育发、染发、烫发、脱毛、美乳、健美、除臭、祛斑、防晒的化妆品。香水类属于非特殊用途的化妆品。